全国高等院校医学检验专业实验教学规划教材

供医学检验、卫生检验、医学实验技术等专业使用

临床微生物学检验实验指导

主　编　费　樱

副主编　谷俊莹　王豫萍　邹　阳

编　委　（按姓氏笔画排序）

王豫萍（贵阳医学院）

杨　旭（昆明医学院第二附属医院）

谷俊莹（贵阳医学院）

邹　阳（贵州省临床检验中心）

胡永林（遵义医学院）

查筑红（贵阳医学院附属医院）

费　樱（贵阳医学院附属医院）

袁　军（贵州省人民医院）

贾　伟（宁夏医科大学总医院）

夏乾峰（海南医学院）

郭　鹰（第三军医大学）

秘　书　王豫萍（贵阳医学院）

科学出版社

北　京

内 容 简 介

本书是全国高等院校医学检验专业实验教学规划教材之一。全书分三篇,共二十五章。第一篇临床微生物检验基本技术,前四章主要介绍细菌形态学检查、细菌分离培养技术、细菌鉴定技术、抗菌药物敏感性试验及耐药监测,第五至十五章为临床常见病原微生物的培养、鉴定或检测方法,通过实验课的教学,加强学生对基础理论、基本知识和基本技能的掌握。第二篇综合性实验从标本送检要求、检验程序、结果解读等方面介绍临床各类标本的细菌学检测,有助于学生综合掌握和运用所学知识,为临床实习和工作打下基础。第三篇研究创新性实验重点在培养学生进行科学研究的兴趣和基本方法。

本书可作为高等院校医学检验专业、卫生检验专业学生实验用书,也可供临床检验工作者和从事医学研究的科研人员参考使用,并可用做临床医学、医学影像学、麻醉学、法医学、预防医学及药学等专业实验教学的参考用书。

图书在版编目(CIP)数据

临床微生物学检验实验指导 / 费樱主编 .—北京:科学出版社,2012. 6
全国高等院校医学检验专业实验教学规划教材
ISBN 978-7-03-034693-3

Ⅰ. 临…　Ⅱ. 费…　Ⅲ. 微生物学-医学检验-医学院校-教材　Ⅳ. R446. 5

中国版本图书馆 CIP 数据核字(2012)第 121701 号

责任编辑:李　植　李国红 / 责任校对:张怡君
责任印制:赵　博 / 封面设计:范璧合

科学出版社 出版
北京东黄城根北街 16 号
邮政编码: 100717
http://www.sciencep.com
北京科印技术咨询服务有限公司数码印刷分部印刷
科学出版社发行　各地新华书店经销
*
2012 年 6 月第　一　版　　开本: 787×1092　1/16
2025 年 1 月第五次印刷　　印张: 12　插页: 1
字数: 274 000
定价: 39. 80 元
(如有印装质量问题,我社负责调换)

《全国高等院校医学检验专业实验教学规划教材》编写指导委员会

总　　序

医学检验是临床医学与实验医学的有机结合，是运用物理学、化学、分子生物学、免疫学、病原生物学、生物信息学、细胞学等技术，为疾病预防保健、疾病诊断、治疗及科研等提供客观依据的一门学科。医学检验专业的培养目标是培养既具有基础医学、临床医学和检验医学理论知识，又具有实验室基本技能和一定创新能力的高级医学检验人才。

按照《教育部关于"十二五"普通高等教育本科教材建设的若干意见》(教高〔2011〕5号)"充分发挥高等学校在教材建设中的主体作用。……高等学校要根据学校特色，促进教材建设与人才培养相结合，与专业建设、课程建设、科研工作、教学方式方法改革和教学辅助资源建设相结合，形成良性互动，建设高质量教材"的精神，这套《全国高等院校医学检验专业实验教学规划教材》由贵阳医学院牵头，联合第三军医大学、湖北医药学院、北京大学医学部、湖南师范大学、宁夏医科大学、遵义医学院、昆明医学院、海南医学院、徐州医学院、贵阳中医学院、贵阳护理职业学院等高等医药院校和贵州省临床检验中心、贵州省人口计生科研所、贵州省人民医院、贵州省血液中心、贵阳市妇幼保健儿童医院、广州军区总医院以及贵州省肿瘤医院的专家教授共同编写。这套教材包括了医学检验专业课程的七本实验教材，分别是《临床基础检验学实验指导》、《临床生物化学检验实验指导》、《临床微生物学检验实验指导》、《临床免疫学检验实验指导》、《临床血液学检验实验指导》、《分子诊断学实验指导》及《临床输血学检验实验指导》。本教材可供高等院校医学检验专业、卫生检验专业学生实验使用，也可供从事临床检验工作者和医学研究的技术人员参考使用。

本书的顺利出版，是各位编者辛勤劳动的结果，也得到各参编单位的大力支持，尤其得到教育部国家级教学团队、高等学校特色专业建设点、贵州省高等学校教学内容和课程体系改革重点项目、贵州省教育厅省级实验教学示范中心和贵州省卫生厅、贵阳医学院及贵阳医学院附属医院专项资金的资助，在此一并致谢。

敬请各位读者在使用中多提宝贵意见，以利修改再版。

《全国高等院校医学检验专业实验教学规划教材》编写指导委员会

2012年1月

前　　言

临床微生物学检验是医学检验专业重要分支学科，是医学检验专业本科生的必修课。《临床微生物学检验实验指导》由来自贵阳医学院、第三军医大学、遵义医学院、海南医学院、宁夏医科大学总医院、贵阳医学院附属医院、昆明医学院第二附属医院、贵州省人民医院和贵州省临床检验中心从事医学检验教学工作和临床微生物检验工作的专业人员共同编写完成，本教材力求兼顾实验教学与临床微生物检验工作的需求，较原有同类教材增加了医院感染监测、临床微生物学检验质量控制及研究创新性实验的内容，并在革兰阴性杆菌的培养和鉴定章节的编写上做了一些新的尝试，期望能使实验课的教学更贴近临床检验工作的实际需求，也有利于培养学生的创新思维。

本书主要作为医学检验、卫生检验等专业实验指导教材，同时可作为临床检验工作者、临床医学工作者的参考书籍。

本教材由所有编者尽心努力完成，但限于我们的水平和经验，书中疏漏甚至错误在所难免，恳请各位使用者多提宝贵意见。

费　樱

2012年4月

目　录

第一篇　临床微生物检验基本技术

第二篇　综合性实验

第三篇　研究创新型实验

第一篇　临床微生物检验基本技术

第一章　细菌形态学检查

第一节　显微镜的使用

【实验目的】

1. 掌握光学显微镜的结构和原理。

2. 掌握光学显微镜使用方法。

【实验原理】

1. 显微镜的基本结构　普通光学显微镜的构造主要分为两部分:机械部分和光学部分。

(1) 机械系统

1) 镜座:是显微镜的底座,用以支持和稳定整个镜体。

2) 镜柱:是镜座上面直立的部分,用以连接镜座和镜臂。

3) 镜臂:一端连于镜柱,一端连于镜筒,是取放显微镜时手握部位。

4) 镜筒:连在镜臂的前上方,镜筒上端装有目镜,下端装有物镜转换器。

5) 物镜转换器:位于镜筒下端的旋转盘,可自由转动,盘上有3~4个物镜孔。

6) 载物台:在镜筒下方,用以放置标本,中央有一通光孔;装有玻片标本推进器,推进器左侧有弹簧夹,用以夹持玻片标本,镜台下有推进器调节轮,可调节标本位置。

7) 调焦装置:是装在镜柱上的大小两种螺旋,可调节物镜和标本之间的焦距。大螺旋称粗调节器,移动时可使载物台作较大幅度的升降,通常在使用低倍镜时,先用粗调节器迅速找到物像。小螺旋称细调节器,移动时可使镜台缓慢地升降,可作精密调焦,一般在高倍镜下使用,可得到清晰的物像。

(2) 光学系统

1) 目镜:装在镜筒的上端,其上刻有5×、10×或15×符号以表示其放大倍数,一般装的是10×的目镜,为便于指示图像,镜中装有一根黑丝作为指针。

2) 物镜:装在镜筒下端的旋转器上,一般有3~4个物镜,其中最短的刻有“10×”符号的为低倍镜,较长的刻有“40×”符号的为高倍镜,最长的刻有“100×”符号的为油镜,此外,在高倍镜和油镜上还常加有一圈不同颜色的线,以示区别。在物镜上,还有镜口率(N. A.)(也称为数值孔径)的标志,它表示该镜头分辨力的大小,其数字越大,表示分辨率越高。

3) 照明装置:装在镜台下方,包括光源和集光器。光源一般采用普通灯光,强度可以自由调节。集光器位于镜台下方的集光器架上,由聚光镜和光圈组成,其作用是把光线集中到所要观察的标本上。

2. 显微镜的放大成像原理　显微镜的分辨率是由所用光波长短和物镜数值孔径决定,缩短使用的光波波长或增加数值孔径可以提高分辨率。减小光波波长来提高光学显微镜分辨率是有限的,提高物镜数值孔径是提高分辨率的理想措施。增加数值孔径,一般通过提高介质折射率,以空气为介质的折射率为1,而香柏油的折射率为1.51,和载玻片1.52的折射率相近,这样光线可以不发生折射而直接通过载玻片、香柏油进入物镜,从而提高分辨率。显微镜总的放大倍数是目镜和物镜放大倍数的乘积,而物镜的放大倍数越高,分辨率越高。

【实验器材】

普通光学显微镜、细菌革兰染色标本、香柏油、擦镜油、擦镜纸。

【实验方法】

1. 取镜和放置　从显微镜柜中取出显微镜,右手紧握镜臂,左手托住镜座,放在座前桌面上稍偏左的位置,镜座应距桌沿6~7cm左右,便于坐着操作。

2. 对光　打开光源开关,转动旋转器,使低倍镜对准镜台的通光孔,打开光圈,上升集光器,在目镜上观察,调节光源强度至视野内的光线均匀明亮。

3. 放置玻片标本　取一玻片标本放在镜台上,一定使有标本一面朝上,切不可放反,用推片器弹簧夹夹住,然后旋转推片器螺旋,使玻片中被观察的部分位于通光孔的正中央。

4. 低倍镜和高倍镜使用　先用低倍镜观察,先转动粗调焦手轮,使载物台上升至物镜距标本片约5mm处。并转动粗调节器,使载物台慢慢下降,直到视野中出现清晰的物像为止。如果物像不在视野中心,可调节推片器将其调到中心。转动转换器,调换为高倍镜头,在目镜上观察,此时一般能见到一个不太清楚的物像,可转动细调节器,直到获得清晰的物像。如果视野内的亮度不合适,可通过升降集光器的位置或开闭光圈的大小来调节。

5. 油镜的使用方法　在使用油镜之前,先经低、高倍镜观察,然后将需进一步放大的部分移到视野的中心。将集光器上升到最高位置,光圈开到最大。转动转换器,使高倍镜头离开通光孔,在需观察部位的玻片上滴加一滴香柏油,然后慢慢转动油镜,使镜头浸入油中,慢慢转动细调节器至物像清晰为止。油镜使用完毕,先用擦镜纸沾少许擦镜油将镜头上的香柏油擦去,再用干擦镜纸擦干净。

【实验结果】

在显微镜油镜下观察到细菌形态。

【注意事项】

1. 持镜时必须是右手握臂、左手托座的姿势,不可单手提取,以免零件脱落或碰撞到其他地方。

2. 轻拿轻放,不可把显微镜放置在实验台的边缘,以免碰翻落地。

3. 保持显微镜的清洁,镜头必须用专用擦镜纸擦拭,切忌口吹手抹或用布擦,机械部分用布擦拭。

4. 使用完毕后,取下标本片,转动旋转器使镜头离开通光孔,下降载物台和集光器,关闭光圈,盖上外罩,放回显微镜柜内。

第二节　不染色标本检查

【实验目的】

了解不染色标本的观察方法。

【实验原理】

有鞭毛的细菌在液体中可以运动，而无鞭毛的细菌只能发生分子颤动，以此可以观察细菌的运动能力。

【实验器材】

1. 菌种　变形杆菌、金黄色葡萄球菌 8~12 小时肉汤培养物。
2. 其他　载玻片、盖玻片、凹玻片、镊子、接种环、显微镜和凡士林等。

【实验方法】

1. 压滴法　用接种环取变形杆菌和金黄色葡萄球菌菌液各 2~3 环，分别置于两张载玻片中央，用镊子夹住盖玻片覆盖于菌液上。覆盖时，先将盖玻片一端接触菌液缓缓放下，使玻片之间不产生气泡，菌液不外溢为适。标本立即置显微镜下观察，先低倍镜找到标本，然后在高倍镜下观察。

2. 悬滴法　取变形杆菌或金黄色葡萄球菌肉汤培养物 1 环分别置盖玻片中央，在另一凹玻片凹窝的周围涂少许凡士林，将凹面向下，对准盖玻片中央，覆于其上，粘住盖玻片后迅速翻转，用小镊子轻压，使盖玻片与凹玻片粘紧，密封凹窝边缘，液滴即悬垂于凹窝中央。先在低倍镜下找到悬滴边缘，再换用高倍镜观察。

【实验结果】

无论是悬滴法还是压滴法，有鞭毛的变形杆菌可见发生位移的运动现象，而无鞭毛的金黄色葡萄球菌不发生位置变化。

【注意事项】

1. 不能使用陈旧的细菌培养物。
2. 压滴法的标本不能产生气泡，以免影响观察。

第三节　细菌的涂片和革兰染色

【实验目的】

1. 掌握细菌涂片的制作。
2. 掌握革兰染色方法、原理、结果观察和意义。

【实验原理】

革兰染色法的原理尚不完全清楚，主要有 3 种学说：

1. 通透性学说　革兰阳性菌细胞壁结构较致密，肽聚糖层厚，脂质含量少，乙醇不易透入，反而使细胞壁脱水后形成一道屏障，阻止染料外渗。革兰阴性菌细胞壁结构疏松，肽聚糖层薄，含大量脂质，乙醇易渗入，使细胞壁通透性增加，细胞内的染料容易被乙醇溶解脱出。

2. 等电点学说 革兰阳性菌等电点(pI 2~3)比革兰阴性菌(pI 4~5)低,一般染料酸碱度在 pH 7.0 左右,电离后革兰阳性菌所带的负电荷比革兰阴性菌多,故与带正电荷的碱性染料结晶紫结合牢固,不易脱色。

3. 化学学说 革兰阳性菌菌体含大量核糖核酸镁盐,可与碘、结晶紫牢固结合,使已着色的细菌不被乙醇脱色;革兰阴性菌菌体含核糖核酸镁盐很少,故易被脱色。

【实验器材】

1. 菌种 金黄色葡萄球菌、大肠埃希菌 18~24 小时斜面培养物。
2. 其他 革兰染液、玻片、生理盐水、酒精灯、接种环、显微镜等。

【实验方法】

1. 细菌涂片标本的制作

(1) 涂片:取洁净玻片一张,用记号笔划分两格并标记金黄色葡萄球菌和大肠埃希菌,用接种环按无菌操作取 1~2 环生理盐水在玻片上,刮取少许菌苔,在生理盐水中研磨成乳浊状,涂成直径约 $1cm^2$的均匀薄膜,然后立即将接种环烧灼灭菌。同法取大肠埃希菌液于另一格中涂片。

(2) 干燥:涂片一般在室温下自然干燥,若须迅速干燥,可将涂片膜面朝上,在火焰上方的热空气中加温干燥,但切勿紧靠火焰,以免将标本烤干。

(3) 固定:涂片干燥后,在酒精灯火焰上迅速来回通过三次,注意温度不能太高,以玻片反面触及皮肤,热而不烫为度。固定的目的一是杀死细菌,二是使菌体与玻片黏附牢固,染色时不被染液和水冲掉,三是可凝固细胞质,改变细菌胞壁对染料的通透性。

2. 革兰染色步骤

(1) 初染:将已固定的涂片置染色架上,滴加结晶紫 1~2 滴,1 分钟后用细水流轻轻冲洗。

(2) 酶染:滴加碘液 1~2 滴,1 分钟后用细水流轻轻冲洗。

(3) 脱色:95%乙醇溶液脱色,加乙醇后轻轻晃动玻片,约 30 秒后用细水流轻轻冲洗。

(4) 复染:滴加稀释石炭酸复红 1~2 滴,30 秒后用细水流轻轻冲洗。待标本自干或用吸水纸印干后,置油镜下观察。

【实验结果】

金黄色葡萄球菌是革兰阳性球菌,被染成紫色;大肠埃希菌是革兰阴性杆菌,被染成红色。

【注意事项】

1. 涂片厚薄要适宜,菌膜应该薄而均匀。
2. 水洗时,水流不宜过大,避免水流直接对准菌膜冲洗。
3. 菌种应选用对数生长期的菌种。

第四节 细菌的特殊染色技术和观察

【实验目的】

1. 掌握鞭毛染色法的基本原理和操作方法。
2. 掌握芽孢染色法的基本原理和操作方法。
3. 掌握荚膜染色法的基本原理和操作方法。

【实验原理】

1. 鞭毛染色法　在染色前先用媒染剂处理，让它沉积在鞭毛上，使鞭毛直径加粗，然后再进行染色。常用的媒染剂由丹宁酸和氯化高铁或钾明矾等配制而成。

2. 芽孢染色法　芽孢是利用细菌细胞不同部分与染料的亲和力不同，用特殊染色法使之显示出不同的颜色。芽孢染色法就是根据芽孢具有既难以染色而一旦染上色后又不易脱色的特点而设计的。除了用着色力强的染料外，还需加热以促进芽孢着色。孔雀绿染色法，此染料不仅可以进入菌体，而且也可以进入芽孢，进入菌体的染料可经水洗脱色，而进入芽孢的染料则难以透出，若再用沙黄进行复染，此时菌体即被染成红色，而芽孢难着色，仍呈绿色，进而更明显地衬托出芽孢，便于观察。

3. 荚膜染色法　由于荚膜与染料间的亲和力弱，不易着色，通常采用负染色法，即设法使菌体和背景着色而荚膜不着色，从而使荚膜在菌体周围呈一透明圈。由于荚膜的含水量在 90%以上，故染色时一般不加热固定，以免荚膜皱缩变形。

【实验器材】

1. 菌种　变形杆菌、枯草芽孢杆菌、肺炎链球菌。

2. 染色液　Leifson 染色液、芽孢染色液（5%孔雀绿水溶液、0.5%蕃红水溶液）、荚膜染色液。

3. 其他　载玻片、擦镜纸、吸水纸、记号笔、玻片搁架、镊子、接种环，显微镜。

【实验方法】

1. 鞭毛染色法

（1）清洗玻片：选择新的玻片，为了避免玻片相互重叠，应将玻片插在专用金属架上，然后将玻片置洗衣粉过滤液中（洗衣粉煮沸后用滤纸过滤，以除去粗颗粒），煮沸 20 分钟。取出稍冷后用自来水冲洗、晾干，再放入浓洗液中浸泡 5~6 天，使用前取出玻片，用自来水冲去残酸，再用蒸馏水洗。将水沥干后，放入 95%乙醇溶液中脱水。

（2）菌液的制备及制片：在染色前将待染细菌在新配制的牛肉膏蛋白胨培养基斜面上连续培养 3~5 代，以增强细菌的运动力。最后一代菌种培养 12~16 小时后，用接种环挑取斜面与冷凝水交接处的菌液数环，移至盛有 1ml 无菌盐水的试管中，使菌液呈轻度混浊，37℃恒温箱中静置 10 分钟。用记号笔在洁净的玻片上划分 3 个相等的区域，吸取少量菌液滴在玻片第一个小区的一端，立即倾斜玻片，使菌液缓慢地流向另一端，用吸水纸吸去多余的菌液，自然干燥。

（3）染色：加染色液于第一区，使染料覆盖涂片。隔数分钟后再将染料加入第二区，依此类推，其目的是确定最合适的染色时间，而且节约材料。

（4）水洗：在没有倾去染料的情况下，就用蒸馏水轻轻地冲去染料，否则会增加背景的沉淀。

（5）干燥：自然干燥。

（6）镜检：先低倍观察，再高倍观察，最后再用油镜观察。

2. 芽孢染色法

（1）制备菌液：加 1~2 滴无菌盐水于小试管中，用接种环从斜面上挑取 2~3 环的枯草芽孢杆菌于试管中并充分混匀。

（2）加染色液：加 5%孔雀绿水溶液 2~3 滴于小试管中，用接种环搅拌使染料与菌液充分混合。

(3) 加热:沸水浴 15~20 分钟。

(4) 涂片:用接种环从试管底部挑 2 环菌液,涂片并晾干。

(5) 固定:将涂片来回通过酒精灯火焰 3 次。

(6) 脱色:用水洗直至流出的水中无孔雀绿颜色为止。

(7) 复染:加蕃红水溶液染色 5 分钟后,倾去染色液,不用水洗,直接用吸水纸吸干后镜检。

3. 荚膜染色法

(1) 涂片:按常规方法将肺炎链球菌制成一薄的涂片,自然干燥,加热固定。

(2) 染色:滴加结晶紫染液 1 分钟。

(3) 脱色:用 20% $CuSO_4$溶液洗去结晶紫,勿水洗,直接用吸水纸吸干后镜检。

【实验结果】

变形杆菌菌体和鞭毛均染成红色结果;枯草芽孢杆菌芽孢呈绿色,芽孢囊和菌体为红色;在蓝紫色背景下,肺炎链球菌菌体呈紫色,荚膜无色或浅紫色。

【注意事项】

1. 细菌鞭毛极细,很容易脱落,操作时必须小心谨慎。
2. 供芽孢染色用的菌种应控制菌龄。
3. 因荚膜为可溶性物质,故染色冲洗时动作要轻柔,防止脱离。

【思考题】

1. 为什么用油镜要等标本完全干后才能滴加香柏油?
2. 如果显微镜视野光线太强或者太弱,应该怎么调节?
3. 细菌涂片过厚对革兰染色有什么影响?
4. 革兰染色后,如果金黄色葡萄球菌被染成红色,可能是什么原因造成?
5. 细菌不染色标本的检查有什么实际意义?
6. 细菌特殊染色标本的检查有什么实际意义?

(夏乾峰)

第二章　细菌的分离培养技术

第一节　培养基制备技术

【实验目的】

1. 掌握基础培养基的制备过程。
2. 熟悉常用培养基的原理、种类及其用途。

【实验原理】

微生物生长繁殖需要多种营养物质，培养基是人工地将多种物质按各种微生物生长的需要配置而成的一种混合营养基质，用以培养或分离各种微生物。培养基的基本成分包括碳源、氮源、无机盐和水等，有些还含必要的维生素和生长因子。另外，培养基还要调整适宜的酸碱度，并做到无菌。根据微生物的种类和实验目的不同，培养基也有不同的种类和配制方法。

【实验器材】

1. 试剂　牛肉膏、蛋白胨、氯化钠、琼脂粉、1mol/L NaOH、1mol/L HCl、蒸馏水、pH 试纸等。

2. 器材　试管、吸管、三角瓶、烧杯、量筒、玻棒、硅胶塞、无菌平皿、牛角匙、天平、高压蒸汽灭菌器、牛皮纸、脱脂棉、滤纸、棉线、纱布等。

【实验方法】

1. 培养基制备的基本步骤

（1）调配成分：按培养基配方准确称取各种成分，倒入三角烧瓶中，加一定量蒸馏水，充分混合。

（2）溶解：将调配好的混合物进行加热溶解，溶解过程中应随时搅动，以防焦化，待完全溶解后，补足水分到需要的总体积。

（3）调节 pH：因培养基在加热消毒过程中，pH 会有所变化，培养基各成分完全溶解后，调节 pH 使用滴管逐滴加入 1mol/L NaOH 或 1mol/L HCl 边滴边搅动；用 pH 试纸测其 pH，直到符合要求时为止。

（4）过滤澄清：自配的培养基一般都有沉渣或混浊出现，需过滤成清晰透明后方可使用，一般液体或半固体培养基用滤纸过滤，琼脂培养基用清洁的白色薄绒布或纱布加脱脂棉趁热过滤。

（5）分装：培养基的分装，应按使用的目的和要求分装于试管、烧瓶等适当容器内。分装的量不宜超过容器的 1/2，以免灭菌时培养基外溢。分装琼脂斜面培养基时，分装量一般为试管高度的 1/4～1/3，能形成 2/3 底层和 1/3 斜面。

（6）灭菌：由耐热物质配制的培养基（如普通营养琼脂等）常用高压蒸汽灭菌法，条件为 103.43kPa，15～20 分钟。在各种培养基制备方法中，如无特殊规定，即可用此法灭菌。

含糖的培养基经 68.95kPa 灭菌 10~15 分钟为宜,以免糖类被破坏。其他含有不耐热或蛋白质丰富的培养基,应按其要求所需条件灭菌。

(7) 质量控制:每批培养基制成后须做无菌试验和效果试验。首先将培养基置 37℃温箱内孵育 24 小时后,无菌生长为合格,同时用已知标准菌株接种于培养基上,检查其生长繁殖及生化反应是否与预期结果符合。

(8) 保存:每批制备好的培养基应注明名称、制作日期等,放在 4℃冰箱内备用。放置时间不宜超过 1 周,倾注的平板培养基不宜超过 3 天。

2. 常用培养基的配制和用途

(1) 肉汤培养基:制备 100ml 肉汤培养基,准确称取去筋膜脂肪的牛肉 50g、蛋白胨 1g、氯化钠 0.5g、磷酸氢二钾($K_2HPO_4 \cdot 12H_2O$)0.1g,量取蒸馏水 100ml。制法如下:

1) 将去筋膜脂肪的鲜牛肉 50g 搅碎,加蒸馏水 100ml,放入 4℃冰箱中过夜。

2) 取出后倒入容器内煮沸 20 分钟,使肉渣全部凝固。

3) 用纱布和脱脂棉过滤,去除肉渣,于滤液中加入氯化钠 0.5g、蛋白胨 1g、磷酸氢二钾 0.1g,加热使之完全溶化,补足蒸发的水分。

4) 再度加热煮沸 10 分钟,过滤后,测定酸碱度并调整至 pH 7.6。

5) 分装于试管或烧瓶内,加塞,121.3℃ 20 分钟灭菌。

6) 置 37℃温箱孵育 24 小时,无菌生长,即可应用。

(2) 普通琼脂培养基:制法如下:

1) 在上述肉汤中加入 2%~3%的琼脂,熔化后调 pH 为 7.6,必要时应过滤。

2) 于琼脂凝固前,分装于试管或小烧瓶内,加棉塞。

3) 置高压蒸汽灭菌器内,经 121.3℃ 20 分钟灭菌。

4) 取出后趁热将试管倾斜一定角度,待琼脂凝固后即成普通琼脂斜面。将烧瓶内琼脂培养基冷至 50~60℃时,以无菌操作注入无菌平皿内,凝固后即成普通琼脂平板。

(3) 半固体培养基:在上述肉汤中加入 0.3%的琼脂,熔化后,脱脂棉过滤,补足水分,调节 pH 为 7.6,分装于小试管中(每管约 2ml),然后放入高压蒸汽灭菌器内,经 121.3℃ 20 分钟灭菌,取出直立,待凝固后即成半固体培养基。

(4) 血液和巧克力琼脂培养基:将制好的普通琼脂培养基加热熔化,待冷至 50℃左右时,以无菌操作加入 5%~10%脱纤维兔血或羊血,轻轻摇匀(注意勿使产生泡沫),分装于灭菌试管或平皿中,制成血液琼脂斜面或血液琼脂平板。若在琼脂温度 80℃时加入血液,80℃水浴摇匀,倾注平板后即成巧克力平板。

【注意事项】

1. 盛放培养基不可用铁、铜等材质的器皿,防止铁、铜离子进入培养基中抑制细菌的生长或细菌毒素的产生。

2. 在进行调配溶解培养基各成分时,应先向瓶中加少量蒸馏水,再加入各种固体成分,以免加热时瓶底烧结。

第二节 细菌的接种技术

【实验目的】

1. 掌握细菌的分离方法和无菌操作技术。

2. 熟悉细菌的培养方法。

【实验器材】

1. 菌种　大肠埃希菌和金黄色葡萄球菌混合液、大肠埃希菌斜面菌种。

2. 培养基　普通琼脂平板、琼脂斜面培养基、肉汤培养基、半固体培养基。

3. 其他　接种环、接种针、酒精灯、记号笔等。

【实验方法】

1. 平板分区划线分离法　此方法可通过划线分离，充分利用培养基表面，分离出单个生长的菌落（图 2-1）。

（1）在平板的底部用记号笔写上组别、标本名称或编号、日期等记号。

（2）右手握持接种环灼烧冷却后，取一接种环大肠埃希菌与金黄色葡萄球菌混合液。

（3）再以左手斜持平板（45°角），并靠近火焰左前方 5～6cm 处，将蘸有菌液的接种环，先在平板表面上端来回划线，涂成一薄膜，涂膜面约占整个培养基表面 1/5 的 1 区。划线时使环面与平板表面成 30°～45°，以腕力在平板表面进行划线，注意勿使培养基划破。

（4）烧灼接种环，冷却后，转动培养皿约 90°，将接种环自原划线末端处作连续划线，划出约占总表面积 1/4 的 2 区，同法，再分别划出 3 区、4 区（图 2-1）。

（5）将划好的平板倒置于 37℃ 培养箱，培养 18～24 小时。

2. 连续划线分离法　当接种物中细菌不太多时（如脓汁标本、液体培养物等）可以选用连续划线分离法（图 2-2）。

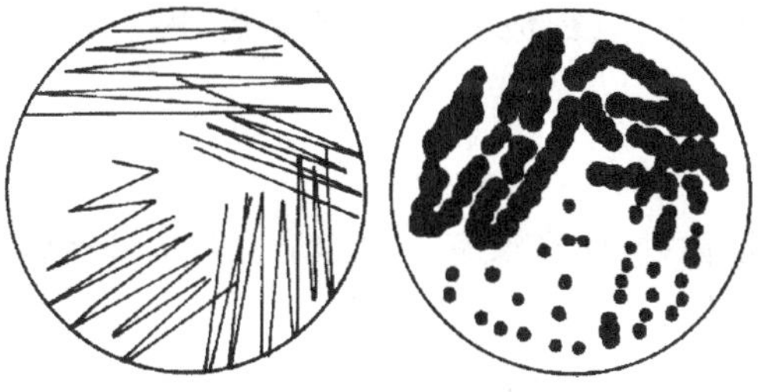

图 2-1　平板分区划线分离法（左）及培养后菌落分布示意图（右）

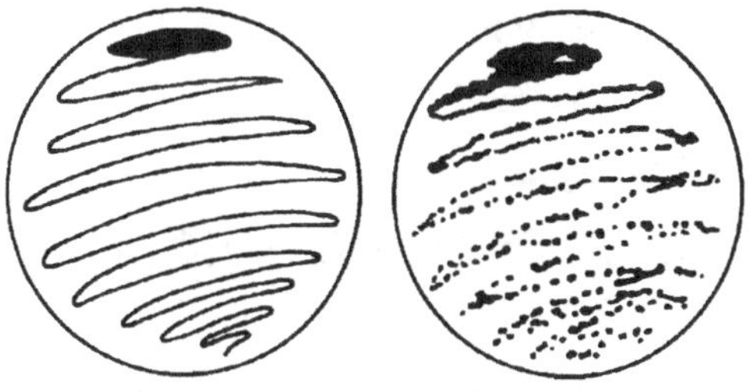

图 2-2　连续划线分离法（左）及培养后菌落分布示意图（右）

3. 斜面培养基接种法

（1）左手持菌种管与待接种培养管，将两管并列，略倾斜，琼脂的斜面部均向上，菌种管在外。以右手掌与小指、小指与无名指分别拨取并挟持两管盖塞，将两管口迅速通过火焰灭菌。

（2）右手持接种环烧灼后，插入菌种管，待冷却后，挑去刮取菌苔少许。

（3）立即移入待接种管，自斜面底部向上划一直线，然后再由底部向上来回划线（图 2-3）。取出接种环灼烧，管口通过火焰灭菌，塞回盖塞。

4. 液体培养基接种法　按照上述斜面接种的操作手法，左手持细菌斜面菌种和肉汤培养基两支试管，右手持接种环，按无菌操作取菌液一环，在倾斜的管壁与液面交界处轻轻地研匀，试管直立时黏附管壁上的细菌浸入液体中，管口火焰灭菌，塞上试管塞（图 2-4）。

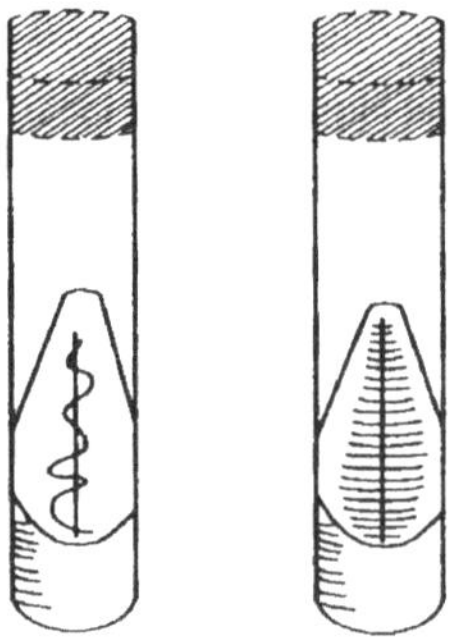

图 2-3 斜面培养基接种法

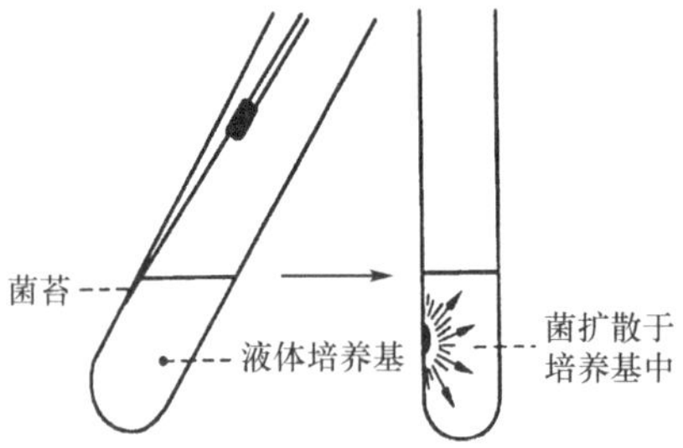

图 2-4 液体培养基接种法

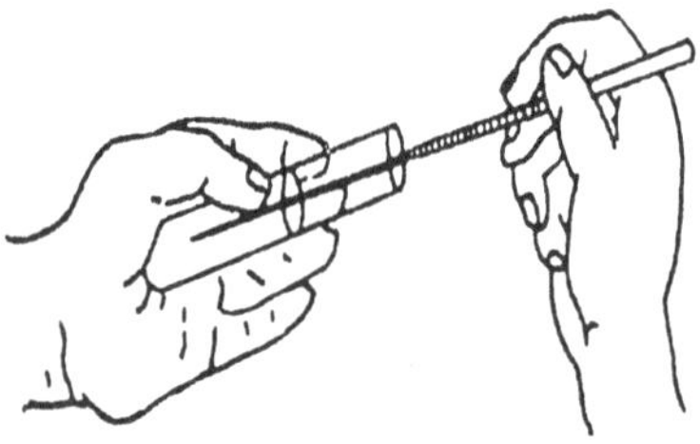

图 2-5 半固体培养基穿刺接种法

5. 半固体穿刺接种法 将接种针经火焰烧灼灭菌冷却后,从斜面培养物上蘸取细菌。接种针垂直刺入半固体培养基的正中央,深度达距管底 0.5cm 处为止,然后循原路退出(图 2-5)。管口经火焰灭菌后,塞回盖塞,接种针经火焰灭菌后放回原处。

6. 涂布接种法 常用于被检标本中的细菌计数,也可用于纸片法药物敏感性测定。细菌计数时,先加 0.1ml 的被检菌液于平板上,然后用灭菌的 L 形玻璃棒反复涂布几次,使被检物均匀分布在琼脂表面,37℃培养 18~24 小时后,计数菌落。纸片法药敏试验时,用无菌棉签蘸取已校正浓度菌液,在管壁上挤去多余液体,在 MH 平板上均匀涂布 1 次后,转动平板 90°继续涂布,反复 4 次,最后沿着平板边缘环涂一周。待干后,贴上药敏纸片,经培养后观察结果。

【注意事项】

1. 灼烧灭菌的接种环,温度高,不能直接挑取菌种,应在没有长菌的培养基部分接触一下,快速冷却后再挑取细菌少许,可以避免烫死细菌。

2. 分区划线时,所划直线应尽量直、密,但不重复,并注意不能划破平板。

第三节 细菌的培养方法

【实验目的】

掌握各种细菌培养方法。

【实验原理】

不同的细菌生长对气体要求不同,需要人工设置气体微环境以满足细菌生长要求。一般把细菌的培养方法分为需氧培养、二氧化碳培养、微需氧培养和厌氧培养四种。

【实验器材】

1. 菌种 金黄色葡萄球菌、淋病奈瑟菌、空肠弯曲菌、产气荚膜梭菌。

2. 培养基 普通琼脂平板、巧克力琼脂平板、弯曲菌培养基、卵黄琼脂平板。

3. 其他 接种环、接种针、酒精灯、记号笔等。

【实验方法】

1. 需氧培养 是指需氧菌或兼性厌氧菌在有氧条件下的培养，将已接种好金黄色葡萄球菌的平板置35℃普通培养箱内孵育18~24小时，观察结果。

2. 二氧化碳培养 淋病奈瑟菌等在初次分离时，需在5%~10% CO_2环境中培养才能生长。将淋病奈瑟菌接种在巧克力琼脂平板上后，可用如下方法培养。

（1）二氧化碳培养箱法：二氧化碳孵箱能自动调节二氧化碳的含量、温度和湿度，培养物置于培养箱内，培养一定时间后可直接观察生长结果。

（2）烛缸培养法：取有盖磨口的玻璃干燥器，将接种好的培养基放入缸内，点燃蜡烛后放在缸内稍高于培养物的位置上，缸盖和缸口均涂上凡士林，加盖密封。因缸内蜡烛燃烧消耗氧气，数分钟后蜡烛自行熄灭，此时容器内二氧化碳含量占5%~10%。将缸置于35℃普通培养箱内孵育一定时间后观察生长结果。

（3）化学法：常用碳酸氢钠-盐酸法。根据玻璃缸容积，按每升容积称取碳酸氢钠0.4g与1mol/L盐酸0.35 ml比例，分别置容器内，连同容器和接种好的标本置于玻璃缸内，盖紧密封，倾斜后使盐酸与碳酸氢钠接触而生成二氧化碳，于35℃普通培养箱内孵育。

3. 微需氧培养 接种空肠弯曲菌的平板，可用抽气换气法充5% O_2、10% CO_2、85% N_2的混合气体于放有培养物的厌氧罐中，35℃培养。

4. 厌氧培养 培养产气荚膜梭菌等厌氧菌需在无氧环境中培养，常用以下方法：

（1）厌氧罐培养法：将接种好的标本依次放于厌氧罐中，先抽去部分空气，充氢气至大气压，通电后使罐中的铂或钯可催化残存的氧与氢化合成水，使罐内氧气全部消耗，将整个厌氧罐放入培养箱培养。本法适用于大量的厌氧培养。

（2）厌氧袋法：采用一种不透气的透明塑料袋，内装气体发生管、美蓝指示剂管。将接种好的平板放入袋内，挤去袋内空气，将袋口用铁夹夹紧封闭，然后折断气体发生管，随即产生CO_2和H_2，气袋膨胀半小时后，氧气耗尽，再折断美蓝指示剂管，美蓝仍无色，表明厌氧环境形成，即可放入普通培养箱中培养。

（3）厌氧箱培养法：厌氧箱是一个密闭的大型金属箱，箱侧有一交换室，具有内外两阀门，内门通箱内先关着。放标本培养前，先打开外阀门，标本放入交换室内，关上外阀门后通过抽气和换气（H_2、CO_2、N_2）达到厌氧状态，然后把交换室内阀门打开，将标本移入箱内，关上内阀门。箱内保持厌氧状态，可调节温度，培养后观察细菌生长情况。

（4）庖肉培养基：将庖肉和肉汤装入大试管，液面封以凡士林，造成无氧环境。

第四节 细菌生长现象观察

【实验目的】

1. 掌握观察菌落的方法。
2. 了解细菌在液体、半固体培养基的生长现象和意义。

【实验原理】

不同的细菌在不同培养基上生长速度、产生的色素、代谢产物等存在差异，其在培养基上的菌落形态各异，可为细菌鉴定提供一定依据。

【实验器材】

1. 菌种 金黄色葡萄球菌、大肠埃希菌、铜绿假单胞菌、肺炎克雷伯菌。

2. 培养基　普通琼脂平板和斜面、半固体培养基、肉汤培养基、血平板。

3. 其他　接种环、接种针、酒精灯、记号笔等。

【实验方法】

在各种培养基中接种细菌培养后，观察不同培养基上细菌的生长现象：

1. 液体培养基中的生长现象　液体培养基中细菌生长有三种现象，分别为均匀混浊、沉淀生长和菌膜生长。注意观察其液体培养基的透明度，管底是否有沉淀，表面是否有菌膜，以及气味和色素等。

2. 半固体培养基中的生长现象　半固体培养基用于判断细菌有无动力，应注意观察穿刺线是否清晰，周围培养基是否混浊。如果在穿刺线的两侧均可见有混浊或细菌生长的小菌落，表示细菌有动力，即有鞭毛。如果细菌沿穿刺线生长，培养基透明度无变化表示细菌无动力，即无鞭毛。

3. 固体培养基中的生长现象　观察菌落和菌苔。应注意观察菌落的各种特征包括大小、形状、边缘、颜色、透明度、湿润度、是否有溶血现象和色素产生等。

【思考题】

1. 细菌生长繁殖的营养条件是什么？

2. 什么是培养基？按物理性状和用途分哪几种？各有什么用途？

3. 分离细菌的方法有几种？各有什么用途？

（夏乾峰）

第三章　细菌鉴定技术

第一节　生物化学鉴定

【实验目的】

1. 掌握鉴别细菌常用生化反应的原理和意义。
2. 掌握鉴别细菌常用生化反应的培养基、方法和结果判断。

【实验原理】

不同细菌具有各自独特的酶系统，因而对底物的分解能力各异，其代谢的产物也不相同，这些代谢产物又各具有不同的生物化学特性，利用生物化学方法测定这些代谢产物可以对细菌进行鉴定。

【实验器材】

1. 培养基　葡萄糖和乳糖发酵管，Hugh-Leifson 培养基，葡萄糖蛋白胨水，蛋白胨水，明胶培养基，苯丙氨酸培养基，氨基酸脱羧酶培养基，尿素培养基，枸橼酸盐培养基，硝酸盐培养基，DNA 琼脂培养基，克氏双糖铁培养基，MIU 培养基等。

2. 试剂　甲基红试剂，V-P 试验甲液、乙液，靛基质试剂，三氯化铁试剂，液状石蜡，硝酸盐还原试剂甲液、乙液，氧化酶试剂，3%过氧化氢水溶液（临用前配制）。

3. 菌种　大肠埃希菌、产气肠杆菌、普通变形杆菌、伤寒沙门菌、乙型副伤寒沙门菌、醋酸钙不动杆菌、铜绿假单胞菌、粪产碱杆菌、金黄色葡萄球菌和链球菌。

【实验方法】

1. 糖发酵试验（以葡萄糖、乳糖发酵试验为例）

（1）原理：由于各种细菌含有不同的分解糖（苷、醇）的酶，对糖（苷、醇）分解能力也各不相同，有的仅能分解 1～2 种糖类，有的能分解多种糖类，有的不能分解糖类；细菌分解糖类后的终末产物也有所不同，有的仅产酸，有的产酸、产气，故可用来鉴别细菌。

（2）方法：将大肠埃希菌与伤寒沙门菌分别接种葡萄糖、乳糖发酵管，35℃培养 18～24 小时观察结果。

（3）结果：观察结果时，首先确定细菌是否生长，细菌生长者培养基呈混浊状，再确定细菌对糖类的分解情况。有三种结果：①不分解糖，培养基颜色与接种前相比无变化，记录时以“-”表示；②分解糖产酸不产气，培养基中的指示剂（如为溴甲酚紫）由紫色变为黄色，记录时以“+”表示；③分解糖产酸产气，除培养基中的指示剂颜色变化外，液体培养基的倒管中还有气泡；若为半固体培养基，则培养基内出现气泡或琼脂断裂，记录时以“⊕”表示。

大肠埃希菌能分解葡萄糖和乳糖，均产酸产气；伤寒沙门菌分解葡萄糖产酸不产气，不分解乳糖。

（4）应用：是鉴定细菌最主要和最基本的试验，特别是在肠杆菌科细菌的鉴定中。

2. 氧化-发酵试验(O-F 试验)

(1) 原理:氧化型细菌在分解葡萄糖的过程中,必须有分子氧参加,其在无氧环境中不能分解葡萄糖;发酵型细菌在分解葡萄糖的过程中,可以进行无氧降解,其无论在有氧或无氧的环境中都能分解葡萄糖;产碱型细菌不能分解葡萄糖。利用此试验可区分细菌的代谢类型。

(2) 方法:从斜面上挑取少量铜绿假单胞菌和大肠埃希菌培养物作穿刺接种,分别同时接种两支 Hugh-Leifson 培养基,其中一支于接种后滴加无菌的液状石蜡(或其他矿物油)于表面,高度约 1cm,35℃培养 24 小时,观察结果。

(3) 结果:培养基由蓝变黄或由紫变黄表示细菌分解葡萄糖产酸,若两支培养基均为黄色为发酵型,均不变色为产碱型,仅不加液状石蜡的培养基变黄为氧化型。铜绿假单胞菌为氧化型,大肠埃希菌为发酵型。

(4) 应用:主要用于肠杆菌科细菌与非发酵菌的鉴别,也可用于葡萄球菌与微球菌的鉴别。

3. 甲基红试验

(1) 原理:某些细菌在糖代谢过程中,分解葡萄糖产生丙酮酸,丙酮酸可进一步分解为甲酸、醋酸等酸性物质,使培养基 pH 降至 4.5 以下,加入甲基红指示剂后呈红色,为甲基红试验阳性。有些细菌分解葡萄糖产生的酸进一步转化为醇、酮等非酸性物质,使培养基 pH 在 6.2 以上,加入甲基红指示剂后呈黄色,为甲基红试验阴性。

(2) 方法:将大肠埃希菌和产气肠杆菌分别接种于葡萄糖蛋白胨水培养基中,35℃培养 24 小时,在培养物中加入甲基红指示剂 2~3 滴,立即观察结果。

(3) 结果:红色为甲基红试验阳性,黄色为甲基红试验阴性。大肠埃希菌阳性,产气肠杆菌阴性。

(4) 应用:主要用于鉴别大肠埃希菌及产气肠杆菌。此外肠杆菌科中沙门菌属、志贺菌属、变形杆菌属等为阳性,而肠杆菌属、哈夫尼亚菌属为阴性。

4. V-P(Voges-Proskauer)试验

(1) 原理:某些细菌分解葡萄糖生成丙酮酸,丙酮酸可进一步脱羧生成乙酰甲基甲醇,乙酰甲基甲醇在碱性环境下被空气中的氧氧化成二乙酰,后者与蛋白胨中的精氨酸所含的胍基反应,生成红色化合物,为 V-P 试验阳性。若培养基中胍基含量少,加入少量含胍基的化合物如肌酸肌酐,可加速其反应。

(2) 方法(Barritt 法):将大肠埃希菌和产气肠杆菌分别接种于葡萄糖蛋白胨水中,35℃培养 24~48 小时,于培养物中加入 V-P 试验甲液和乙液各一滴,充分摇动试管,观察结果。

(3) 结果:如立即或于数分钟内出现红色反应者为阳性;若为阴性应将试管置 35℃中 4 小时后再进行观察,仍无红色者为阴性。大肠埃希菌阴性,产气肠杆菌阳性。

(4) 应用:本试验常与甲基红试验一起使用,因为前者阳性的细菌,后者通常为阴性。

5. 吲哚(靛基质)试验

(1) 原理:有些细菌具有色氨酸酶,能分解蛋白胨中的色氨酸产生吲哚(靛基质),与吲哚试剂(对二甲基氨基苯甲醛)形成红色的玫瑰吲哚。

(2) 方法:将大肠埃希菌和伤寒沙门菌分别接种于蛋白胨水培养基中,35℃培养 18~24 小时,在培养物中加入吲哚试剂数滴,静置半分钟,观察结果。

(3) 结果:在培养物与试剂液面交界处上层呈玫瑰红色为吲哚试验阳性,不变色者为阴性。大肠杆菌为阳性，伤寒沙门菌为阴性。

（4）应用：主要用于肠杆菌科细菌的鉴定。

6. 硫化氢试验

（1）原理：某些细菌能分解培养基中的含硫氨基酸（如胱氨酸、半胱氨酸）生成硫化氢，遇铅或亚铁离子则形成黑色硫化物。此试验可检测细菌能否生成硫化氢。

（2）方法：将伤寒沙门菌和大肠埃希菌分别接种于醋酸铅培养基中，35℃培养24～48小时，观察结果。

（3）结果：醋酸铅培养基变黑色为阳性，不变色为阴性。伤寒沙门菌阳性，大肠埃希菌阴性。

（4）应用：主要用于肠杆菌科中属及种的鉴别。

7. 苯丙氨酸脱氨酶试验

（1）原理：某些细菌可产生苯丙氨酸脱氨酶，使苯丙氨酸脱氨生成苯丙酮酸，加入三氯化铁试剂与之螯合后形成绿色化合物。

（2）方法：将大肠埃希菌和变形杆菌分别接种于苯丙氨酸琼脂培养基上，于35℃培养18～24小时，在斜面培养物上滴加三氯化铁试剂后观察结果。

（3）结果：出现绿色为阳性。变形杆菌为阳性，大肠埃希菌为阴性。

（4）应用：主要用于肠杆菌科细菌的鉴定。变形杆菌属、普罗威登斯菌属和摩根菌属为阳性，肠杆菌科其他菌属为阴性。

8. 氨基酸脱羧酶试验

（1）原理：具有氨基酸脱羧酶的细菌能分解氨基酸，使之脱掉羧基生成胺和CO_2，使培养基变碱，指示剂改变颜色。最常用的氨基酸有三种：*L*-赖氨酸脱羧形成尸胺、*L*-鸟氨酸脱羧形成腐胺、*L*-精氨酸脱羧形成精胺。

（2）方法：将乙型副伤寒沙门菌和普通变形杆菌分别接种氨基酸脱羧酶培养基和对照培养基，并加入无菌液状石蜡，于35℃培养1～4天，每天观察结果。

（3）结果：对照管培养18～24小时后，应为黄色。氨基酸测定管由黄变紫（溴甲酚紫为指示剂）或由绿变蓝（溴麝香草酚蓝为指示剂）为阳性，黄色为阴性。如对照管为阳性（紫色或蓝色），则所有氨基酸脱羧酶试验皆无效，不能做出判定。一般乙型副伤寒沙门菌赖氨酸、鸟氨酸和精氨酸脱羧酶试验均为阳性，而普通变形杆菌均为阴性。

（4）应用：主要用于肠杆菌科细菌的鉴定。如沙门菌属中除伤寒沙门菌和鸡沙门菌外，其他沙门菌的赖氨酸和鸟氨酸脱羧酶均为阳性；志贺菌属中除宋内志贺菌外，其他志贺菌的赖氨酸和鸟氨酸脱羧酶均为阴性；变形杆菌属中除奇异变形杆菌外，其他变形杆菌的赖氨酸和鸟氨酸脱羧酶均为阴性。

9. 尿素酶（脲酶）试验

（1）原理：具有尿素酶的细菌能分解尿素产氨，使培养基呈碱性，酚红指示剂变为红色。

（2）方法：将大肠埃希菌和变形杆菌分别接种于尿素培养基中35℃培养24小时。

（3）结果：培养基变红为阳性，反之阴性。变形杆菌为阳性，大肠埃希菌为阴性。

（4）应用：主要用于肠杆菌科中变形杆菌属细菌的鉴定。

10. 枸橼酸盐（或柠檬酸盐）利用试验

（1）原理：某些细菌可以利用铵盐作为唯一的氮源，并且利用枸橼酸盐作为唯一碳源，可在枸橼酸盐培养基上生长，并分解枸橼酸盐为碳酸盐，使培养基变碱，指示剂溴麝香草酚蓝由绿色变为蓝色,为枸橼酸盐利用试验阳性。若细菌不能利用枸橼酸盐为碳源,则细菌不能生长,培养基不变色。

(2) 方法:将大肠埃希菌和产气肠杆菌分别接种于枸橼酸盐培养基中,35℃培养24~48小时观察结果。

(3) 结果:若有菌苔出现,培养基变为蓝色为阳性。细菌不能生长,培养基不变色(仍为绿色),为枸橼酸盐利用试验阴性。产气肠杆菌为阳性,大肠埃希菌为阴性。

(4) 应用:用于肠杆菌科中菌属间的鉴定。在肠杆菌科中埃希菌属、志贺菌属、爱德华菌属和耶尔森菌属为阴性,沙门菌属和克雷伯菌属为阳性。

11. 硝酸盐还原试验

(1) 原理:某些细菌能还原培养基中的硝酸盐,生成亚硝酸盐、氨和氮等。肠杆菌科细菌均能还原硝酸盐为亚硝酸盐;有些细菌则可使硝酸盐还原为亚硝酸盐及铵离子;还有些细菌能使硝酸盐或亚硝酸盐还原为氮,如假单胞菌等。一般硝酸盐还原试验,系测定还原过程中所生成的亚硝酸盐。如培养基中有亚硝酸盐存在,与乙酸作用生成亚硝酸,亚硝酸与对氨基苯磺酸作用,成为重氮苯磺酸,后者与α-萘胺结合为红色的*N*-α-萘胺偶氮苯磺酸。

(2) 方法:将大肠埃希菌、乙酸钙不动杆菌、铜绿假单胞菌分别接种硝酸盐培养基,35℃培养1~4天,加入硝酸盐还原试剂甲液和乙液的等量混合液0.1ml,观察结果。

(3) 结果:阳性者立刻或于10分钟内呈红色,阴性者不变色。如欲检查有无氮气产生,可于培养基内加一只小倒管,管内有气泡产生,表示有氮气生成。如加入硝酸盐试剂不出现红色,需检查硝酸盐是否被还原,可于原试管内再加少许锌粉,如出现红色,表示硝酸盐仍然存在。若不出现红色,表示硝酸盐已被还原为氨和氮。肠杆菌科细菌均能还原硝酸盐为亚硝酸盐,铜绿假单胞菌能产生氮气,乙酸钙不动杆菌为阴性。

(4) 应用:本试验在细菌鉴定中广泛应用。肠杆菌科细菌均能还原硝酸盐为亚硝酸盐;铜绿假单胞菌、嗜麦芽窄食单胞菌等假单胞菌可产生氮气。

12. 氧化酶试验

(1) 原理:氧化酶(细胞色素氧化酶)是细胞色素呼吸酶系统的最终呼吸酶。具有氧化酶的细菌,先使细胞色素*c*氧化,再由氧化型细胞色素*c*将盐酸二甲基对苯二胺(或盐酸四甲基对苯二胺)氧化成紫红色的醌类化合物。

(2) 方法:用滤纸条蘸取被检菌落少许,用滴管吸取氧化酶试剂,滴加于滤纸条菌落上(或直接将试剂滴加于培养皿菌落上)。

(3) 结果:阳性者立刻再现红色,继而逐渐加深(如加的试剂是盐酸四甲基对苯二胺,阳性呈蓝色),阴性不变色。脑膜炎奈瑟菌、铜绿假单胞菌为阳性,肠杆菌科细菌为阴性。

(4) 应用:主要用于肠杆菌科细菌与假单胞菌的鉴别,前者为阴性,后者为阳性。奈瑟菌属、莫拉菌属细菌也为阳性。

13. 过氧化氢酶(触酶)试验

(1) 原理:具有过氧化氢酶的细菌能分解过氧化氢,生成水和初生态氧,继而形成氧分子而出现气泡。

(2) 方法:挑取固体培养基上的待检菌落,置于洁净玻片上,滴加3%过氧化氢溶液数滴,观察结果。

(3) 结果:于半分钟内有大量气泡产生者为阳性,不产生气泡者为阴性。金黄色葡萄球菌阳性,链球菌阴性。

(4) 应用:常用于革兰阳性球菌的初步分类。葡萄球菌属为阳性,链球菌属为阴性。

14. DNA 酶试验

(1) 原理:某些细菌产生的 DNA 酶可使 DNA 长链水解成寡核苷酸链。DNA 长链可被酸沉淀,寡核苷酸则可溶于酸,故在菌落平板上加入盐酸后,可在菌落周围形成透明环。

(2) 方法:将被检菌点种于 DNA 琼脂平板上,于 35℃ 培养 18~24 小时后,用 1mol/L 盐酸倾注平板,观察结果。

(3) 结果:菌落周围有透明环者为阳性,无透明环者为阴性。

(4) 应用:在革兰阳性球菌中仅金黄色葡萄球菌产生 DNA 酶,肠杆菌科中沙雷菌和变形杆菌也为阳性。

15. 克氏双糖铁(KIA)复合试验

(1) 原理:该培养基中葡萄糖与乳糖的比例为 1 : 10,以酚红作指示剂。细菌如能发酵乳糖而产酸产气,则斜面与底层均呈黄色,且有气泡。如只发酵葡萄糖不发酵乳糖,因葡萄糖含量较少,斜面所生成的少量酸可因接触空气而氧化挥发,从而使斜面部分保持原来的红色;底层由于是在相对缺氧状态下,细菌发酵葡萄糖所生成的酸类物质不被氧化挥发而仍保持黄色。如细菌分解蛋白质产生硫化氢,则与硫化亚铁作用生成黑色的硫化铁,使培养基变黑。

(2) 方法:将待检菌接种于克氏双糖铁培养基(底层穿刺,上层斜面划线),置 35℃ 培养 24 小时。

(3) 结果:如待检菌发酵乳糖和葡萄糖产酸又产气,则上层和底层均呈黄色且有气泡产生,记为Ⓐ/Ⓐ(A 为 acid,酸性);如待检菌只发酵葡萄糖而不发酵乳糖,则底层变黄,上层仍为红色,记为 K/A(K 为 alkaline,碱性)。如底层变黑,说明该菌能产生硫化氢,记为 H_2S+。

(4) 应用:主要用于肠杆菌科细菌的初步鉴定。大肠埃希菌为Ⓐ/Ⓐ H_2S-。

16. 动力、吲哚及脲酶(MIU)复合试验

(1) 原理:培养基为含尿素、蛋白胨成分的半固体培养基,指示剂为酚红。具有色氨酸酶的细菌能分解蛋白胨中的色氨酸产生吲哚,加入吲哚试剂后,培养基上层的吲哚试剂会变红;具有尿素酶的细菌能分解尿素产氨,使整个培养基变碱呈红色;有动力的细菌沿穿刺线扩散生长。

(2) 方法:将大肠埃希菌和普通变形杆菌穿刺接种于 MIU 培养基,35℃ 孵育 18~24 小时,观察动力和尿素酶反应后,再滴加吲哚试剂。

(3) 结果:大肠埃希菌动力阳性、吲哚阳性、尿素酶阴性,普通变形杆菌动力阳性、吲哚阳性、尿素酶阳性。

(4) 应用:主要用于肠杆菌科细菌的初步鉴定。

【注意事项】

1. 配制糖发酵管时内装的小倒管在接种细菌前应无气泡存在,否则不宜接种细菌。

2. 滴加吲哚试剂需沿管壁徐徐滴入,避免冲破两液界面,稍待片刻即观察液面上是否出现红色化合物,随着时间的推移,红色化合物会扩散以至不清晰。

3. 滴加 V-P 试剂甲液和乙液后需摇匀,静置 10 分钟后才能看到红色的化合物出现。

4. 做氧化酶试验时,应避免接触含铁物质,否则易出现假阳性;氧化酶试剂在空气中易氧化,应经常更换配制的试剂。

5. 做触酶试验时,应避免挑取血琼脂,否则可出现假阳性;如使用陈旧菌落可能出现假阴性。

第二节 血清学鉴定

【实验目的】

1. 掌握细菌血清学鉴定方法及原理。
2. 熟悉荚膜肿胀试验和荧光抗体染色试验的方法和结果判断。

【实验原理】

利用免疫学试验的方法和原理,用已知的抗体检测细菌抗原,是细菌鉴定的重要方法之一。

【实验器材】

1. 试剂 沙门菌多价 O 抗原(A~F)诊断血清、沙门菌单价因子血清(O_9、O_{12})、鞭毛因子血清(Hd)、生理盐水、抗肺炎链球菌荚膜血清、正常兔血清、1%美蓝水溶液、抗志贺菌荧光抗体、蛋白胨水。

2. 菌种 伤寒沙门菌、痢疾志贺菌、肺炎链球菌。

3. 其他 载玻片、荧光显微镜等。

【实验方法】

1. 玻片凝集试验

(1) 原理:细菌菌体与相应抗体混合时,在一定浓度电解质条件下,可出现肉眼可见的凝集现象,称凝集试验。

(2) 方法及结果:①取数环沙门菌多价 O(A~F)抗原诊断血清置于玻片一端,同时在玻片的另一端加数环生理盐水作对照;②取少许纯培养的、经生化鉴定可能为沙门菌的菌落,分别涂于生理盐水和多价血清中与之均匀混合;③数分钟后,试验侧肉眼可见颗粒状凝集物而生理盐水对照侧无颗粒出现为阳性反应;④多价血清玻片凝集阳性菌落,再按同样方法作单价因子玻片凝集,可作 O_9、O_{12}、Hd 因子血清凝集。伤寒沙门菌均为阳性反应。

2. 荚膜肿胀试验

(1) 原理:当特异性抗荚膜血清和相应的细菌相互作用时,可使细菌的荚膜显著增大,细菌的周围有一宽阔的环状带。本试验可用于肺炎链球菌、流感嗜血杆菌、炭疽芽孢杆菌的检测和荚膜分型。

(2) 方法:①取洁净玻片一张,在玻片两侧各加肺炎链球菌菌液 1~2 环;②在玻片左右侧分别加抗肺炎链球菌荚膜血清及正常兔血清各 1~2 环,与菌液混匀;③约 1 分钟后,在玻片两侧各加 1 环 1%美蓝水溶液,混匀,加盖玻片。放湿盒置室温下放置 5~10 分钟后镜检。

(3) 结果:在蓝色菌体周围见界限清晰、较宽阔的无色环状带,而在对照侧看不到此现象,为阳性;试验和对照两侧均看不到肿胀的荚膜为阴性。

3. 荧光抗体染色试验

(1) 原理:荧光标记的抗体和相应的细菌抗原结合后,可生成带荧光的抗原-抗体复合物,置荧光显微镜下可观察到带荧光的菌球,可用于临床上病原微生物的快速鉴定。

（2）方法及结果：①无菌操作吸取 1∶（30～100）稀释荧光抗体（以蛋白胨水为稀释液）滴于载玻片上，分别滴加两格，每格一滴；②用接种环挑取一满环待测的痢疾志贺菌液于第一格中，混匀后从其中挑一环至第二格，混匀后稍涂开，置 35℃湿盒内孵育 6 小时；③荧光显微镜下观察结果：如有形态结构清楚、亮度在 2+以上的菌球，即为试验阳性。当判定急性病例时，需有数个典型的荧光菌球。

【注意事项】

1. 做玻片凝集试验时，细菌必须磨匀；观察结果时，需先观察生理盐水中不出现凝集颗粒，诊断血清中的细菌凝集才有意义。

2. 沙门菌 Vi 抗原存在可阻止 O 抗原与相应抗体发生凝集，故在作玻片凝集时应注意 Vi 抗原存在引起的假阴性。此时应煮沸菌液破坏 Vi 抗原，O 抗原才能与相应的 O 抗原诊断血清发生凝集。

第三节　动物实验与细菌毒素检测

【实验目的】

1. 掌握实验动物常用接种方法。
2. 熟悉动物采血的几种常用方法。
3. 了解外毒素检测的动物实验方法及内毒素测定的方法。

【实验器材】

1. 动物　小白鼠、家兔、绵羊、鸡。
2. 器具　无菌注射器、棉球、体温计。
3. 试剂　2%碘酒溶液、75%乙醇溶液、二甲苯、鲎试剂、标准内毒素（大肠埃希菌内毒素含量 100ng/ml）、生理盐水、无热原质蒸馏水、凡士林、标准破伤风外毒素、破伤风抗毒素、伤寒沙门菌菌液（经 100℃ 30 分钟加热处理）。
4. 待测品　血液或细菌培养上清液。

【实验方法】

（一）实验动物接种技术

1. 小白鼠腹腔接种法

（1）注射部位：常选用小白鼠左下腹。

（2）注射方法：使小白鼠爬行于桌上，右手牵其尾，用左手食指及拇指提起两耳及颈间皮肤，将手反转使鼠腹部向上，把小白鼠的尾巴及其左右后腿夹于左手小指及手掌之间，使小鼠头部微微下垂。消毒皮肤，右手持注射器，将针头自小白鼠腹股沟处刺入，通过腹肌进入腹腔，抽吸注射器，无回血或尿液，说明针头未刺入肝脏、膀胱等脏器，再注入接种物。

2. 小白鼠皮下接种法

（1）注射部位：一般选择小白鼠腹部或大腿内侧。

（2）注射方法：固定小白鼠的方法同上。消毒皮肤后，使局部皮肤绷紧或轻轻捏起皮肤，将针头斜向刺入，缓慢注入 0.5～1ml 接种物于皮下。见皮肤稍有隆起，说明已注入皮下。

3. 小白鼠肌肉接种法

（1）注射部位：一般选择小白鼠左后腿。

（2）注射方法：固定小白鼠的方法同上。将小白鼠的左后腿自左无名指背面横过，夹于无名指与小指之间，使小白鼠左大腿内侧暴露，消毒局部皮肤。将针头自大腿内侧由下而上斜刺入肌肉，注入量0.5～1ml。

4. 小白鼠尾静脉接种法

（1）注射部位：小白鼠尾部。

（2）注射方法：将小白鼠置于鼠笼内，使尾部露出笼外。将鼠尾浸入温水（45～50℃）中1～2分钟，使静脉充血。左手固定鼠尾，消毒注射局部，右手持注射器选择较为明显的尾静脉，距尾尖2～3cm处，沿尾静脉平行刺入，将针头推进少许，左手指将针头与鼠尾一起捏住，以防针头脱出。如进针和注射液体均很畅通，表示针头确已刺入静脉，缓慢注入0.5～1ml接种物。

5. 家兔耳缘静脉接种法

（1）注射部位：两耳外缘静脉。

（2）注射方法：

1）将家兔固定，以手指轻捏或弹动耳部使血管充血，也可用酒精或二甲苯涂擦使血管扩张。

2）常规消毒后，用左手拇指与中指捏住耳尖部，食指垫于耳下作为支持，右手持注射器，针头斜面向刺入血管内（注射器一定要无气泡，以防栓塞）。

3）若注射部位隆起，表示所注射的材料未注入血管内，应拔出针头重新注射。

6. 家兔皮内接种法

（1）注射部位：家兔背部皮肤。

（2）注射方法：剪去注射部位的毛发，常规消毒，用注射器吸取接种物。左手将注射部位的皮肤抓起用食指顶在注射部位下层，使针头的针孔向上平刺入皮内（不要用力过猛，避免刺入皮下），缓慢注入接种物0.1ml。此时可见缺血的小皮丘隆起，其上毛孔极明显，且小皮丘不会马上消失。若无此现象可能已注入皮下。

（二）实验动物采血技术

1. 家兔耳静脉采血法　将家兔固定，暴露耳缘静脉，剪毛后用手轻弹或擦少许二甲苯，待静脉怒张后，以碘酒和酒精棉球消毒，用2ml无菌注射器在近耳根处作静脉穿刺抽血。若抽不出亦可用无菌针头挑破静脉或用手术刀轻轻划断静脉，用试管收集逐滴流出的血滴，一般采集1～2ml。

2. 家兔心脏采血法　家兔仰卧固定在解剖台上或由助手固定，充分暴露胸部。用手指触到心跳最显处将针头垂直刺入，如有血液涌出，即表示已入心内。缓慢抽出所需血量，一般可采血20ml。

3. 绵羊颈静脉采血法

（1）将绵羊放倒，侧卧于地上，将四肢绑好，按住头部，以防挣扎。

（2）剪去颈部一侧的长毛，用止血带捆扎颈静脉，绵羊颈静脉较粗，血管隆起明显。用碘酒及酒精消毒皮肤，将灭菌之粗针头以向心方向刺入静脉，抽取血液。成羊一次可采血200～400ml。

（3）抽血完毕后，松解橡皮带，拔出针头，并以消毒干棉球按住刺入处防止血液流出。

抽出的血液注入盛有玻璃珠的无菌采血瓶内，并将采血瓶以回旋动作摇动10～15分钟，使血液内的纤维蛋白分离并黏附于玻璃珠表面而不凝固。

4. 鸡心脏采血法

(1) 选择成年鸡,将鸡右侧卧自然体位固定,露出胸部。

(2) 找出由胸骨走向肩胛骨部的皮下大静脉,心脏约在该静脉分支下侧。或由肱骨头、股骨头、胸骨前端三点所形成三角形中心而偏前方处找出心脏位置。以食指摸到心跳后,拔去局部羽毛,用酒精消毒。

(3) 灭菌注射器内吸入定量抗凝剂,由选定部位垂直刺入,通过胸骨,再将针头向里刺入,如刺入心脏,可感到心跳动,否则稍拔出,更换角度刺入,抽取所需血量。

(三) 细菌毒素毒性检测

1. 细菌内毒素的致热作用

(1) 原理:大多数革兰阴性菌可产生内毒素,并在菌体死亡裂解后释放。内毒素有多种生物学效应,如引起休克、弥散性血管内凝血等。内毒素作为外源性致热原,可刺激白细胞等释放内源性致热原,作用于体温中枢,引起机体发热。

(2) 方法

1) 取家兔 2 只,分别测量家兔的基础体温。测量方法:①用酒精棉球消毒体温计(用肛表),于其尖端涂抹少量凡士林;②将家兔放于实验台上,用手臂将其头部夹在肘间,一手提着尾巴,另一手把肛表轻轻插入肛门内测量;③3 分钟后取出肛表,用干棉球擦掉凡士林,观察记录。家兔正常体温 38.5~40℃。

2) 用无菌注射器抽取伤寒沙门菌菌液 0.5~1ml,注入家兔耳静脉,用同法向另一只家兔注射等量生理盐水,作为正常对照。

3) 注射后每隔 30 分钟分别测量两兔的体温,记录体温变化情况,分析实验结果。

2. 细菌内毒素的测定——鲎试验

(1) 原理:鲎是一种海洋节肢动物,其血液及淋巴液中有一种有核的变形细胞,胞浆内有大量的致密颗粒,内含凝固酶原及凝固蛋白原。当内毒素与鲎变形细胞冻融后的溶解物(鲎试剂)接触时,可激活凝固酶原,继而使可溶性的凝固蛋白原变成凝固蛋白而使鲎变形细胞冻融物呈凝胶状态。本试验可用于尿液、脑脊液、体液中革兰阴性细菌感染后内毒素的检测,以协助临床诊断。

(2) 方法

1) 打开三支鲎试剂安瓿,各加 0.1ml 无热原质的蒸馏水使之溶解。

2) 于三支安瓿中分别加入标准内毒素(阳性对照)、待测品、无菌蒸馏水(阴性对照)各 0.1ml。

3) 轻轻摇匀,垂直放于 37℃温箱中,1 小时后观察结果。

(3) 结果:++形成牢固凝胶,倒持安瓿凝胶不动;+形成凝胶,但倒持安瓿凝胶能动;-不形成凝胶。先观察阳性及阴性对照管,结果正确再观察待测管结果。+、++均表示内毒素阳性。

3. 外毒素毒性检测

(1) 原理:许多细菌在生长繁殖过程中可产生外毒素,由于不同的外毒素其作用机制不同,因此检测方法也不一样。细菌外毒素对机体的毒性作用,可被相应抗毒素中和,若先给动物注射抗毒素,然后再注射外毒素,则动物不产生中毒症状,此为外毒素中和试验。

(2) 方法(以破伤风外毒素检测为例):

1) 取小白鼠一只,腹腔注射破伤风抗毒素 0.2ml(100 单位),30 分钟后于小白鼠左后肢肌内注射 1∶100 稀释的破伤风外毒素 0. 2ml。

2) 另取小白鼠一只,于左后肢肌内注射 1∶100 稀释的破伤风外毒素 0. 2ml。

3) 将 2 只小白鼠分别标记后,逐日观察发病情况。

(3) 结果:只注射外毒素小白鼠发病,可见尾部强直,注射侧肢体麻痹,强直性痉挛,继而逐渐累及另一侧肢体出现痉挛,最后全身肌肉痉挛,动物于 2~3 日内死亡。而先注射抗毒素的小白鼠不出现上述症状。

【注意事项】

1. 使用无菌注射器吸取接种材料时,其吸取量应比使用量稍多些。

2. 吸入接种材料后,倒转注射器使针头向上,在针头上插上小块脱脂棉,使空气泡上升并慢慢推动内管排除气泡。应避免菌液四溅,特别注意防止眼结膜感染。

3. 接种后的动物应做标记,填写实验动物记录卡或标签,包括实验动物的名称、编号、注射材料及部位、剂量和注射日期等,并将卡片挂在动物容器上。

【思考题】

1. 各项细菌鉴定常用生化试验的原理、所用的培养基、方法及其结果判断。

2. 请写出甲型副伤寒沙门菌的血清学鉴定流程。

(谷俊莹)

第四章　抗菌药物敏感性试验与细菌耐药性检测

第一节　纸片扩散法

【实验目的】

1. 掌握纸片扩散法(Kirby-Bauer,K-B 法)的原理、方法、结果判读及其临床意义。

2. 熟悉 K-B 法抗菌药物敏感性试验的质量控制。

【实验原理】

将含有定量抗菌药物的纸片贴在已接种测试菌的琼脂平板上,纸片中所含的药物吸收琼脂中水分溶解后不断向纸片周围扩散形成递减的梯度浓度,在纸片周围抑菌浓度范围内细菌的生长被抑制,从而形成无菌生长的透明圈即为抑菌圈。抑菌圈的大小反映待测菌对测定药物的敏感程度,并与该药对待测菌的最小抑菌浓度(minimum inhibitory concentration, MIC)呈负相关,即抑菌圈愈大,MIC 愈小。

【实验器材】

1. 菌株　金黄色葡萄球菌 ATCC25923,大肠埃希菌 ATCC25922,铜绿假单胞菌 ATCC27853,临床分离菌株。

2. 培养基　水解酪蛋白琼脂(MH 琼脂)。

3. 抗菌纸片　青霉素(PEN)、复方新诺明(SXT)、克林霉素(CLI)、万古霉素(VAN)、环丙沙星(CIP)、庆大霉素(GEN)、氨苄西林(AMP)、头孢唑啉(FZN)、氨苄西林/舒巴坦(AMS)、头孢呋辛(FRX)、亚胺培南(IMP)、头孢他啶(CAZ)、哌拉西林(PIP)、阿米卡星(AMK)、氨曲南(ATM)。

4. 其他　无菌生理盐水、0.5 麦氏比浊管、无菌棉签、镊子、刻度尺、接种环、直径为 9mm 的无菌平板。

【实验方法】

1. 将 56℃左右的无菌 MH 琼脂倾注于直径为 90mm 的平板中,使琼脂的厚度为 4mm。

2. 无菌操作挑取血平板上孵育 16~24 小时的 4~5 个纯培养菌落置于无菌生理盐水中,研磨混匀,校正其浊度为 0.5 麦氏单位。

3. 将无菌棉签浸入细菌悬液中,在试管壁轻轻挤压以挤去棉签中过多的菌液。棉签均匀涂抹琼脂表面三次(琼脂平板每次旋转 60°),使菌液均匀分布,最后沿平板内缘涂抹一周。平板置室温下干燥 3~5 分钟。

4. 根据测试菌选择相应的抗菌纸片,抗菌纸片的选择参见表 4-1。用无菌镊子将抗菌纸片贴于 MH 琼脂的表面,一旦纸片贴上,不能移动;各抗菌纸片中心距离应大于 24mm,纸片距平板内缘应大于 15mm。

表 4-1 抗菌纸片的选择

待测菌	所选药物
金黄色葡萄球菌	PEN、OXA、CLI、VAN、CIP、GEN、SXT
大肠埃希菌	AMP、FZN、GEN、AMS、FRX、CIP、IMP
铜绿假单胞菌	CAZ、GEN、PIP、AMK、ATM、CIP、IMP

5. 置 35℃温箱孵育 16~18 小时后量取抑菌圈直径,对万古霉素敏感试验结果应孵育 24 小时。

【实验结果】

用刻度尺量取抑菌环直径,根据当年美国临床实验室标准化协会(Clinical and Laboratory Standards Institute,CLSI)标准,报告细菌对该抗生素是敏感(susceptible,S)、耐药(resistant,R)还是中介(intermediate,I),参见表 4-2(CLSI,2010 版)。

表 4-2 K-B 法药敏试验结果解释

抗菌药物	纸片含药量	抑菌圈直径(mm)		
		耐药(R)	中介(I)	敏感(S)
AMK	30μg	≤14	15~16	≥17
AMP	10μg	≤13	14~16	≥17
AMS	10/10μg	≤11	12~14	≥15
ATM	30μg	≤15	16~21	≥22
CAZ	30μg	≤14	15~17	≥18
CIP	5μg	≤15	16~20	≥21
CLI	2μg	≤14	15~20	≥21
FRX	30μg	≤14	15~17	≥18
FZN	30μg	≤14	15~17	≥18
GEN	10μg	≤12	13~14	≥15
IMP	10μg	≤13	14~15	≥16
OXA	1μg	≤10	11~12	≥13
PEN	10 单位	≤28	—	≥29
PIP	100μg	≤17	—	≥18
SXT	1.25/23.75μg	≤10	11~15	≥16
VAN	30μg	—	—	≥15

【注意事项】

1. 培养基、接种细菌的菌量、抗菌药物纸片的质量、孵育的温度和观察的时间、操作是否规范等均能影响本试验的结果。

2. 为保证药敏试验结果可靠,需采用标准菌株同时进行药敏试验,标准菌株的抑菌圈应落在表 4-3 所示的范围内。如超出此范围应视为失控,需立即查找原因,予以纠正。

表 4-3　标准菌株的抑菌圈预期范围

抗菌药物	纸片含药量	抑菌圈直径(mm)		
		大肠埃希菌 ATCC25922	金黄色葡萄球菌 ATCC25923	铜绿假单胞菌 ATCC27853
AMK	30μg	19~26	20~26	18~26
AMP	10μg	16~22	27~35	—
AMS	10/10μg	20~24	29~37	—
ATM	30μg	—	—	23~29
CAZ	30μg	16~20	25~32	22~29
CIP	5μg	30~40	22~30	25~33
CLI	2μg	—	24~30	—
FRX	30μg	20~26	27~35	—
FZN	30μg	29~35	23~29	—
GEN	10μg	19~26	19~27	16~21
IMP	10μg	26~32	—	20~28
OXA	1μg	—	18~24	—
PEN	10 单位	—	26~37	—
PIP	100μg	24~30	—	25~33
SXT	1.25/23.75μg	24~32	24~32	—
VAN	30μg	—	17~21	—

3. 待测菌株不同抗菌纸片的选择也不相同，一般根据 CLSI 的原则进行。

【临床应用】

纸片扩散法药敏试验在抗菌药物的选择上具有灵活性，并且费用低廉，因此被 WHO 推荐为定性药敏试验的基本方法，应用广泛。

第二节　稀　释　法

【实验目的】

1. 掌握肉汤稀释法、琼脂稀释法的原理、操作方法、结果判读和临床意义。

2. 了解稀释法的质量控制。

【实验器材】

1. 菌株　金黄色葡萄球菌 ATCC25923、大肠埃希菌 ATCC25922、铜绿假单胞菌 ATCC27853、临床分离菌株。

2. 所需的各种抗菌药物。

3. 其他　无菌生理盐水、蒸馏水、0.1mol/L 磷酸盐缓冲液(pH 6.0)、0.5 麦氏比浊管、无菌试管和吸头、无菌 96 孔聚苯烯 U 型微量板、微量加样器、直径 9mm 的平板，多点接种器、接种环等。

4. 培养基　MH 肉汤和 MH 琼脂，如为流感嗜血杆菌、链球菌等营养要求高的细菌，可在其中加入相应的补充成分。

【实验方法】

1. 肉汤稀释法 包括试管稀释法和微量稀释法。

(1) 试管稀释法(常量稀释法)

1) 原理:以 MH 肉汤将抗生素做不同浓度的稀释,然后种入待检细菌,定量测定抗菌药物对被测菌的最小抑菌浓度(MIC)或最小杀菌浓度(minimum bactericidal concentration, MBC)。

2) 方法

A. 抗菌药物原液配制:抗菌药物购于厂家或相关机构,配制各种抗菌药物的溶剂和稀释液根据药物性能可选择蒸馏水、磷酸盐缓冲液(pH 6.0,0.1mol/L)、95%乙醇等,参见表 4-4。原液浓度一般不低于 1000μg/ml 或 10 倍于最高测试浓度。原液应储存于-60℃以下,不超过 6 个月。

表 4-4 常见抗菌药物原液配制所用溶剂及稀释液

抗菌药物	溶剂	稀释液
氨苄西林	磷酸盐缓冲液,pH 6.0,0.1mol/L	磷酸盐缓冲液,pH 6.0,0.1mol/L
阿奇霉素	95%乙醇溶液	蒸馏水
阿莫西林/克拉维酸	磷酸盐缓冲液,pH 6.0,0.1mol/L	磷酸盐缓冲液,pH 6.0,0.1mol/L
氨曲南(噻肟单酰胺菌素)	饱和碳酸钠溶液	蒸馏水
呋喃妥因	磷酸盐缓冲液,pH 8.0,0.1mol/L	磷酸盐缓冲液,pH 8.0,0.1mol/L
磺胺类	0.01mol/L 氢氧化钠	蒸馏水
甲氧苄啶	0.05mol/L 乳酸或盐酸	蒸馏水
利福平	甲醇	蒸馏水,搅拌
氯霉素和红霉素	95%乙醇溶液	蒸馏水
拉氧头孢二铵盐	0.04mol/L 盐酸,1.5~2 小时	磷酸盐缓冲液,pH 6.0,0.1mol/L
头孢泊肟	0.1%碳酸氢钠	蒸馏水
头孢噻吩及其他头孢菌素	磷酸盐缓冲液,pH 6.0,0.1mol/L	蒸馏水
头孢他啶	碳酸钠	蒸馏水
头孢替坦	二甲亚砜	蒸馏水
替卡西林/克拉维酸	磷酸盐缓冲液,pH 6.0,0.1mol/L	磷酸盐缓冲液,pH 6.0,0.1mol/L
西诺沙星和萘啶酸	0.01mol/L 氢氧化钠	蒸馏水
亚胺培南	磷酸盐缓冲液,pH 7.2,0.01mol/L	磷酸盐缓冲液,pH 7.2,0.01mol/L
依诺沙星、诺氟沙星、氧氟沙星	0.01mol/L 氢氧化钠	蒸馏水

B. 抗菌药物稀释:取 20 支试管排成两排,每排 10 支,另取 3 支试管,分别标记上“肉汤对照”、“测试菌生长对照”和“质控菌生长对照”。用 MH 肉汤稀释抗菌药物原液至待测最高浓度(例如为 512μg/ml),除每排的第 1 支试管外,每支试管内加 MH 肉汤 2ml。每排的第 1、2 支试管分别加入 2ml 抗药物稀释液,自第 2 支试管起依次对倍稀释至第 10 支试管。则最终各管中抗菌药物的终浓度依次为 512μg/ml 、256μg/ml、 128μg/ml、64μg/ml、32μg/ml、16μg/ml、8μg/ml、4μg/ml、2μg/ml、1μg/ml。

C. 菌液准备：测试菌及质控菌培养同 K-B 法，生长后的菌液用生理盐水校正浓度至 0. 5 麦氏单位，再用 MH 肉汤 1 ∶ 10 稀释，使含菌量达到 10^7CFU/ml。

D. 取 0. 1ml 制备好的菌液由低药物浓度向高药物浓度加于各排试管中，使最终细菌接种量为 $5×10^5$CFU/ml。35℃孵育 24 小时后观察结果。

3）结果：以试管内不出现肉眼可见测试菌（或质控菌）生长的最低药物浓度为该药对测试菌（或标准菌）的 MIC。

从肉眼观察无菌生长的试管中吸取 0. 1ml 菌液加至 56℃的琼脂中混合倾注平板，同时从原接种液中吸取 0. 1ml 作混合倾注，35℃培养 48～72 小时后计数菌落数，即可得到该药的 MBC（定义为接种菌减少 99. 9%）。

（2）微量稀释法

1）原理：聚苯乙烯微孔板内含有各种稀释度的抗菌药物（或抗菌药物经冷冻干燥后制成的商品化试剂盒），只需依次加入试验菌液即完成药敏操作，盖上盖板，密封后，于 35℃孵育 16～24 小时后判断结果。凡孔底清晰或不出现沉淀细菌的最低药物浓度即为该抗菌药物对试验菌的最低抑菌浓度（MIC）。

2）方法

A. 根据测定范围将抗菌药物用 MH 肉汤等倍稀释成一系列浓度，最高浓度为待测浓度的 2 倍，如 256μg/ml。

B. 在无菌 96 孔聚苯乙烯 U 型微量板的每排标记上“测试菌”、“质控菌”等，并编号。

C. 每排按照从低浓度到高浓度的顺序从第 11 孔到第 1 孔依次加入 50μl 稀释的药液，在第 12 孔内加 50μl MH 肉汤。

D. 测试菌培养同试管稀释法。用生理盐水将菌液校正到 0. 5 麦氏单位，再用 MH 肉汤稀释 1 ∶ 100，使含菌量为 10^6CFU/ml，然后每孔接种 50μl 菌液，最终接种量为 $5×10^4$CFU/ml（接种浓度为 $5×10^5$CFU/ml）。每排抗菌药物的最终稀释浓度分别为 128μg/ml、64μg/ml、32μg/ml、16μg/ml、8μg/ml、4μg/ml、2μg/ml、1μg/ml、0. 5μg/ml、0. 25μg/ml。

E. 将微孔板振荡 1 分钟，使各孔内溶液混匀，加盖并用胶纸密封以减少孵育过程中的蒸发，置湿盒内 35℃孵育 16～20 小时。

3）结果：无肉眼可见细菌生长的最低药物浓度为该药对测试菌的 MIC。为使结果清晰显示，可在每孔中加入 0. 5%氯化三苯四氮唑（TTC）5μl，35℃孵育 1～3 小时后有细菌生长者呈红色，有助于结果判断。MBC 的测定方法同试管稀释法。

2. 琼脂稀释法

（1）原理：将待测菌株接种至含不同浓度抗菌药物的 MH 琼脂平板上，经一定时间和温度培养后，无细菌生长的最低药物浓度即为测试菌的 MIC。

（2）方法

1）制备含不同浓度抗菌药物的 MH 琼脂平板：将已稀释成不同浓度的定量抗菌药物加入 50℃左右的定量 MH 琼脂中，倾注至直径为 9mm 的平板中，制备成不同递减浓度的抗菌药物平板。

2）接种细菌：将细菌接种至 MH 琼脂平板，每次接种量为 1～2μl（含菌量为 10^7CFU/ml），平板置 35℃孵育 16～24 小时。

（3）结果：完全抑制细菌生长的最低药物浓度即为某抗菌药物对该菌的 MIC。

【注意事项】

1. 在试管稀释法中,加菌液时吸头应插到管内液面下并注意避免与管内壁接触,加完菌液后的试管应避免晃动。

2. 接种细菌的浓度,培养基的 pH、离子浓度,抗菌药物的质量,孵育时间和温度等对结果有影响。

3. 每批或每次实验时应根据测试菌种类分别选用金黄色葡萄球菌 ATCC25923、大肠埃希菌 ATCC25922、粪肠球菌 ATCC29212 和铜绿假单胞菌 ATCC27853 等标准菌株在同一试验条件下进行测定,当标准菌株的结果在可接受的范围内时,认为试验结果可信。如测试结果超过或低于预期值范围一个稀释度以上时,不应发出报告,检查导致差错的可能原因以及标准菌株是否被污染或已变异等,并重复测定。

4. 液体稀释法不适于做磺胺药或三甲氧苄啶等抑菌剂的药敏试验,因为敏感株在被抑制前已可繁殖数代,从而结果的终点不清,而应用琼脂稀释法可获满意的结果。

【临床应用】

稀释法比较繁琐,一般不作为常规试验。由于稀释法可以测定最小抑菌浓度(MIC),对于 K-B 法的抑菌圈落入中介度范围,意义不明确的抗菌药物,如果没有其他可以替代的药物,应重复 K-B 法或以稀释法测定 MIC。

第三节 E 试 验

【实验目的】

1. 掌握 E 试验的原理、操作方法、结果判读。

2. 熟悉 E 试验的临床意义及其注意事项。

【实验原理】

E 试验试条是一条宽 5mm,长 50mm,内含有干化、稳定的、浓度由高至低呈指数梯度分布的一种抗菌药物的商品化塑料试条,试条上面用数字标出所含该药物的浓度刻度(μg/ml),浓度梯度范围一般为 15 个自然对数。E 试验结合了稀释法和扩散法的原理和特点,操作简便同扩散法,但可以像稀释法一样直接定量测出抗菌药物对测试的最低抑菌浓度(MIC),结果准确,重复性好。

【实验器材】

1. 菌株 金黄色葡萄球菌 ATCC25923、大肠埃希菌 ATCC25922、铜绿假单胞菌 ATCC27853、粪肠球菌 ATCC29212、临床分离菌株。

2. 培养基 MH 琼脂平板。

3. 其他 无菌生理盐水、0.5 麦氏比浊管、E 试验试条、无菌棉签、镊子、接种环等。

【实验方法】

1. 菌液的准备及接种 按照 K-B 法的要求,每种细菌接种一个 MH 平板。

2. 用镊子将 E 试验试条抗菌药物的一面贴向琼脂表面,有刻度的一面向外,9mm 平板只能放置 1~2 条,直径 140mm 的平板可放置 6 条。

3. 孵育 置平板于 35℃孵育 16~24 小时后观察结果。

【实验结果】

孵育后形成一椭圆形的抑菌圈，抑菌圈和试条的相交处的刻度即为抗菌药物对该菌的最低抑菌浓度（MIC）。

【注意事项】

1. 药敏试条两侧的抑菌圈与试条相交处位于试条上所示上下刻度之间时，读取较高的一侧所示的读数。

2. 药敏试条两侧的抑菌圈与试条相交处不一致时，读取刻度数值较高的一侧所示的读数。

3. 沿药敏试条边缘生长的细菌线在阅读结果时可忽略不计。

4. β-内酰胺酶抑制剂因其固有活性等原因可能会导致沿药敏试条的下端形成一个下延的抑菌圈，此时的 MIC 应是抑菌圈椭圆线延伸与药敏试条相交处的刻度读数。

5. 在椭圆形抑菌圈与药敏试条相交处或圈内有小菌落或大菌落时，应读生长被完全抑制的部分与药敏试条相交处的读数。

6. 出现双抑菌圈时，应读生长被完全抑制的部分与药敏试条相交处的读数。

7. 测试抑菌抗菌药物时，或接种菌量过高时，应读 80% 抑菌部分或生长被明显抑制的部分与药敏试条相交处的读数。

8. 当椭圆形抑菌圈在与药敏试条相交处呈凹陷延伸时，阅读凹陷起始处椭圆形切线的读数。一般高于完全抑制部位 0.5～1 个稀释度。

【临床应用】

E 试验值与 CLSI 的稀释法 MIC 参考值高度相关。E 试验可用于报告病原微生物体外抗菌药物敏感程度，探讨耐药机制，如甲氧苯青霉素耐药、诱导性耐药机制、低频度出现的耐药亚群、耐药的延迟表达、高或低水平耐药和敏感性的轻微变化等。E 试验还可用于对临床常见病原菌耐药性进行流行病学调查，对新抗生素进行评价等。

第四节　联合药敏试验

【实验目的】

1. 熟悉联合药敏试验的原理、操作方法、结果判读。

2. 熟悉联合药敏试验的临床应用。

【实验器材】

1. 抗菌药物　用于联合药物测定的抗菌药物 A 与 B。

2. 菌株　相应的标准菌株。

3. 培养基　MH 肉汤和 MH 琼脂。

【实验方法】

1. 分别测定拟联合的抗菌药物 A 和 B 对待测菌的 MIC。

2. 根据抗菌药物 A 和 B 的 MIC 确定药物联合测定的稀释度（一般选择 6～8 个稀释度）；每种抗菌药物的最高浓度为其 MIC 的 2 倍，依次对倍稀释。采用方阵稀释法，两药的稀释分别在方阵的纵列与横列进行，这样在每管中可得到不同浓度组合的两种药物混合液。

3. 接种菌量为 5×10^5 CFU/ml，35℃孵育 18～24 小时后观察结果。

【实验结果】

根据生长对照孔的细菌生长情况进行比较判断。无肉眼可见生长的最低药物浓度为测定药物对测试菌的 MIC。

部分抑菌浓度(fractional inhibitory concentration，FIC)指数计算：根据下列公式计算。

$$\text{FIC 指数}=\frac{\text{A 药联合时的 MIC+B 药联合时的 MIC}}{\text{A 药单测时的 MIC+B 药单测时的 MIC}}$$

判断标准：FIC 指数<0.5 为协同作用，0.5～1 为相加作用，1～2 为无关作用，>2 为拮抗作用。

【临床应用】

体外联合药敏试验的目的在于：

1. 扩大抗菌谱，治疗混合感染。
2. 预防或推迟细菌耐药性的发生。
3. 减少用药剂量避免毒性作用。
4. 对某些耐药细菌引起的严重感染，寻找效果更好的药物联合应用。

第五节　临床常用特殊耐药菌及耐药酶的表型检测

一、耐甲氧西林葡萄球菌(MRS)的检测

【实验目的】

1. 掌握头孢西丁纸片法检测耐甲氧西林葡萄球菌的方法、结果判读及临床应用。
2. 了解苯唑西林琼脂稀释法检测耐甲氧西林葡萄球菌的方法、结果判读。

【实验器材】

1. 菌株　临床分离的金黄色葡萄球菌、临床分离的表皮葡萄球菌、金黄色葡萄球菌 ATCC43300、金黄色葡萄球菌 ATCC29213。

2. 培养基　MH 琼脂平板，苯唑西林琼脂稀释法的 MH 琼脂平板需加 4%(*W/V*)的 NaCl 和 6μg/ml 苯唑西林。

3. 其他　头孢西丁纸片、无菌生理盐水、试管、吸头、接种环、镊子、无菌棉签、0.5 麦氏比浊管。

【实验方法】

1. 头孢西丁纸片扩散法

(1) 方法

1) 按照 K-B 法的要求，挑选孵育 16～24 小时的细菌，制备 0.5 麦氏单位的菌液，每种细菌接种一个 MH 平板。

2) 贴上头孢西丁(30μg)纸片，放置培养箱内孵育。

3) 35℃空气环境下孵育 20～24 小时，量取抑菌环直径。

（2）结果：首先观察标准菌株的抑菌环直径：金黄色葡萄球菌 ATCC43300，其头孢西丁抑菌环直径应≤19mm，而金黄色葡萄球菌 ATCC29213，其头孢西丁抑菌环直径应≥20mm。

对临床分离的金黄色葡萄球菌和路邓葡萄球菌，如果其头孢西丁抑菌环直径≤21mm，应报告对苯唑西林耐药；如果其头孢西丁抑菌环直径≥22mm，应报告对苯唑西林敏感。对临床分离的除路邓葡萄球菌外的凝固酶阴性葡萄球菌，如果其头孢西丁抑菌直径≤24mm，应报告对苯唑西林耐药；如果其头孢西丁抑菌环直径≥25mm，应报告对苯唑西林敏感。

2. 苯唑西林琼脂稀释法

（1）方法

1）制备含 6μg/ml 苯唑西林、4%NaCl 的 MH 琼脂平板。

2）挑选孵育 16~24 小时的细菌，制备 0.5 麦氏比浊管浊度的菌液。用无菌棉签浸润细菌悬液后，在平板表面点种或划线。

3）35℃孵育 20~24 小时，观察结果。对于凝固酶阴性葡萄球菌，孵育 48 小时后再观察结果最可靠。

（2）结果：首先观察标准菌株的抑菌环直径：金黄色葡萄球菌 ATCC29213，棉签点种处应没有菌落出现；金黄色葡萄球菌 ATCC43300，棉签点种处应出现菌落。

对于临床分离菌株，观察棉签点种处是否出现菌落，若出现 1 个以上菌落，报告其对苯唑西林耐药，否则报告其对苯唑西林敏感。

【注意事项】

1. 由于 MRS 的不均一耐药性，给其检测带来一定的困难。MRA 的检出率受孵育温度、时间、培养基的 pH 和 NaCl 的浓度、菌液的浓度等多种因素的影响。

2. 仔细观察孵育后生长的菌落，因为只要有一个细菌生长即可视为耐药。

【临床应用】

对耐甲氧西林葡萄球菌进行检测有助于为临床治疗提供参考。对于葡萄球菌甲氧西林耐药株，意味着其细胞膜青霉素结合蛋白（PBP）发生变异，一般对所有 β-内酰胺类抗生素耐药，同时常伴有多重耐药，临床抗感染治疗首选万古霉素；对于葡萄球菌甲氧西林敏感株，一般选择苯唑西林治疗即可。

二、β-内酰胺酶检测

【实验目的】

1. 掌握纸片法检测超广谱 β-内酰胺酶的方法、结果判读、临床意义。

2. 熟悉头孢硝噻吩纸片法检测 β-内酰胺酶。

3. 熟悉目前可检测超广谱 β-内酰胺酶的细菌种类。

【实验器材】

1. 菌株　肺炎克雷伯菌 ATCC700603、大肠埃希菌 ATCC25922、临床分离的金黄色葡萄球菌、临床分离的大肠埃希菌、临床分离的肺炎克雷伯菌、临床分离的奇异变形杆菌。

2. 培养基　MH 琼脂平板。

3. 抗菌药物　头孢硝噻吩纸片、头孢泊肟（10μg）纸片、头孢他啶（30μg）纸片、氨曲南

(30μg)纸片、头孢噻肟(30μg)纸片、头孢曲松(30μg)纸片、头孢他啶/克拉维酸(30μg/10μg)纸片、头孢噻肟/克拉维酸(30μg/10μg)纸片。

4. 其他　无菌生理盐水、试管、吸头、接种环、镊子、无菌牙签、无菌棉签、0.5 麦氏比浊管。

【实验方法】

1. 头孢硝噻吩纸片法检测 β-内酰胺酶　挑取孵育 16~20 小时的菌落或细菌悬液涂抹头孢硝噻吩纸片,10 分钟后观察结果。纸片由黄色变为红色为阳性,表示为产 β-内酰胺酶细菌。肺炎克雷伯菌 ATCC700603 菌液涂抹头孢硝噻吩纸片,纸片应出现红色。

2. 超广谱 β-内酰胺酶(extended-spectrumβ-lactamase,ESBL)表型检测

(1) 纸片法 ESBL 表型检测

1) 初筛试验

A. 方法:按标准纸片扩散法的规定进行。对于肺炎克雷伯菌、产酸克雷伯菌和大肠埃希菌应使用头孢泊肟(10μg)纸片、头孢他啶(30μg)纸片、氨曲南(30μg)纸片、头孢噻肟(30μg)纸片、头孢他啶(30μg)纸片、头孢噻肟(30μg)纸片,使用一种以上的药物纸片进行筛选将会提高检测的敏感性。35℃孵育 16~18 小时测量抑菌圈。

B. 结果:首先观察标准菌株的抑菌圈,大肠埃希菌 ATCC25922 的抑菌圈应在 CLSI 的敏感范围内,对于肺炎克雷伯菌 ATCC700603,头孢泊肟抑菌环 9~16mm、头孢他啶抑菌环 10~18mm、氨曲南抑菌环 9~17mm、头孢噻肟抑菌环 17~25mm、头孢曲松抑菌环16~24mm。

对于临床分离的肺炎克雷伯菌、产酸克雷伯菌和大肠埃希菌,头孢泊肟抑菌环直径≤17mm、头孢他啶抑菌环直径≤22mm、氨曲南抑菌环直径≤27mm、头孢噻肟抑菌直径≤27mm、头孢曲松抑菌环直径≤25mm,提示菌株可能产生 ESBL。对于临床分离的奇异变形杆菌,头孢泊肟抑菌直径≤22mm、头孢他啶抑菌环直径≤22mm、头孢噻肟抑菌直径≤27mm,提示菌株可能产生 ESBL。

2) 确证试验:如果上述 ESBL 初筛试验是阳性,需要进一步进行确证试验,按标准纸片扩散法的原则进行。

A. 方法:在接种了待测菌的平板中贴上头孢他啶/克拉维酸(30μg/10μg)纸片、头孢噻肟/克拉维酸(30μg/10μg)纸片,35℃孵育 16~18 小时,测量抑菌圈直径。

B. 结果:对于大肠埃希菌 ATCC25922,所测试药物联合克拉维酸后的抑菌环直径与单药抑菌环相比,增大值应≤2mm;对于肺炎克雷伯菌 ATCC700603,头孢他啶/克拉维酸抑菌环直径增大值应≥5mm,头孢噻肟/克拉维酸抑菌环直径增大值应≥3mm。对于临床分离的菌株,所测试药物加克拉维酸后抑菌环直径与不加克拉维酸的抑菌环相比,增大值≥5mm时,判定为产 ESBL 菌株。

(2) 液体稀释法 ESBL 表型检测

1) 初筛试验

A. 方法:按标准肉汤稀释法的原则进行,对于肺炎克雷伯菌、产酸克雷伯菌和大肠埃希菌,试验时的抗生素应包括以下浓度:头孢泊肟 4μg/ml,或头孢他啶 1μg/ml,或氨曲南 1μg/ml,或头孢噻肟 1μg/ml,或头孢曲松 1μg/ml。对于奇异变形杆菌,试验时的抗生素应包括以下浓度:头孢泊肟 1μg/ml,或头孢他啶 1μg/ml,或头孢噻肟 1μg/ml。35℃孵育 16~20 小时观察结果。

B. 结果：大肠埃希菌 ATCC25922 在含有上述浓度药物的培养基中不生长，肺炎克雷伯菌 ATCC700603 应生长，且头孢泊肟 MIC≥8μg/ml、头孢他啶 MIC≥2μg/ml、氨曲南 MIC≥2μg/ml、头孢噻肟 MIC≥2μg/ml、头孢曲松 MIC≥2μg/ml。对于临床分离的肺炎克雷伯菌、产酸克雷伯菌和大肠埃希菌头孢泊肟 MIC≥8μg/ml，或头孢他啶、氨曲南、头孢噻肟、头孢曲松 MIC≥2μg/ml，意味着 ESBL 补筛阳性。对于临床分离的奇异变形杆菌头孢泊肟、头孢他啶、头孢噻肟 MIC≥2μg/ml，意味着 ESBL 初筛阳性。

2）确证试验

A. 方法：按标准肉汤稀释法的规定进行。头孢他啶浓度范围为 0. 25～128μg/ml、头孢他啶/克拉维酸(0. 25～128)/(4μg · ml)，头孢噻肟为 0. 25～64μg/ml、头孢噻肟/克拉维酸为(0. 25～64)/(4μg · ml)，35℃孵育 16～20 小时观察结果。

B. 结果：对于肺炎克雷伯菌 ATCC700603，联合克拉维酸的复合药物 MIC 与单药的 MIC 相比，应降低 3 个或 3 个以上对倍稀释度。临床分离菌株联合克拉维酸的复合药物 MIC 与单药的 MIC 相比，降低 3 个或 3 个以上对倍稀释度报告 ESBL 阳性。

【临床应用】

超广谱 β-内酰胺酶(extended-spectrumβ-lactamase，ESBL)是革兰阴性杆菌产生的一种水解酶，可导致细菌对青霉素、复合青霉素、头孢菌素等 β-内酰胺类抗生素耐药。目前 CLSI 规定可用表型检测方式检测超广谱 β-内酰胺酶(ESBL)的细菌有大肠埃希菌、肺炎克雷伯菌、产酸克雷伯菌和奇异变形杆菌。细菌如果产生 ESBL，对第三代、四代头孢菌素，实验室结果可能敏感，但临床治疗往往会失败，实验室应报告细菌对上述抗生素耐药。目前临床治疗产 ESBL 细菌感染常采用加酶抑制剂的抗菌药物或碳青霉烯类药物。

三、高水平氨基糖苷类耐药肠球菌和万古霉素耐药肠球菌检测

【实验目的】

1. 掌握高水平氨基糖苷类耐药肠球菌的纸片扩散筛选方法。
2. 了解高水平氨基糖苷类耐药肠球菌的庆大霉素液体稀释法、琼脂稀释法检测方法。
3. 了解万古霉素耐药肠球菌的检测方法。

【实验器材】

1. 菌株　临床分离的肠球菌、粪肠球菌 ATCC29212、粪肠球菌 ATCC51299。
2. 培养基　MH 琼脂平板、MH 肉汤。
3. 抗菌药物　庆大霉素纸片(120μg)、庆大霉素、万古霉素。
4. 其他　无菌生理盐水、试管、吸头、接种环、镊子、无菌棉签、0. 5 麦氏比浊管。

【实验方法】

1. 高水平氨基糖苷类抗生素耐药肠球菌检测

(1) 高水平氨基糖苷类耐药(HLAR)肠球菌的纸片扩散筛选试验

1) 方法：按照标准纸片扩散法制备 MH 平板，接种细菌，用无菌镊子将庆大霉素纸片(120μg)贴于琼脂表面。35℃孵育 16～20 小时观察结果。

2) 结果：若抑菌圈直径≥10mm 为敏感，抑菌圈直径在 7～9mm 为中介，抑菌圈直径≤6mm为耐药，表示待测菌为氨基糖苷类抗生素高水平耐药的肠球菌。

（2）琼脂稀释法筛选 HLAR 肠球菌

1）方法：如果纸片扩散筛选试验高剂量庆大霉素抑菌环直径在 7~9mm，则应用琼脂稀释法或肉汤稀释法确定其耐药性。按照标准琼脂稀释法进行，庆大霉素的浓度也为 500μg/ml，接种待测菌的浓度为：琼脂稀释法 10^6 CFU/接种点，微量肉汤稀释法 5×10^4 CFU/孔。35℃孵育 24 小时观察结果。

2）结果：粪肠球菌 ATCC29212 应在含上述浓度庆大霉素的培养基中不生长，而粪肠球菌 ATCC51299 生长。临床分离菌株在点种处出现一个以上的菌落，即表明该菌为高水平氨基糖苷类抗生素耐药肠球菌。

3）临床应用：临床对肠球菌引起的全身性感染的治疗常采用青霉素类抗生素（抑制细菌细胞壁合成）加氨基糖苷类抗生素（抑制细菌蛋白质合成）联合用药的方式进行。肠球菌如对高水平氨基糖苷类抗生素耐药，即表明氨基糖苷类抗生素与作用于细胞壁的药物（如氨苄西林、青霉素、万古霉素）一起应用时不能对这类肠球菌起协同作用。

2. 万古霉素耐药肠球菌检测

（1）方法：若采用液体稀释法，万古霉素浓度为 6μg/ml，按标准液体稀释法进行。若采用琼脂稀释法，按标准琼脂稀释法进行，万古霉素浓度为 6μg/ml，接种待测菌的浓度为 10^5~10^6 CFU/接种点。35℃孵育 24 小时观察结果。

（2）结果：粪肠球菌 ATC29212 应在含上述浓度万古霉素的培养基中不生长，而粪肠球菌 ATCC51299 应生长；临床分离菌株在点种处出现一个以上的菌落，表明待测菌为万古霉素耐药肠球菌。

四、葡萄球菌或β-溶血链球菌克林霉素诱导耐药的检测（D-TEST）

【实验目的】

熟悉葡萄球菌、β-溶血链球菌、克林霉素诱导耐药的检测方法。

【实验器材】

1. 培养基　血平板、MH 琼脂平板。
2. 抗菌药物纸片　克林霉素纸片（2μg）、红霉素片（15μg）。
3. 菌株　临床分离的葡萄球菌、β-溶血链球菌。
4. 其他　无菌生理盐水、试管、吸头、接种环、镊子、无菌棉签、0.5 麦氏比浊管。

【实验原理】

对大环内酯类抗生素耐药的葡萄球菌或β-溶血链球菌可表现为对克林霉素固有耐药或诱导耐药。若为诱导耐药，细菌在作常规药敏试验时表现为克林霉素敏感，但临床用克林霉素治疗无效。这种耐药可通过红霉素诱导表现出来。

【实验方法】

按常规方法制备 MH 平板或血平板，按纸片扩散法操作。对于葡萄球菌，在距红霉素纸片（15μg）15~26mm 处放置克林霉素纸片（2μg）；对于β-溶血链球菌，在距红霉素纸片（15μg）12mm 处放置克林霉素纸片（2μg）。35℃孵育 16~20 小时。

【实验结果】

克林霉素抑菌环不出现“截平”象,应报告分离株对克林霉素敏感。邻近红霉素纸片侧克林霉素抑菌出现“截平”现象(称为“D”抑菌环),提示存在可诱导的克林霉素耐药,应报告分离株对克林霉素耐药,同时在报告中应注明“通过诱导克林霉素耐药试验,推测此菌株对克林霉素耐药”。

【思考题】

1. K-B 法药敏试验中,哪些因素会影响实验结果?
2. 简要叙述临床上常用的特殊耐药菌及耐药酶的表型检测的方法及临床应用。

（谷俊莹）

第五章　革兰阳性球菌的培养和鉴定

细菌根据革兰染色及形态结构分成革兰阳性球菌、革兰阴性球菌、革兰阳性杆菌和革兰阴性杆菌四种类型。与医学有关的革兰阳性球菌包括兼性厌氧的葡萄球菌属、链球菌属、肠球菌属、微球菌属、气球菌属、动球菌属、巨球菌属等及专性厌氧球菌，本章着重介绍临床常见的葡萄球菌属、链球菌属和肠球菌属细菌。

第一节　革兰阳性球菌各属间的鉴别

【实验目的】

1. 掌握革兰阳性球菌各属细菌的培养特性、形态染色和生化特征。
2. 掌握革兰阳性球菌各属细菌之间的鉴别试验。

【实验器材】

1. 菌种　葡萄球菌属（金黄色葡萄球菌），链球菌属（草绿色链球菌），肠球菌（粪肠球菌）。
2. 培养基　血琼脂平板、营养琼脂平板、6.5% NaCl 液体培养基。
3. 试剂　革兰染液、3%过氧化氢。
4. 其他　酒精灯、接种环、接种针、洁净载玻片、培养箱。

【实验方法】

1. 接种平板　将上述试验菌种（金黄色葡萄球菌、草绿色链球菌、粪肠球菌）分别接种在营养琼脂平板及血琼脂平板上，采用分区划线接种细菌，接种完毕置于 35～37℃ 温箱中培养，18～24 小时后观察结果。
2. 革兰染色　挑取平板上的菌落进行革兰染色。
3. 过氧化氢酶（触酶）试验　挑取固体培养基上的待检菌落，置于洁净载玻片上，滴加3%过氧化氢溶液数滴，1 分钟内见大量气泡产生者为阳性，不产生气泡者为阴性。
4. 6.5% NaCl 生长试验　将待检菌接种在 6.5% NaCl 液体培养基中，35℃ 温箱中培养，18～24 小时后观察结果。

【实验结果】

1. 平板培养基上生长情况　金黄色葡萄球菌在营养琼脂平板和血琼脂培养基上形成不透明圆形凸起菌落，产生金黄色非水溶性色素附着在菌落上，血平板上可见菌落周围有透明溶血环（β 溶血环）。草绿色链球菌营养要求高在血琼脂平板上形成灰白色、有乳光、表面光滑、边缘整齐、直径 0.5～0.75mm 的细小菌落，菌落周围产生草绿色溶血环（α 溶血环）。粪肠球菌在血平板可形成灰白色、不透明、表面光滑、直径 0.5～1mm 大小的圆形菌落，有 α 或 β 溶血环。

2. 形态染色　金黄色葡萄球菌革兰染色为阳性，球形或稍呈椭圆形，直径 1.0μm 左右，排列成葡萄状。草绿色链球菌革兰染色阳性，球形或卵圆形，直径 0.6～1.0μm，呈链状排列。粪肠球菌为革兰阳性球菌，单个、成双或短链状排列。

3. 过氧化氢酶（触酶）试验结果　葡萄球菌属细菌为阳性，链球菌属及肠球菌属细菌为阴性。

4. 6.5% NaCl 生长试验结果　葡萄球菌属和肠球菌属细菌生长，链球菌属细菌不生长。

5. 临床上常见革兰阳性球菌各属间的鉴别见表 5-1。

表 5-1　革兰阳性球菌各属间鉴别

	葡萄球菌属	链球菌属	肠球菌属	微球菌属	气球菌属	动球菌属	巨球菌属
四联排列	d	-	-	+	+	d	d
严格需氧	-	-	-	+	-	+	±
触酶试验	+	-	-	+	-	+	+
6.5% NaCl	+	-	+	+	+	+	+
厌氧下葡萄糖产酸	d	+	+	-	±	-	-
动力	-	-	d	-	-	+	-

注：d，21%～79%阳性；+，≥90%阳性；-，≥90%阴性；±，迟缓弱阳性。

【注意事项】

做过氧化氢酶（触酶）试验时，3% H_2O_2 溶液要新鲜配制，同时需用阴性、阳性菌株作对照。

第二节　葡萄球菌属细菌鉴定

【实验目的】

1. 掌握葡萄球菌属细菌的培养特性、形态染色和生化特征。
2. 掌握葡萄球菌属细菌的鉴定。

【实验器材】

1. 菌种　金黄色葡萄球菌、表皮葡萄球菌、腐生葡萄球菌。
2. 培养基　血琼脂平板、MH 琼脂平板、甘露醇发酵管。
3. 试剂　革兰染液、新鲜兔血浆（或人血浆）。
4. 其他　新生霉素纸片（5μg/片）、试管、酒精灯、接种环、接种针、培养箱。

【实验方法】

1. 接种平板　将上述试验菌种（金黄色葡萄球菌、表皮葡萄球菌、腐生葡萄球菌）采用分区划线法分别接种在血琼脂平板上，置于 35～37℃温箱中培养，18～24 小时后观察结果。

2. 革兰染色　挑取平板上的菌落进行革兰染色。

3. 血浆凝固酶试验

（1）原理：血浆凝固酶是能使含有枸橼酸钠或肝素抗凝剂的人或兔血浆发生凝固的酶类物质，凝固酶有两种，一种是分泌至菌体外的，称为游离凝固酶，作用类似凝血酶原物质，可被人或兔血浆中的协同因子激活变成凝血酶样物质后，使液态的纤维蛋白原变成固态的纤维蛋白，从而使血浆凝固。另一种凝固酶结合于菌体表面并不释放，称为结合凝固酶或凝聚因子，在该菌株的表面起纤维蛋白原的特异受体作用，细菌混悬于人或兔血浆中时，纤维蛋白原与结合凝固酶交联而使细菌凝聚。游离凝固酶采用试管法检测，结合凝固酶则以玻片法测试。

（2）方法

1）玻片法：用接种环取兔血浆或人血浆于载玻片上，挑取待检葡萄球菌少许和血浆混合，立即观察结果。

2）试管法：取三支试管，各加 0.5ml 1∶4 稀释的兔血浆或人血浆，挑取待检菌落加入一支试管，充分混匀，另两支试管加入阴性、阳性对照菌株，将三支试管放置 37℃水浴中 3~4 小时，观察结果。

4. 甘露醇发酵试验

（1）原理：金黄色葡萄球菌能发酵甘露醇产酸，使培养基中的指示剂溴麝香草酚蓝由紫色变为黄色。

（2）方法：将待检葡萄球菌分别接种于甘露醇发酵管，35℃孵育 18~24 小时观察结果。

5. 新生霉素敏感试验

（1）原理：金黄色葡萄球菌、表皮葡萄球菌对新生霉素敏感，而腐生葡萄球菌对新生霉素耐药。

（2）方法：将被检菌配成 0.5 麦氏单位，均匀涂布在 MH 琼脂平板上，贴上新生霉素纸片，35℃孵育 18~24 小时观察抑菌圈大小。

【实验结果】

1. 血琼脂平板培养基上生长情况　金黄色葡萄球菌在血琼脂培养基上形成不透明圆形凸起菌落，产生金黄色非水溶性色素附着在菌落上，菌落周围有透明溶血环（β 溶血环），表皮葡萄球菌形成白色圆形凸起菌落，无溶血环，腐生葡萄球菌形成白色或柠檬色圆形凸起菌落，无溶血环。

2. 形态、革兰染色　三种葡萄球菌均为革兰阳性球菌，葡萄状排列。

3. 血浆凝固酶试验

（1）玻片法：出现明显凝集为阳性，细菌在血浆中呈均匀浑浊为阴性。

（2）试管法：试管内血浆凝固为阳性，血浆不凝固呈流动状为阴性。

金黄色葡萄球菌血浆凝固酶试验为阳性，表皮葡萄球菌和腐生葡萄球菌为阴性。

4. 甘露醇发酵试验　培养基浑浊，指示剂由紫色变为黄色为阳性，仍为紫色的为阴性。金黄色葡萄球菌为阳性，表皮葡萄球菌和腐生葡萄球菌为阴性。

5. 新生霉素敏感试验　抑菌圈直径≤16mm 为耐药，>16mm 为敏感。金黄色葡萄球菌、表皮葡萄球菌为敏感，腐生葡萄球菌为耐药。

【注意事项】

1. 血浆凝固酶试验需做盐水对照，排除细菌自凝出现假阳性。

2. 新生霉素敏感试验应以金黄色葡萄球菌 ATCC25923 作为阳性对照。

第三节　链球菌属和肠球菌属细菌鉴定

【实验目的】

1. 掌握链球菌属细菌的培养特性、形态染色和生化特征及鉴定。

2. 掌握肠球菌属细菌的培养特性、形态染色和生化特征及鉴定。

【实验器材】

1. 菌种　A 群链球菌、B 群链球菌、肺炎链球菌、粪肠球菌。

2. 培养基　血琼脂平板、MH 琼脂平板。

3. 试剂　革兰染液、3%过氧化氢溶液。

4. 其他　杆菌肽纸片、Optochin 纸片、试管、酒精灯、接种环、接种针、培养箱。

【实验方法】

1. 接种平板　将上述试验菌种(A 群链球菌、B 群链球菌、肺炎链球菌、粪肠球菌)采用分区划线法分别接种在血琼脂平板上,置于 35~37℃温箱中培养,18~24 小时后观察结果。

2. 革兰染色　挑取平板上的菌落进行革兰染色。

3. 触酶试验　挑取固体培养基上的待检菌落,置于洁净载玻片上,滴加 3%过氧化氢溶液数滴,1 分钟内见大量气泡产生者为阳性,不产生气泡者为阴性。

4. 杆菌肽敏感试验

(1) 原理:A 群链球菌对杆菌肽敏感,而其他链球菌则耐药。本试验可作为 A 群链球菌的鉴别鉴定试验。

(2) 方法:取待检菌落涂布于血平板上,用灭菌镊子夹取每片含有 0.04 单位的杆菌肽纸片置于上述平板上,35℃培养 18~24 小时,观察抑菌环以判断是否为敏感。

5. CAMP 试验

(1) 原理:B 群链球菌能产生 CAMP 因子,可促进金黄色葡萄球菌的 β-溶血素溶解红细胞的活性,因此在两菌(B 群链球菌和金黄色葡萄球菌)的交界处溶血能力增加,出现矢形(半月形)的溶血区。

(2) 方法:在血琼脂平板上,用金黄色葡萄球菌划一条直线,将被检菌距金黄色葡萄球菌接种线 3mm 处呈直角划一条线,35℃培养 18~24 小时,观察结果。

6. Optochin 试验

(1) 原理:Optochin(乙基氢化羟基喹啉,ethythydrocupreine)能干扰肺炎链球菌叶酸合成,抑制该菌生长,故肺炎链球菌对 Optochin 敏感,其他链球菌对其耐药。

(2) 方法:取待检菌落涂布于血平板上,用灭菌镊子夹取每片含有 5μg 的 Optochin 纸片置于上述平板上,35℃培养 18~24 小时,观察结果。

7. 马尿酸钠试验

(1) 原理:B 群链球菌具有马尿酸水解酶,可使马尿酸水解为苯甲酸和甘氨酸,苯甲酸与三氯化铁试剂结合,形成苯甲酸铁沉淀。

(2) 方法:将待检菌接种于马尿酸钠培养基中,置 35℃孵育 48 小时,离心沉淀,取上清液 0.8ml,加入三氯化铁试剂 0.2ml,立即混匀,经 10~15 分钟观察结果。

8. 胆汁-七叶苷试验

(1) 原理:培养基中的胆汁对某些细菌有抑制作用,只有既能在胆汁中生长,又能水解七叶苷的细菌才能表现出对七叶苷的水解活性。肠球菌在含有胆汁的培养基中生长并水解七叶苷,生成七叶素,七叶素与培养基中枸橼酸铁的 Fe^{3+} 反应形成黑色沉淀,使培养基变黑,粪肠球菌该试验为阳性。

(2) 方法:将被检菌接种于胆汁-七叶苷琼脂培养基,35℃培养18~24小时,观察结果。

9. 6.5% NaCl生长试验

(1) 原理:肠球菌具有很强的耐盐能力,能在上述培养基生长,并且分解培养基中的葡萄糖产酸,使指示剂溴甲酚紫变黄。而链球菌的耐盐能力较弱,在此培养基不能生长。

(2) 方法:将被检菌接种于6.5% NaCl血清肉汤培养基中,35℃培养18~24小时,观察结果。

【实验结果】

1. 血琼脂平板培养基上生长情况 A群链球菌和B群链球菌在血琼脂培养基上形成灰白色、透明或半透明、表面光滑的小菌落,菌落周围有透明溶血环(β溶血环)。肺炎链球菌在血平板上形成灰色细小菌落,菌落中央下陷呈脐窝状,菌落周围草绿色溶血环(α溶血环),粪肠球菌在血琼脂培养基上呈灰白色菌落、不透明小菌落,菌落周围有α或β溶血环。

2. 形态、革兰染色 A群链球菌和B群链球菌为革兰阳性球菌,链状排列。肺炎链球菌菌体呈矛头状,多成双排列,宽端相对,尖端相背,革兰阳性。粪肠球菌为革兰阳性球菌,为单个、或成双或短链状排列。

3. 触酶试验 链球菌属细菌和肠球菌属细菌为阴性。

4. A群链球菌、B群链球菌、肺炎链球菌、粪肠球菌主要鉴定鉴别试验结果见表5-2。

表5-2 A群链球菌、B群链球菌、肺炎链球菌、粪肠球菌试验结果

	杆菌肽	CAMP	Optochin	马尿酸钠	胆汁-七叶苷	6.5% NaCl
A群链球菌	+	-	-	-	-	-
B群链球菌	-	+	-	+	-	-
肺炎链球菌	-	-	+	-	-	-
粪肠球菌	-	-	-	-	+	+

【注意事项】

所有试验均应用阳性及阴性菌株作对照。

(费 樱)

第六章　革兰阴性杆菌的培养和鉴定

革兰阴性杆菌是临床微生物实验室分离率最高的一类细菌，本章将对临床上最常见的革兰阴性杆菌（肠杆菌科细菌，非发酵菌和部分苛养菌）的分离培养和鉴定进行介绍。弧菌科细菌、弯曲菌属和螺杆菌属细菌的分离培养和鉴定根据其生物学特性放在本实验指导第八章介绍。

第一节　革兰阴性杆菌各科或属之间的鉴别

【实验目的】

1. 掌握革兰阴性杆菌各科或属细菌之间的培养特性和生化特征。
2. 掌握革兰阴性杆菌各科或属之间的鉴别试验。

【实验器材】

1. 菌种　肠杆菌科细菌（大肠埃希菌）、非发酵革兰阴性杆菌（铜绿假单胞菌、嗜麦芽窄食单胞菌、鲍曼不动杆菌、粪产碱杆菌）、巴斯德菌科（流感嗜血杆菌）。

2. 培养基　HL（Hugh-Leifson）培养基、巧克力琼脂平板、麦康凯琼脂平板、血琼脂平板。

3. 试剂　氧化酶试剂（氧化酶纸片或10g/L盐酸四甲基对苯二胺水溶液或10g/L盐酸二甲基对苯二胺水溶液），洁净滤纸条，无菌液状石蜡或凡士林。

4. 其他　革兰染色液、酒精灯，接种环灭菌器（生物安全柜用），接种环，接种针。

【实验方法】

1. 接种平板　将上述试验菌种（大肠埃希菌、铜绿假单胞菌、嗜麦芽窄食单胞菌、鲍曼不动杆菌、粪产碱杆菌）分别接种在麦康凯琼脂平板和血琼脂平板，将流感嗜血杆菌接种在麦康凯琼脂平板和巧克力琼脂平板上。取平板培养基一个，用接种环蘸取少许菌量先涂布于平板培养基表面一角作为第一区划线（划线时接种环与培养基表面约呈45°，然后将接种环置酒精灯火焰上或生物安全柜接种环灭菌器中灭菌，待冷（可接触平板试之，如不熔化琼脂，即已冷却），于第二区处再作划线，在开始划线时与第一区的划线相交3~4次，以后划线不必再相交接，待第二区划完时，同上法灭菌，接种划线，依次划至最后一区（一般要求划4~5区），灭菌接种环。盖好平皿盖，倒置（平板底部向上）于35~37℃温箱中培养，24~48小时后观察结果。

2. 葡萄糖氧化、发酵试验（O/F试验）　将上述待检菌同时接种两支HL培养基，一支滴加无菌液状石蜡或凡士林于培养基上层，高度不少于1cm，将培养基置于35℃培养48小时或更长，观察结果。

3. 氧化酶试验　取洁净滤纸条一张，从血琼脂平板蘸取试验菌落少许，加氧化酶试剂1滴于沾有试验菌落的滤纸上，1分钟内观察结果。也可取氧化酶纸片，刮取血琼脂平板上的菌落，观察纸片颜色的变化，5~10秒内呈蓝紫色或红色为阳性，不变色为阴性。

【实验结果】

1. 平板培养基生长情况　肠杆菌科细菌(大肠埃希菌)、部分非发酵菌（铜绿假单胞菌、嗜麦芽窄食单胞菌、鲍曼不动杆菌、粪产碱杆菌）在麦康凯琼脂平板上生长良好,有的肠杆菌科细菌因发酵乳糖产酸使菌落呈粉红色或红色,非发酵菌因不发酵糖类菌落呈无色或淡粉红色。嗜血杆菌属(流感嗜血杆菌)在麦康凯琼脂平板上不能生长,在巧克力琼脂平板上出现小、无色透明的菌落。

2. 葡萄糖氧化、发酵试验(O/F 试验)结果　肠杆菌科细菌(大肠埃希菌)为发酵型,非发酵菌(铜绿假单胞菌、嗜麦芽窄食单胞菌、鲍曼不动杆菌为氧化型,粪产碱杆菌为产碱型),流感嗜血杆菌为发酵型。

3. 氧化酶试验结果　肠杆菌科氧化酶试验均为阴性,不发酵菌中除不动杆菌属细菌和嗜麦芽窄食单胞菌外均为阳性。

4. 临床上常见革兰阴性杆菌各科或属间的鉴别见表 6-1。

表 6-1　革兰阴性杆菌各科或属间鉴别

实验	肠杆菌科	非发酵菌	弧菌科	气单胞菌属	邻单胞菌属	弯曲菌属	螺杆菌属	布鲁菌属	巴斯德菌属	嗜血杆菌属
O/F 试验	F	O/-	F	F	F	-	-	F	F	F
氧化酶试验	-	+*	+	+	+	+	+	+	+	+/-
麦康凯生长	+	+/-	+/-	+	+	-	-	-	-	-

注:O/F 试验 F 表示发酵,O/-表示氧化或不分解,-表示不分解; 氧化酶试验+表示阳性,-表示阴性,+* 表示大多数阳性,+/-表示不定。麦康凯平板生长+表示生长,-表示不生长或生长不良,+/-表示不定。

【注意事项】

1. 做氧化酶试验时应避免接触含铁物质,以免出现假阳性。

2. 氧化酶试剂为无色水溶液,在空气中易被氧化而失效,故应经常更换新试剂,并盛于棕色瓶中,4℃冰箱保存,若试剂已变成深蓝色,应弃去不用。

3. 氧化酶试剂有两种,二甲基对苯二胺,立刻出现红色,继而逐渐加深呈紫红色为阳性。四甲基对苯二胺:呈现蓝紫色为阳性。不变色为阴性。

4. 最好不要取含有色素的培养基(麦康凯琼脂平板)上的菌落做氧化酶试验,易误认为阳性。

第二节　肠杆菌科细菌的鉴定

肠杆菌科细菌在分类学上隶属于细菌域,变形菌门,γ-变形菌纲,肠杆菌目。总共有 40 多个属,与医学有关的有 20 多个属,临床上常见的有数十种。因肠杆菌科各属之间很难用几个简单的试验分开,根据现代临床微生物学检测手段的发展,已无必要经过先鉴定到属,再鉴定到种的过程,本节将根据现代临床微生物学检验的实际程序来指导学生如何有效地将肠杆菌科细鉴定到种的实验方法。

一、肠杆菌科细菌数字编码鉴定

【实验目的】

1. 掌握肠杆菌科细菌常用数字编码鉴定的生化项目、操作技术和结果判断。

2. 掌握肠杆菌科细菌编码鉴定检索技术。

【实验器材】

1. 菌种　埃希菌属：大肠埃希菌；沙门菌属：伤寒沙门菌、甲型副伤寒沙门菌；志贺菌属：A群（痢疾志贺菌）、B群（福氏志贺菌）、C群（鲍特志贺菌、D群（宋内志贺菌）；克雷伯菌属（肺炎克雷伯菌）；枸橼酸杆菌属（弗劳地枸橼酸杆菌）；肠杆菌属（产气肠杆菌）；变形杆菌属（普通变形杆菌、奇异变形杆菌）；普罗威登菌属（产碱普罗威登菌）；摩根菌属（摩根摩根菌）；耶尔森菌属（小肠结肠炎耶尔森菌）。

2. 培养基　麦康凯琼脂平板、SS琼脂平板。

3. 肠杆菌科细菌生化鉴定编码培养基　乙酸铅培养基（硫化氢试验用）、苯丙氨酸培养基、葡萄糖酸盐培养基、蛋白胨水培养基（靛基质试验用）、葡萄糖蛋白胨水培养基（甲基红试验用）、枸橼酸盐（或柠檬酸盐）培养基、尿素培养基、半固体培养基（观察细菌动力）、克氏双糖铁（KIA）培养基或葡萄糖产气培养基、赖氨酸和鸟氨酸脱羧酶试验培养基和氨基酸对照培养基、糖类和醇类发酵培养基（棉子糖、木胶糖、山梨醇、侧金盏花醇）。

4. 试剂　氧化酶试剂（氧化酶纸片或10g/L盐酸四甲基对苯二胺水溶液或10g/L盐酸二甲基对苯二胺水溶液），洁净滤纸条，无菌液状石蜡或凡士林，甲基红试剂（甲基红0.02g，95%乙醇溶液60ml，蒸馏水40ml）、靛基质试剂（对二甲基氨基苯甲醛10g，溶于95%乙醇溶液150ml中，再徐徐加入浓盐酸50ml）。10% $FeCl_3$溶液（苯丙氨酸脱按酶试验用），班氏试剂（葡萄糖酸盐试验用）。

5. 其他　革兰染色液、生理盐水、显微镜、孵育箱、载玻片、酒精灯、接种环、接种针、生物安全柜接种环灭菌器等。

【实验方法】

1. 形态观察　将上述被检菌涂片，革兰染色后在油镜下进行观察，均为革兰阴性杆菌，呈单个、成双或散在排列，有的呈多形性（如变形杆菌），大小不定，小肠结肠炎耶尔森菌两端有极染现象，肠杆菌科细菌不能单从形态学上进行区分鉴定，主要根据生化试验和血清学试验才能做出最终鉴定。

2. 接种平板　将上述试验菌种分别接种在麦康凯琼脂平板、SS琼脂平板上，接种和培养方法参考上节内容。

3. 菌落观察

（1）麦康凯平板生长情况：上述所有细菌均能在麦康凯琼脂平板上生长，大肠埃希菌形成红色、凸起、软大而不透明的菌落。沙门菌属不分解乳糖、形成无色或淡黄色、半透明、凸起、光滑湿润的小菌落。志贺菌不分解乳糖，有的菌株可迟缓发酵乳糖，如宋内志贺菌，形成无色或淡黄色、凸起、半透明、光滑湿润的菌落。肺炎克雷伯菌因发酵乳糖产酸，形成红色、较大、混浊、凸起的黏液型菌落。弗劳地枸橼酸杆菌可发酵乳糖产酸，形成粉红色菌落。产气肠杆菌形成红色黏液状、大而湿润、凸起的菌落。普通变形杆菌和奇异变形杆菌形成扁平无色半透明、乳糖不发酵的菌落；普罗威登菌和摩根菌形成无色透明的菌落；小肠结肠炎耶尔森菌形成圆形、扁平、无色半透明的小菌落。

（2）SS琼脂平板上生长情况：大肠埃希菌形成红色、凸起、圆形、边缘整齐、多为光滑型菌落。沙门菌属不分解乳糖、形成无色或淡黄色、半透明、凸起、光滑湿润的小菌落，产 H_2S 菌株可在SS平板上形成中心带黑褐色的小菌落。志贺菌形成无色或淡黄色、凸起、半透明、光滑湿润的菌落。肺炎克雷伯菌因发酵乳糖产酸，形成红色或粉红色、或具有粉红色中心的无色菌落。弗劳地枸橼酸杆菌因产生 H_2S，形成菌落中央黑色、周围透明的菌落。产气肠杆菌形成乳糖发酵的红色菌落。普通变形杆菌和奇异变形杆菌形成扁平无色半透明、乳糖不发酵的菌落，产 H_2S 者形成有黑色中心的菌落。

4. 细菌悬液的制备　挑取平板上的单个菌落混悬于1ml无菌的生理盐水中，使菌液浓度达0.5麦氏比浊度（约相当于1.5亿个细菌/ml细菌数）。

5. 接种生化反应管（培养基）　将上述细菌悬液（也可用接种针取纯菌落）分别接种于肠杆菌科生化鉴定编码管中，经35℃孵育18～24小时后观察结果。在接种以上肠杆菌科细菌生化鉴定管时要注意氨基酸（赖氨酸、鸟氨酸、氨基酸对照）脱羧酶试验接种完待鉴菌后，需在菌悬液上加无菌石蜡油覆盖，高约1cm。

6. 生化结果观察

（1）各生化管自发反应可用肉眼观察颜色变化

1）H_2S 试验出现黑色为阳性，不出现黑色为阴性。

2）枸橼酸盐利用试验蓝色为阳性，绿色为阴性。

3）尿素酶试验红色阳性，黄色为阴性。

4）各类糖、醇、苷等发酵试验，若以溴甲酚紫为指示剂，黄色为阳性，紫色阴性。

5）氨基酸（赖氨酸、鸟氨酸、氨基酸对照）脱羧酶试验初期由于细菌发酵葡萄糖产酸呈黄色，若继续孵育，氨基酸经脱羧产生胺类使培养基变碱，指示剂改变颜色，呈紫色或紫红色为阳性，黄色或不变色为阴性，对照管应为黄色，若对照管呈现紫色或不变色则试验无意义，不能做出判断。

（2）培养18～24小时后需加试剂或经过一定的处理后才能观看结果的常用肠杆菌科细菌鉴定生化试验

1）苯丙氨酸脱氨酶试验需加10% $FeCl_3$ 试剂后立即观察结果，注意放置时间稍久后绿色会褪去，变绿色者为阳性，不变绿色为阴性。

2）葡萄糖酸盐试验需加班氏试剂后，隔水煮沸10分钟后观察结果，产生黄-橙色沉淀为阳性，蓝色沉淀为阴性，加班氏试剂的量要足，约为培养基的一半。

3）靛基质试验需加靛基质试剂，出现红色为阳性，不变色为阴性。

4）甲基红试验需加甲基红试剂，呈红色为阳性，不变色阴性。

（3）细菌动力和发酵葡萄糖产气的观察试验

1）半固体培养基生长试验，用于观察细菌的动力，以区分有鞭毛菌和无鞭毛菌，有鞭毛的细菌除了在穿刺接种的穿刺线上生长外，在穿刺线的两侧均可见羽毛状、云雾状或浑浊生长，为动力试验阳性。没有鞭毛的细菌只沿穿刺线呈明显的线状生长，为动力试验阴性。

2）发酵葡萄糖产酸产气试验，在含0.5%～1%葡萄糖培养基中加入一支小倒管，用前排尽气体，将肠杆菌科细菌接种在培养基内，经35℃孵育18～24小时后观察结果，培养基变黄、小倒管内有气泡为发酵葡萄糖产酸产气，培养基变黄、没有气泡为发酵葡萄糖产酸不产气。

3）克氏双糖铁琼脂培养基（KIA）试验，方法是用接种针挑取待检菌的菌落，先穿刺接种到 KIA 深层,距管底 3~5mm 为止,再从原路退回,在斜面上自下而上划线,置 35℃孵育 18~24 小时,观察结果。肠杆菌科细菌在 KIA 上的反应有如下几种:斜面碱性(红色)/底层酸性(黄色)为葡萄糖发酵、乳糖不发酵,是不发酵乳糖菌的特征;斜面碱性(红色)/底层酸性(黄色、黑色):葡萄糖发酵、乳糖不发酵并产生硫化氢,是产生硫化氢不发酵乳糖菌的特征;斜面酸性(黄色)/底层酸性(黄色)为葡萄糖和乳糖发酵,是发酵乳糖的肠杆菌科细菌特征;斜面酸性(黄色)/底层酸性(黄色)、培养基有裂隙或气泡为发酵葡萄糖产酸产气细菌的特征。

【实验结果】

肠杆菌科细菌编码鉴定技术是将肠杆菌科细菌的生化反应模式转换成数学模式,给每种细菌的反应模式赋予一组数码,编成检索本或建立数据库。通过对待测菌进行有关生化试验,然后将生化反应结果转换成数字(编码),查阅检索本或数据库,得到细菌名称。具体方法如下。

不同厂商供应的肠杆菌科细菌生化编码鉴定管的项目组成或项目数量有所不同,项目数量有的为 9 项,有的为 15 项,有的为 21 项,一般情况下,编码的项目愈多,鉴定包含的菌种数就愈多,鉴定结果也愈准确,编码鉴定后需要补充的附加试验就愈少。学生进行实验时在老师的指导下,要认真阅读说明书,按说明书要求进行各项操作,判断实验结果。以目前国内某厂家生产的肠杆菌科细菌生化编码鉴定管为例,来进行肠杆菌科细菌的鉴定。

方法是将微量生化反应试验系列中的 15 个试验管进行分组,总共分成 5 组,每组由 3 个试验组成,3 个试验依次排序,排在第一位的试验阳性,分值为 4 分,排在第二位试验阳性,分值为 2 分,排在第三位的试验阳性,分值为 1 分,所有试验阴性均以 0 分计算,然后把每组阳性的三个分值相加,得到一个≤7 的数,最后将每组所得的数字按顺序排列,可编出一个 5 位数的编码,这就是待检菌的生化编码鉴定值。最后将鉴定值输入电脑或查阅相应的编码鉴定手册,即可得到对应的细菌名称,如表 6-2 所示。

表 6-2　阴沟肠杆菌生化反应编码鉴定系统

组别	第一组			第二组			第三组			第四组			第五组		
试验	硫化氢	苯丙氨酸	葡萄糖酸盐	靛基质	甲基红	枸橼酸盐	尿素	动力	葡萄糖产气	赖氨酸	鸟氨酸	棉子糖	山梨醇	侧金盏花醇	木胶糖
数值	4	2	1	4	2	1	4	2	1	4	2	1	4	2	1
结果	-	-	+	-	-	+	-	+	+	-	+	+	+	+	-
编码	1			1			3			3			6		
鉴定值	11336 将鉴定值 11336 输入电脑或查阅相应的编码鉴定手册,即可得到对应的细菌名称——阴沟肠杆菌。														

应用本套编码鉴定系统,以上待检菌的生化编码(鉴定值)见表 6-3。

表 6-3　常见肠杆菌科各属及种细菌生化编码(鉴定值)

肠杆菌科细菌	可能出现的生化编码
大肠埃希菌(*E. coli*)	02345　06167　06174　06175　06177　06301　……
伤寒沙门菌	02245　02205　02241　……

续表

肠杆菌科细菌	可能出现的生化编码
甲型副伤寒沙门菌	02304 02324 02320 02124 ……
志贺菌属 A,B,C	02000 02010 02014 02104 ……
志贺菌属 D	02030 02021 ……
肺炎克雷伯菌	10555 10557 11155 11545 22547 11553 ……
弗劳地枸橼酸杆菌	07315 03605 03615 03711 03715 03725 ……
产气肠杆菌	11357 ……
普通变形杆菌	60701 62301 47701 62700 64301 64501 ……
奇异变形杆菌	52721 53721 63721 83621 63321 63421 ……
产碱普罗威登菌	27102 27202 27206 27222 27302 27306 ……
摩根摩根菌	26420 24720 26420 26500 26520 ……
结肠炎耶尔森菌	02024 02125 02425 02434 02524 02525 ……

【注意事项】

1. 从表 6-3 看出,即使使用同一编码鉴定系统,同一种细菌可出现多种不同的生化编码,这是由细菌的生物学多样性决定的。

2. 绝大多数编码只有一个鉴定结果,少数编码会出现 2 个结果或 3 个结果,这时需查找更详细的微生物鉴定手册,仔细分析该细菌的 15 项生化反应结果,看哪个细菌更符合编码中的生化特征,必要时还需要做补充试验才能最后确定鉴定结果。

3. 不同的肠杆菌科细菌鉴定系统要求不同的细菌浓度悬液,应按所使用的鉴定系统要求调整菌液浓度。

4. 务必记住有些试验需要加试剂后才可以观察到结果,操作时注意按鉴定系统操作说明书执行。

5. 在使用编码时,有时可能会遇上生化反应得出的编码查不到相应的鉴定结果。可能为此编码系统所能鉴定的菌种所限、或者因为有些生化反应模式不可能出现或目前尚未认识有这样的菌种。遇此情况首先要确定反应结果是否正确无误,解决方法是可重复做一次或多次,如果多次试验结果一样,应考虑该菌是否为非典型菌株或少见菌株,甚至发现新菌种的可能,可找更先进的系统进行鉴定或送权威实验室进行鉴定。

6. 凡生化反应符合大肠埃希菌特征,怀疑为致腹泻的大肠埃希菌时,应做血清凝集试验,根据血清凝集试验鉴定到相应的种。

7. 沙门菌属和志贺菌属的细菌,应先作生化鉴定,对于生化反应符合沙门菌属和志贺菌属的细菌,还需要用沙门菌属或志贺菌属多价或因子血清鉴定到相应的种或血清型。

二、肠杆菌科细菌血清学鉴定

【实验目的】

掌握肠杆菌科细菌常用的血清学鉴定试验。

【实验器材】

1. 菌种 埃希菌属:肠毒素型大肠埃希菌(ETEC)、肠致病性大肠埃希菌(EPEC)、肠侵袭型大肠埃希菌(EIEC)、肠出血型大肠埃希菌(EHEC);沙门菌属:伤寒沙门菌、甲型副伤寒沙门菌;志贺菌属:A 群(痢疾志贺菌)、B 群(福氏志贺菌)、C 群(鲍特志贺菌)、D 群(宋内志贺菌)。

2. 培养基　麦康凯琼脂平板、SS 琼脂平板,肠杆菌科细菌生化编码鉴定管。

3. 试剂　氧化酶试剂(氧化酶纸片或 10g/L 盐酸四甲基对苯二胺水溶液或 10g/L 盐酸二甲基对苯二胺水溶液),洁净滤纸条,无菌液状石蜡或凡士林,甲基红试剂(甲基红 0.02g,95%乙醇溶液 60ml,蒸馏水 40ml)、靛基质试剂(对二甲基氨基苯甲醛 10g,溶于 95%乙醇溶液 150ml 中,再徐徐加入浓盐酸 50ml)。10% $FeCl_3$ 溶液(苯丙氨酸脱按酶试验用),班氏试剂(葡萄糖酸盐试验用)。ETEC、EPEC、EIEC、EHEC 多价及单价诊断血清,志贺菌属诊断血清、沙门菌属诊断血清。

4. 其他　革兰染色液、生理盐水、显微镜、孵育箱、载玻片、酒精灯、接种环、接种针、生物安全柜接种环灭菌器等。

【实验方法】

前期操作同肠杆菌科细菌数字编码鉴定法,凡生化反应符合大肠埃希菌特征的肠道标本,怀疑为致腹泻的大肠埃希菌时,应做血清凝集试验,根据血清凝集试验鉴定到相应的种或血清型。对于沙门菌属和志贺菌属的细菌,有的生化反应系统只能鉴定到属水平,还需要用沙门菌属或志贺菌属多价或因子血清鉴定到相应的种或血清型。

1. 致腹泻的大肠埃希菌的血清学鉴定方法　将生化试验符合大肠埃希菌、怀疑为致腹泻的大肠埃希菌的 18~24 小时培养物,最好是克氏双糖铁(KIA)或克氏三糖铁(TSI)上的培养物,分别与 ETEC、EPEC、EIEC、EHEC 多价诊断血清作玻片凝集试验。不凝集者作阴性报告。当与其中某一多价血清凝集时,再与该多价血清包含的单价血清做凝集试验,如与某一单价血清凝集时,即为该单价血清型阳性。具体操作方法如下:

(1) 取数环某类致腹泻大肠埃希菌多价诊断血清置于玻片一端,同时在玻片的另一端加数环生理盐水作对照。

(2) 取少许 KIA 培养基上的菌落分别均匀涂抹于生理盐水和多价血清中与之混合。

(3) 数分钟后,试验侧肉眼可见颗粒状凝集物而生理盐水对照侧无颗粒出现为阳性反应。

(4) 多价血清玻片凝集阳性的细菌,再按同样方法做该类单价血清玻片凝集试验。致腹泻大肠埃希菌常见的 O 血清型见表 6-4。

表 6-4　致腹泻大肠埃希氏菌常见的 O 血清型

致腹泻大肠埃希氏菌	常见的 O 血清型
肠毒素型大肠埃希菌(ETEC)	6　8　11　15　20　25　27　63　78　85　114　115　126　128　148　149　159　166　169
肠致病性大肠埃希菌(EPEC)	20　26　44　55　86　111　114　119　125　126　127　128　142　158
肠侵袭型大肠埃希菌(EIEC)	28　112　124　136　143　144　152　164
肠出血型大肠埃希菌(EHEC)	26　157

对于致腹泻大肠埃希菌的鉴定,除进行生化试验和血清学试验外,如果是肠毒素型大肠埃希菌,应做肠毒素试验,如果是侵袭型大肠埃希菌,还应做豚鼠角膜试验。

附注

(1) 豚鼠角膜结膜炎试验:主要检测 EIEC。用无菌滴管吸取 EIEC 浓菌液(约 9 亿个/ml

菌悬液)1 滴,接种于健康豚鼠(经细菌培养检查及角膜与结膜外观正常)的角膜上。经 18~24 小时后观察结果,可见豚鼠产生典型的角膜结膜炎,结膜充血水肿、角膜混浊、眼内充盈泪液或浆液性分泌物,在角膜上皮细胞内可查见本菌。

(2) 肠毒素试验:将肠毒素型大肠埃希菌培养物接种肉汤管,于 36±1℃ 培养 24 小时,3000r/min 离心 30 分钟。取上清无菌液体分作两份,一份加热 60℃ 30 分钟,供 ST 测定用,另一份不加热,供 LT 测定用。

1) 家兔结扎回肠段试验:取体重 2kg 左右的健康家兔一只,禁食 2 天后固定于实验动物手术台上。乙醚吸入麻醉后,以无菌操作的方法剖腹取出回肠段,自回盲末端开始结扎肠段 6 个,每段长度为 5cm。一段作阳性对照(注入标准产肠毒素菌株培养上清液 2ml);一段作阴性对照(注入肉汤 2ml);其余四段注入待测大肠埃希菌的培养上清液 2ml,注射完毕后,将小肠送回腹腔内,手术部位连续缝合后,无菌纱布包扎手术部位。测定 LT 时,于注射后 18 小时剖腹检查,测定 ST 时,于注射后 6~8 小时剖腹检查。检查各段肠内液体蓄积量,阴性对照肠段未见肠内有液体,阳性对照肠段内充满液体(可达到 $1ml/cm^3$)。试验组以液体潴留量与肠段长度之比作为毒素活力指标。一般以试验肠段平均积液量 $\geq 1ml/cm^3$ 者为阳性。

2) 双向琼脂扩散试验:将被检菌按 5 点环形接种于 Elek 培养基上,以同样操作共做两份,36±1℃ 培养 48 小时,在每株菌的菌苔上各放一片多黏菌素纸片,36±1℃ 经 5~6 小时,使抗生素渗入琼脂中,在五点环形菌苔各 5mm 处的中央,挖一个直径 4mm 的圆并用一滴琼脂垫底。在一份平板的孔内滴加 LT 抗毒素 30μl,另一份平板的孔内滴加 ST 毒素 30μl。放于 36±1℃ 经 15~20 小时观察结果,在菌斑和抗毒素之间出现白色沉淀带为阳性,无沉淀带者为阴性。

2. 志贺菌属的血清学鉴定方法　凡生化反应符合志贺菌属者均需做血清学鉴定,方法如下:

(1) 取数环志贺菌四种多价血清于载玻片一端,同时在玻片的另一端加数环生理盐水作对照。

(2) 取少许 KIA 培养基上的菌落分别均匀涂抹于生理盐水中和多价血清中与之混合。

(3) 数分钟后,试验侧肉眼可见颗粒状凝集物而生理盐水对照侧无颗粒出现为阳性反应。

(4) 四种多价血清玻片凝集阳性的细菌,再按同样方法分别做痢疾志贺菌、福氏志贺菌、鲍特志贺菌和宋内志贺菌多价血清做玻片凝集试验。

(5) 若与其中某一多价血清玻片凝集阳性的细菌,再按同样方法做该类单价血清玻片凝集试验。志贺菌属各菌群的血清型分类见表 6-5。

表 6-5　志贺菌属各菌群的血清型分类

志贺菌	群	型	亚型	变异相
痢疾志贺菌	A	1-10	8a,8b,8c	
福氏志贺菌	B	1-6,x,y 变型	1a,1b,2a,2b,3a,3b,3c,4a,4b	
鲍氏志贺菌	C	1-18		
宋内志贺菌	D	1		Ⅰ,Ⅱ

A 群:也称痢疾志贺氏菌群,有 10 个血清型

B 群:也称福氏菌群,已有 13 个血清型(包括变型和亚型)

C 群:也称鲍氏菌群,有 18 个血清型

D 群:也称宋内氏菌群,仅有一个血清型。有Ⅰ、Ⅱ变异相之分

(6) 结果报告

1) 分离培养未见可疑菌落或经鉴定不符合志贺菌属鉴定依据者可报告“未分离到志贺菌属细菌”。

2) 经分离鉴定后符合鉴定依据者,可报告“分离出××志贺菌”,若进一步做因子血清分型,可报告:“分离出××志贺菌×型”。

3. 沙门菌属的血清学鉴定方法 如果形态学检查及生化反应疑为沙门菌,可选用沙门菌的多价诊断血清和单价因子血清进行玻片凝集,方法如下:

(1) 首先取数环沙门菌属 A~F 群多价 O 诊断血清于载玻片一端,同时在玻片的另一端加数环生理盐水作对照。

(2) 取少许 KIA 培养基上的菌落分别均匀涂抹于生理盐水和多价血清中与之混合。血清凝集试验在 5~10 分钟内不出现凝集者可确定为阴性。但若生化反应比较典型,还需做 Vi 凝集试验(伤寒和丙型副伤寒沙门菌具有 Vi 抗原,当 Vi 抗原存在时,会妨碍 O 抗原和 O 抗体的接触,产生不凝集假象),方法是用无菌生理盐水将菌落洗下,制成浓厚的菌悬液,100℃水浴 15 分钟以破坏 Vi 抗原,然后再与 A~F 群多价 O 诊断血清做凝集试验。若与 A~F 群多价 O 血清发生凝集,应再与沙门菌 O 单价因子血清分别做玻片凝集试验,以确定该菌株的血清型。为节约时间和成本,一般先选用本地区检出率最高的血清型做玻片凝集反应。若已确定是何种血清型沙门菌,再分别用 H 因子血清检测第一、二相抗原,最后确定该菌种属于哪一型沙门菌。常见沙门菌的抗原组成见表 6-6。

表 6-6 常见沙门菌的抗原组成

血清型	O 抗原	H 抗原第Ⅰ项	H 抗原第Ⅱ项
A 群			
甲型副伤寒沙门菌	1,2,12	a	—
B 群			
乙型副伤寒沙门菌	1,4,5,12	b	1,2
鼠伤寒沙门菌	1,4,5,12	i	1,2
C 群			
丙型副伤寒沙门菌	6,7,Vi	c	1,5
猪霍乱沙门菌	6,7	c	1,5
D 群			
伤寒沙门菌	9,12,Vi	d	—
肠炎沙门菌	1,9,12	g,m	—
都柏林沙门菌	1,9,12	g,p	—

(3) 结果报告

1) 分离培养未发现可疑菌落或经鉴定不符合沙门菌属细菌鉴定依据者,可报告“未分离出沙门菌”。

2) 形态、培养、生化反应符合沙门菌、玻片凝集试验结果阳性,可初步报告:“分离到××沙门菌”,或“× 群沙门菌”。

三、肥达试验

肥达试验是一种试管凝集反应,用于检测沙门菌感染。用已知的伤寒杆菌 O 抗原、H 抗原和甲、乙、丙型副伤寒杆菌 H 抗原,与病人血清做定量凝集试验,以测定患者血清中有无相应抗体存在,作为伤寒、副伤寒诊断的参考依据。

【实验目的】

掌握肥达试验的操作方法及结果判断。

【实验器材】

1. 试剂 用伤寒沙门菌、副伤寒沙门菌感染的血清标本或免疫血清,伤寒沙门菌 O、H 菌液(TO、TH 抗原),甲、乙、丙型副伤寒沙门菌 H 菌液(PA、PB、PC 抗原)。

2. 其他 试管及试管架、1ml 吸管、5ml 吸管、无菌滴管、洗耳球、37℃水浴箱或温箱等。

【实验方法】

1. 准备 4 排小试管,每排 7 支并做好标记。

2. 中号试管 1 支,先加入生理盐水 3. 8ml 于中号试管内,然后加被检血清 0. 2ml,混匀,即为 1∶20 稀释,总量为 4ml。

3. 然后吸取 1∶20 稀释液 0. 5ml 分别放入各排小试管中的第 1 支试管中。

4. 再于上述中号试管内加生理盐水 2ml 与剩余的 1∶20 稀释液 2ml 混匀,血清即为 1∶40稀释,吸取 1∶40 稀释液 0. 5ml 分别放入各排小试管中的第 2 支试管中。

5. 重复 4 操作,以此类推连续稀释到各排小试管第 6 支试管为止,第 7 支小试管只加入 0. 5ml 生理盐水做阴性对照。

6. 然后按表 6-7 在每支小试管内加入相应的诊断菌液 0. 5ml 与不同稀释浓度的 0. 5ml 稀释血清混匀,使原有的稀释倍数增加一倍。加入诊断菌液时,应先加对照管,然后由高稀释倍数向低稀释倍数方向加。详见表 6-7。

表 6-7 肥达试验操作方法

	试验管						对照管
	1∶20 稀释血清	1∶40 稀释血清	1∶80 稀释血清	1∶160 稀释血清	1∶320 稀释血清	1∶640 稀释血清	生理盐水
	0. 5ml	0. 5ml	0. 5ml	0. 5ml	0. 5ml	0. 5ml	0. 5ml
TO 抗原	0. 5ml	0. 5ml	0. 5ml	0. 5ml	0. 5ml	0. 5ml	0. 5ml
TH 抗原	0. 5ml	0. 5ml	0. 5ml	0. 5ml	0. 5ml	0. 5ml	0. 5ml
PA 抗原	0. 5ml	0. 5ml	0. 5ml	0. 5ml	0. 5ml	0. 5ml	0. 5ml
PB 抗原	0. 5ml	0. 5ml	0. 5ml	0. 5ml	0. 5ml	0. 5ml	0. 5ml
PC 抗原	0. 5ml	0. 5ml	0. 5ml	0. 5ml	0. 5ml	0. 5ml	0. 5ml
血清最终稀释倍数	1∶40	1∶80	1∶160	1∶320	1∶640	1∶1280	—

7. 将所有试管振荡均匀后,放 37℃水浴箱或温箱过夜,次日观察结果。

8. 结果判断 从温箱或水浴箱中取出试管架后,先不要振荡试管,因结果的判断要结合管底凝集物的多少和性状及上清液的透明度两方面加以观察。

(1) 观察结果的方法一般都是把试管举起以观察试管下沉凝集物和上清液,然后再轻摇试管使凝块从管底上升,最后按液体的清浊、凝块物的大小记录结果。

(2) 观察结果应先观察对照管(第 7 管),此管应无凝集、阴性。

(3) H 凝集呈絮状,以疏松之大团铺于管底,轻摇试管即能荡起,且极易散开。

(4) O 凝集呈颗粒状,以坚实凝块沉于管底,轻摇试管不易荡起,且不易散开。

(5) 按凝集程度记录结果,正常结果液体均匀混浊,管底无凝集块,以"-"符号记录,阳性结果再分别与对照管比较观察各试管凝集情况。根据液体透明度和凝集块多少,以"4+、3+、2+、+"符号记录。

4+:上清液完全澄清,细菌凝集块全部沉于管底。

3+:上清液澄清度达 75%,大部分细菌凝集成块沉于管底。

2+:上清液澄清度达 50%,约 50%细菌凝集成块沉于管底。

+:上清液体较混浊,澄清度仅有 25%,管底仅有少部分细菌凝集成块。

(6) 第 1 管无凝集现象应报"<1∶40",第 6 管阳性应报">1∶1280",其余各管按实际稀释倍数报告。

(7) 临床意义:以呈现 2+凝集现象的血清最高稀释倍数作为该待检血清的凝集效价。一般认为,伤寒沙门菌 O 抗体凝集价在 1∶80 以上,H 抗体在 1∶160 以上,甲、乙、丙型副伤寒沙门菌凝集价在 1∶80 以上才有诊断意义。

(8) 肥达试验最好选用双份血清,即在病程的不同时期(早期、中期或末期),相隔 5~7 天,连续进行血清学检查。如果血清滴度随之增高到 4 倍或以上就更有诊断价值。

第三节　非发酵革兰阴性杆菌的鉴定

非发酵革兰阴性杆菌指一大群不发酵糖类、只能氧化分解葡萄糖或对糖不利用、需氧、无芽孢、氧化酶阳性(不动杆菌属和嗜麦芽窄食单胞菌除外)的革兰阴性杆菌,多为条件致病菌,是引起医院感染的主要病原菌,在临床标本的检出中居于较高地位的细菌。非发酵菌不属于分类学上的单位,来源于不同的科、属和种,因此,鉴定起来比较复杂,本节将根据现代临床微生物学检验的实际程序来指导学生如何有效地将来源于不同科、属的非发酵菌鉴定到种的实验方法。

【实验目的】

1. 掌握非发酵革兰阴性杆菌培养特性和生化特征。
2. 掌握非发酵革兰阴性杆菌编码鉴定检索技术。

【实验器材】

1. 菌种　铜绿假单胞菌、嗜麦芽窄食单胞菌、粪产碱杆菌、醋酸钙不动杆菌。
2. 培养基　血琼脂平板、麦康凯琼脂平板。
3. 非发酵菌生化编码鉴定管　O-F 培养基、枸橼酸盐(或柠檬酸盐)培养基、精氨酸双水解酶及对照培养基、硝酸盐培养基、DNA 培养基、乙酰胺培养基、糖类(麦芽糖、甘露醇、木糖)氧化分解试验培养基。
4. 试剂　氧化酶试剂,洁净滤纸条,无菌液状石蜡或凡士林,硝酸盐甲液,硝酸盐乙液。
5. 其他　革兰染色液、显微镜、孵育箱、载玻片、酒精灯、接种环、接种针、安全柜接种环灭菌器等。

【实验方法】

1. 形态观察　将上述被检菌涂片，革兰染色后在油镜下进行观察，均为革兰阴性杆菌，无芽孢。铜绿假单胞菌体大小(1.5~5.0)μm×(0.5~1.0)μm，长短不一，呈球杆状或长丝状，成双或成短链排列，一端有单鞭毛或双鞭毛，运动活泼。嗜麦芽窄食单胞菌菌体大小0.5μm×1.5μm，单个或成对排列、直或弯曲杆菌，有2根或多根极生鞭毛、有动力。粪产碱杆菌菌体大小(0.5~1.0)μm×(0.5~2.5)μm，常单个成在，有时成链状或弧形成对、周鞭毛、有动力，多数菌株无荚膜。醋酸钙不动杆菌菌体大小2.0μm×1.2μm，多为球杆状，常成对排列，也可单个存在，有时形成链状或丝状，无鞭毛。

2. 接种平板　将上述试验菌种分别接种在血琼脂平板和麦康凯琼脂平板上，接种和培养方法参考本章第一节内容。

3. 菌落观察

(1) 血琼脂平板上生长情况：上述所有细菌在血琼脂平板上生长良好，铜绿假单胞菌在血平板上35℃培养18~24小时，形成湿润、大而扁平、有金属光泽、有生姜味的灰绿色或蓝绿色菌落，菌落周围可见透明溶血环。嗜麦芽窄食单胞菌在血平板上35℃培养18~24小时，菌落圆形、光滑、湿润，培养48小时后，菌落增大，可呈黄色、绿色或灰白色，培养48小时以上菌落可变为暗棕色，菌落周围血琼脂变为绿色，不溶血，有氨气味。粪产碱杆菌在血平板上35℃培养18~24小时，形成扁平、较大、边缘薄、不整齐的灰色菌落，有水果味，不溶血，在菌落下面的琼脂上呈现明显的绿色。醋酸钙不动杆菌在血平板上35℃培养18~24小时，形成圆形、边缘整齐、光滑凸起、灰白色、不透明、有黏性的直径为0.5~1.0mm的菌落，多数菌株不溶血。

(2) 麦康凯平板生长情况：上述细菌均在麦康凯平板上生长良好，铜绿假单胞菌在麦康凯平板上35℃培养18~24小时形成微小、半透明菌落，经48小时培养后，菌落中央常呈棕绿色。嗜麦芽假单胞菌在麦康凯平板上35℃培养18~24小时，形成无色或淡黄色菌落。粪产碱杆菌在麦康凯平板上35℃培养18~24小时，形成无色透明或淡黄色的乳糖不发酵菌菌落。醋酸钙不动杆菌在麦康凯平板上35℃培养18~24小时，形成无色或淡粉红色菌落。

4. 细菌悬液的制备　挑取平板上的单个菌落混悬于1ml无菌的生理盐水中，使菌液浓度达0.5麦氏比浊度(约相当于1.5亿个细菌/ml细菌数)。

5. 接种生化反应管(培养基)　将上述细菌悬液(也可用接种针取纯菌落)分别接种于非发酵菌生化编码鉴定管中，经35℃孵育18~24小时(有时需孵育48小时或更长时间)后观察结果。

6. 生化结果观察　不同的生化编码系统使用的指示剂或有所不同，判读结果时要按编码系统说明书进行。

【实验结果】

非发酵菌生化编码鉴定管技术是将非发酵菌的生化反应模式转换成数学模式，给每种细菌的反应模式赋予一组数码，编成检索本或建立数据库。通过对待测菌进行有关生化试验，然后将生化反应结果转换成数字(编码)，查阅检索本或数据库，得到细菌名称。具体方法如下。

不同厂商供应的非发酵菌生化编码鉴定管的项目组成或项目数量有所不同，项目数量有的为 10 项，有的为 15 项，一般情况下，编码的项目愈多，鉴定包含的菌种数就愈多，鉴定结果也愈准确，编码鉴定后需要补充的附加试验就愈少。学生进行实验时在老师的指导下，要认真阅读说明书，按说明书要求进行各项操作，判断实验结果。以目前国内某厂家生产的非发酵菌生化编码鉴定管为例，来进行非发酵菌的鉴定。

方法是将微量生化反应试验系列中的 10 个试验管进行分组，总共分成 4 组，第一组由 O-F 试验组成，其余 3 组由 3 个试验组成。第一组 O-F 试验若为氧化型记 1 分，若为产碱型记 0 分，总分为 0 或 1。其余 3 组排列第一位的试验阳性，分值为 4 分，排在第二位试验阳性，分值为 2 分，排在第三位的试验阳性，分值为 1 分，所有试验阴性均以 0 分计算，然后把每组阳性的三个分值相加，得到一个≤7 的数，最后将每组所得的数字按顺序排列，可编出一个 4 位数的编码，这就是待检菌的生化编码鉴定值。最后将鉴定值输入电脑或查阅相应的编码鉴定手册，即可得到对应的细菌名称，应用本套编码鉴定系统，以上待检菌及其他常见非发酵菌的生化编码（鉴定值）见表 6-8。

表 6-8　常见非发酵细菌生化编码（鉴定值）

非发酵细菌	可能出现的生化编码
铜绿假单胞菌	1461　1463　1465　1466　1472　1473　1476　……
嗜麦芽单胞菌	0156　0202　0206　0212　0216　0300　1042　……
粪产碱杆菌	0401　0405　0605　……
醋酸钙不动杆菌	0000　0200　……
洋葱假单胞菌	1115　1120　1121　1124　1130　1131　1135　……
脑膜炎败血黄杆菌	1726　1727　……
施氏假单胞菌	1574　1575　……
恶臭假单胞菌	1612　1613　……

表 6-9 举例说明嗜麦芽窄食单胞菌生化反应鉴定系统的项目组成及编码鉴定结果（鉴定值）计算方法。

表 6-9　嗜麦芽窄食单胞菌生化反应生化鉴定系统

组别	第一组		第二组			第三组			第四组		
试验	O-F 氧化	O-F 产碱	氧化酶	枸橼酸盐	麦芽糖	精氨酸	甘露醇	木糖	硝酸盐	DNA 酶	乙酰胺酶
数值	1	0	4	2	1	4	2	1	4	2	1
结果	+		-	+	+	-	+	-	+	+	-
编码	1		3			2			6		
鉴定值	1326 将鉴定值 1326 输入电脑或查阅相应的非发酵菌编码鉴定手册，即可得到对应的细菌名称——嗜麦芽假单胞菌。										

【注意事项】

1. 从表 6-9 看出，即使使用同一编码鉴定系统，同一种细菌可出现多种不同的生化编码，这是由细菌的生物学多样性决定的。

2. 不同的非发酵菌生化编码鉴定系统要求不同的细菌浓度悬液,应按所使用的鉴定系统要求调整菌液浓度。

3. 务必记住有些试验需要加试剂后才可以观察到结果,操作时注意按鉴定系统操作说明书执行。

4. 在使用编码时,有时可能会遇上生化反应得出的编码查不到相应的鉴定结果。可能为此编码系统所能鉴定的菌种所限、或者因为有些生化反应模式不可能出现或目前尚未认识有这样的菌种。遇此情况首先要确定反应结果是否正确无误,解决方法是可重复做一次或多次,如果多次试验结果一样,应考虑该菌是否为非典型菌株或少见菌株,甚至发现新菌种的可能,可找更先进的系统进行鉴定或送权威实验室进行鉴定。

5. 绝大多数编码只有一个鉴定结果,少数编码会出现 2 个结果或 3 个结果,这时需查找更详细的微生物鉴定手册,仔细分析该细菌的 10 项生化反应结果,看哪个细菌更符合编码中的生化特征,必要时还需要作补充试验才能最后确定鉴定结果。

第四节 苛氧菌的鉴定

【实验目的】

1. 掌握流感嗜血杆菌的形态染色、培养特性和菌落特点。
2. 熟悉流感嗜血杆菌的主要鉴定方法和试验。

【实验器材】

1. 菌种 流感嗜血杆菌、溶血嗜血杆菌、金黄色葡萄球菌。
2. 培养基 巧克力平板、血琼脂平板、脑心琼脂平板、10%兔血清肉汤、兔血肉汤。
3. 试剂 X因子、V因子和X+V因子纸片、流感嗜血杆菌荚膜多糖抗体、流感嗜血杆菌抗血清(a、b、c 、d、 e、 f) 、革兰染色液、1%美蓝水溶液、生理盐水。
4. 其他 酒精灯、火柴、接种针、接种环、载玻片、普通光学显微镜等。

【实验方法】

1. 形态观察 取流感嗜血杆菌涂片、革兰染色、镜检。可见革兰阴性、呈多形性的短小杆菌,无动力、无芽孢,黏液型菌株有荚膜。

2. 菌落观察 将流感嗜血杆菌接种在巧克力平板上,在 5%~7% CO_2(或烛缸)环境中,35℃培养 18~24 小时后形成圆形、微小、透明似露滴样菌落,在羊血琼脂平板上流感嗜血杆菌不能生长。

3. 鉴定试验

(1)“卫星”试验

1)方法一,点种法:挑取流感嗜血杆菌和溶血嗜血杆菌菌落分别密集划线接种于血琼脂平板上,再将金黄色葡萄球菌点种其上(2~3 处)或划一短线,在 5%~7%CO_2(或烛缸)环境中,35℃孵育 18~24 小时后,观察菌落生长情况。若在金黄色葡萄球菌菌落附近嗜血杆菌的菌落较大,远处菌落渐小,甚至无细菌生长,即为“卫星”试验阳性。

2)方法二,纸片法:取流感嗜血杆菌和溶血嗜血杆菌菌落,分别配制成 0.5 麦氏单位浊度的被检菌菌液,涂抹于脑心琼脂平板上(也可直接划种),贴上 X 、V 和 X+V 因子三种纸片,纸片之间的距离要大于 5cm,在含有 5%~7%CO_2的(或烛缸)环境中,35℃孵育 18~24

小时后,如果出现在X因子和V因子纸片周围没有被检菌生长,在X+V因子纸片周围有被检菌生长,而远离X+V因子纸片不生长的现象,此“卫星”试验阳性符合流感嗜血杆菌和溶血嗜血杆菌的特性。嗜血杆菌属中,有的细菌只需要V因子,副流感嗜血杆菌和副嗜沫嗜血杆菌,这些细菌会在V因子纸片周围生长。有的细菌只需要X因子,如杜克嗜血杆菌,这些细菌会在X因子纸片周围生长。同时需要X因子和V因子的细菌有流感嗜血杆菌和溶血嗜血杆菌。因此,纸片法“卫星”试验对嗜血杆菌属中种的鉴定有一定的意义。

(2) X因子和V因子需要试验:取流感嗜血杆菌和溶血嗜血杆菌分别接种于兔血肉汤和10%兔血清肉汤中,在含有5%~7%CO_2的(或烛缸)环境中,35℃孵育18~24小时后,观察生长情况。因流感嗜血杆菌和溶血嗜血杆菌生长需要X因子和V因子,故只能在兔血肉汤中生长,而在兔血清肉汤中不能生长。

(3) 嗜血杆菌的溶血性检测试验:将流感嗜血杆菌和溶血嗜血杆菌同卫星试验的点种法进行操作,在含有5%~7%CO_2的(或烛缸)环境中,35℃孵育18~24小时后进行观察。在观察卫星现象的同时,注意观察在金黄色葡萄球菌的不完全溶血圈内(用透射光观察效果更好)的嗜血杆菌菌落周围,是否有β溶血的现象,如果有β溶血的现象既可证明其溶血素的存在。流感嗜血杆菌阴性,溶血嗜血杆菌阳性。

(4) 荚膜肿胀试验:取数接种环流感嗜血杆菌荚膜多糖抗血清与数接种环菌悬液混匀,加少量美蓝液混合后加盖片,室温10分钟后,用油镜检查,如查到菌体呈蓝色,周围绕有界限明显未染色的膨大空白圈为阳性。此法可直接检查标本中的细菌,做早期诊断。

(5) 生化反应:流感嗜血杆菌分解葡萄糖产酸不产气,不分解蔗糖、乳糖和甘露醇。根据吲哚、触酶、脲酶及鸟氨酸脱羧酶反应的不同结果,可将本菌分为8个生物型。

(6) 血清学鉴定:用已知流感嗜血杆菌(a、b、c 、d、e、f)6个血清型的标准血清与待检菌,做玻片凝集,可将流感嗜血杆菌鉴定到型。

【注意事项】

1. 流感嗜血杆菌抵抗力较弱,干燥时易死亡,所以在采集标本进行流感嗜血杆菌检查时,应保存标本湿润并注意及时送检。

2. 嗜血杆菌分离培养基以巧克力琼脂为好,其中在兔血(或马血)巧克力琼脂上的生长状况好于羊血巧克力琼脂上的生长情况,如兔血来源困难时也可用羊血代替,但需补充一定量的V因子(1.5mg/L的NAD或2%鲜酵母浸液)。

(胡永林)

第七章　革兰阴性球菌的培养和鉴定

革兰阴性球菌主要包括奈瑟菌属和莫拉菌属，本章主要介绍奈瑟菌属的脑膜炎奈瑟菌、淋病奈瑟菌及莫拉菌属的卡他莫拉菌。

【实验目的】

1. 掌握脑膜炎奈瑟菌、淋病奈瑟菌的培养特性、形态染色、生化特征和鉴定鉴别要点。

2. 熟悉卡他莫拉菌的培养特性、形态染色和生化特征。

【实验器材】

1. 菌种　脑膜炎奈瑟菌、淋病奈瑟菌、卡他莫拉菌。

2. 临床标本　脑脊液标本、男性尿道分泌物标本、女性阴道分泌物标本。

3. 培养基　血琼脂平板、巧克力琼脂平板、葡萄糖发酵管、麦芽糖发酵管、蔗糖发酵管、DNA 琼脂平板和硝酸盐培养基。

4. 试剂　革兰染液、氧化酶试剂、硝酸盐还原试剂、1mol/L 盐酸。

5. 其他　酒精灯、接种环、接种针、二氧化碳培养箱。

【实验方法】

1. 接种平板　将脑膜炎奈瑟菌和淋病奈瑟菌采用分区划线法分别接种在血琼脂平板和巧克力琼脂平板上，置于 35～37℃二氧化碳温箱中培养，18～24 小时后观察结果。卡他莫拉菌接种在血琼脂培养基上，置于 35～37℃温箱中培养，18～24 小时后观察结果。

2. 革兰染色

(1) 临床标本直接涂片染色：脑脊液离心沉淀涂片染色，男性尿道分泌物和女性阴道分泌物直接涂片染色。

(2) 挑取平板上的菌落进行革兰染色。

3. 氧化酶试验　奈瑟菌属氧化酶试验阳性。

4. 葡萄糖、麦芽糖和蔗糖发酵试验

(1) 原理：由于不同的细菌含有发酵不同糖类的酶，故分解糖类的能力各不相同，发酵糖类后产酸可使培养基由紫色变为黄色。

(2) 方法：将待检菌分别接种在糖发酵管中，35℃培养 18～24 小时。

5. 硝酸盐还原试验

(1) 原理：卡他莫拉菌具有还原硝酸盐的能力，可将硝酸盐还原为亚硝酸盐、氨或氮气等。亚硝酸盐与醋酸作用生成亚硝酸，亚硝酸与对氨基苯磺酸作用，成为重氮苯磺酸，它可与 α-萘胺结合生成红色的 *N*-α-萘胺偶氮苯碘酸。

(2) 方法：被检菌接种于硝酸盐培养基中，于 35℃培养 1～4 日。将甲液（对氨基苯磺酸和醋酸），乙液（α-奈胺和醋酸）等量混合后（约 0.2ml）加入培养基内，立即观察结果，出现红色为阳性。

6. DNA 酶试验

(1) 原理:某些细菌产生 DNA 酶,可使长链 DNA 水解成寡核苷酸链。因为长链 DNA 可被酸沉淀,寡核苷酸链则溶于酸,所以当在菌落平板上加入酸后,会在菌落周围出现透明环。

(2) 方法:将被检菌点种于上述平板上,于 35℃培养 18~24 小时,然后用 1mol/L 盐酸覆盖平板,观察结果。在菌落周围出现透明环为阳性,无透明环为阴性。

【实验结果】

1. 平板培养基上生长情况　脑膜炎奈瑟菌初次分离需 5%~10%的二氧化碳。在血琼脂平板上形成灰色、光滑、湿润有光泽、透明或半透明菌落,不溶血。在巧克力平板上,形成圆形、凸起、湿润、灰蓝色的露滴状菌落。淋病奈瑟菌初次分离需 5%~10%的二氧化碳。在血琼脂培养基上形成较小、光滑、凸起、无色透明菌落。在巧克力琼脂平板上,形成较小、凸起、无色菌落。卡他莫拉菌在血琼脂平板上形成灰白色或红棕色、光滑、凸起、不溶血菌落。

2. 形态、革兰染色　脑膜炎奈瑟菌为革兰阴性双球菌,肾形、凹面相对。脑脊液直接涂片,可见细菌常位于中性粒细胞内外。淋病奈瑟菌为革兰阴性双球菌,成双、肾形排列。男性尿道分泌物直接涂片染色,可见细菌成双排列,急性期常位于中性粒细胞内,慢性期位于中性粒细胞外。阴道分泌物直接涂片染色,可见细菌成双排列,中性粒细胞较少,见上皮细胞。卡他莫拉菌为革兰阴性双球菌,呈咖啡豆形。

3. 脑膜炎奈瑟菌、淋病奈瑟菌及卡他莫拉菌的主要生化反应结果见表 7-1。

表 7-1　脑膜炎奈瑟菌、淋病奈瑟菌及卡他莫拉菌的主要生化反应结果

菌种	氧化酶	葡萄糖	麦芽糖	蔗糖	硝酸盐还原	DNA 酶
脑膜炎奈瑟菌	+	+	+	-	-	-
淋病奈瑟菌	+	+	-	-	-	-
卡他莫拉菌	+	-	-	-	+	+

【注意事项】

硝酸盐还原试验须在加试剂后立即判断结果,否则因产生颜色迅速褪去而造成判断困难。

(费　樱)

第八章　弧菌属、弯曲菌属和螺杆菌属细菌的培养和鉴定

第一节　弧　菌　属

【实验目的】

1. 掌握弧菌的形态染色特性及培养特性。

2. 熟悉弧菌的生化反应及鉴定试验。

【实验器材】

1. 菌种　霍乱弧菌、副溶血性弧菌。

2. 培养基　碱性琼脂平板、碱性蛋白胨水、四号琼脂或 TCBS 平板、SS 琼脂平板，KIA、MIU 培养基，分别含 1%、7%、10% 的 NaCl 的肉汤培养基，我妻(Wagatsuma)血琼脂培养基。

3. 试剂　氧化酶试剂、吲哚试剂、40% KOH、3% H_2O_2、0.5%去氧胆酸钠水溶液、浓硫酸、生理盐水。

4. 其他　霍乱弧菌、副溶血性弧菌革兰染色形态示教片。

【实验方法】

1. 形态观察　观看霍乱弧菌的形态示教片，其为革兰阴性菌，形态大多呈细小、直、微弯曲、弯曲呈弧形或逗点状，菌体大小为(0.5~0.8)μm×(1.4~2.6)μm，在液体环境孵育可在端极形成一根或多根鞭毛。取患者水样粪便直接涂片染色后，镜下观察可见弧菌呈“鱼群”样排列。

副溶血性弧菌是革兰阴性的多形态杆菌，细菌形态呈弧形、棒状、卵圆形等多种形态，排列不规则，散在或成对。悬滴法观察动力，呈穿梭样运动。

2. 培养特性　霍乱弧菌在 pH 8.8~9.0 的碱性蛋白胨水中生长良好，呈均匀混浊，孵育 6~8 小时后可在液体表面生成菲薄菌膜；在碱性琼脂平板上可形成较大的菌落，其表面光滑或有微细颗粒，呈圆而扁平或稍凸起、无色透明或半透明似水滴或浅蓝灰色。在 TCBS 平板上，能分解蔗糖的菌种其菌落及其周围呈黄色；在四号琼脂平板上孵育 18~24 小时，因还原亚碲酸钾，使菌落中心呈褐色。

副溶血弧菌不发酵蔗糖，在 TCBS 平板上菌落呈绿色，大小为 0.5~2mm。在嗜盐性的选择平板上，菌落较大、圆形、隆起、稍混浊、半透明或不透明、无黏性。

3. 共有的生化特性 霍乱弧菌与副溶血弧菌均为氧化酶阳性，发酵 *D*-葡萄糖和其他碳水化合物，产酸但罕见产气，还原硝酸盐为亚硝酸盐。

4. 霍乱弧菌的鉴定

(1) 生化鉴定：霍乱弧菌在 KIA、MIU 培养基上，35℃孵育 18~24 小时，结果见表 8-1。

表 8-1 霍乱弧菌生化反应

KIA				MIU			其他	
斜面	底层	产气	H_2S	动力	吲哚	脲酶	氧化酶	黏丝试验
K	A	-	-	+	+	-	+	+

(2) 黏丝试验:用 0.5%去氧胆酸钠水溶液和霍乱弧菌的菌落混匀制成浓菌悬液,1 分钟内悬液由混变清,并变得黏稠,用接种环挑取时可形成黏丝,则为阳性。霍乱弧菌的两个生物型(古典型和 EL-Tor 型)均为阳性。

(3) 霍乱红试验

1) 原理:霍乱弧菌含有色氨酸酶,能分解色氨酸产生吲哚,同时也能将硝酸盐还原为亚硝酸盐,亚硝酸盐与吲哚结合生成亚硝基吲哚,滴加浓硫酸后立即出现玫瑰红色,称霍乱红试验阳性。

2) 方法:将待检菌接种于蛋白胨水中,于 35℃孵育 18~24 小时后,加入浓硫酸数滴,观察结果。

3) 结果:呈红色者为阳性。

4) 应用:霍乱弧菌霍乱红试验阳性,但本试验并非霍乱弧菌所特有。凡能产生吲哚并还原硝酸盐为亚硝酸盐的细菌,均可呈现阳性反应,故特异性不强。

(4) 霍乱弧菌的分型试验

1) 血清学试验(玻片凝集试验):取洁净载玻片一张,用记号笔划分为左右两区,左边滴加抗霍乱多价免疫血清一滴,右边加生理盐水一滴,作为对照。将接种环在酒精灯火焰上烧灼灭菌,冷却后取待测霍乱弧菌菌落少许,加于右侧生理盐水中混匀;再取霍乱弧菌加于左侧霍乱多价免疫血清中,混匀,2~3 分钟后,观察结果,试验侧出现凝集,对照侧不出现凝集为阳性,两侧均不出现凝集为阴性。

2) 噬菌体分型试验:用灭菌接种环取待检菌 2 小时肉汤培养物适量,分别涂布于两个普通琼脂平板上,待干后,一个平板滴加 5 个分型的噬菌体(VP_1~VP_5)原液(10^9/ml),另一个滴加 5 个分型噬菌体(VP_1~VP_5)稀释液(10^6/ml),待干后,培养 5 小时观察初步结果,20 小时后记录最后结果。其中全裂解、大部分裂解、不透明裂解及弱裂解不同量的噬菌斑的均为阳性,可疑和不裂解者为阴性。

第Ⅳ组霍乱弧菌噬菌体稀释液(10^6/ml)一般仅裂解古典型,而不裂解 EL-Tor 型,原液(10^9/ml)两种型均能裂解。

3) 溶血试验:取待检菌 24 小时肉汤培养物 1ml,加入 1%绵羊红细胞盐水悬液混匀,置 37℃水浴锅孵育 2 小时,初步观察有无溶血现象,再放冰箱过夜,观察记录最后结果,如有 50%红细胞被溶解的为溶血试验阳性。EL-Tor 型大多数溶血试验阳性,古典型溶血试验阴性。

5. 副溶血弧菌的鉴定

(1) 生化鉴定:副溶血性弧菌在 KIA、MIU 培养基上的培养结果见 8-2。

表 8-2 副溶血性弧菌生化反应

KIA				MIU		
斜面	底层	产气	H_2S	动力	吲哚	脲酶
K	A	-	-	+	+	-

（2）嗜盐试验：将副溶血性弧菌分别接种于含 0、1%、7%、10%的 NaCl 肉汤培养基中，35℃孵育 8～24 小时，观察结果生长情况，副溶血性弧菌在含 1%和 7%的 NaCl 肉汤中生长，在无盐肉汤和 10%的 NaCl 肉汤中不生长。

（3）神奈川（Kanagawa）现象试验：用接种环刮取少量新鲜斜面培养物，接种于我妻（Wagatsuma）血琼脂平板中央，并用接种环涂成直径约 1cm 的圆圈，于 35℃孵育 18～24 小时后，观察结果。在涂菌周围有溶血环者，为神奈川（Kanagawa）现象阳性。

【注意事项】

1. 疑为副溶血性弧菌食物中毒时，首先考虑采集病人的粪便，其次为可疑食物。副溶血性弧菌对酸敏感，因此一般不宜采集患者呕吐物做该菌检验。

2. 神奈川（Kanagawa）现象试验，每个平板只能接种一种菌株，并且要烘干平板表面，以防止细菌蔓延生长。

第二节 空肠弯曲菌

【实验目的】

1. 掌握空肠弯曲菌的形态染色特性及培养特性。

2. 熟悉空肠弯曲菌的生化反应及鉴定试验。

【实验器材】

1. 菌种 空肠弯曲菌空肠亚种。

2. 培养基 改良 Campy-BAP 琼脂培养基、甘氨酸培养基、快速尿素酶培养基、含 3.5% NaCl 的肉汤。

3. 试剂 3%过氧化氢、氧化酶试剂、茚三酮试剂。

4. 其他 乙酸吲哚酚纸条。

【实验方法】

1. 形态观察 弯曲菌为革兰阴性的细小杆菌，镜下观察菌体呈“S”形或呈螺状。具有单个或双极鞭毛，悬滴法观察动力，运动快速，呈投镖样的螺旋运动。

2. 培养特性 空肠弯曲菌接种于改良 Campy-BAP 琼脂培养基，5%O_2、85%N_2、10%CO_2 气体环境，37℃孵育 24～48 小时，可观察到两种菌落形态：一种为扁平、灰白或蓝灰色、边缘不整齐、并有沿接种线蔓延生长倾向；另一种呈圆形、凸起、湿润、周围有黏液样外观、直径达 1～2mm、不溶血。空肠弯曲菌培养后，除出现上述两种形态外，偶尔也会出现棕黄色或粉红色菌落。

3. 生化反应

（1）挑取菌落做氧化酶、触酶试验，醋酸吲哚酚纸条，并接种于 KIA 及含 1%甘氨酸和 3.5 % NaCl 培养基上，37℃孵育 48 小时，观察 H_2S 的产生及生长情况，同时分别于 25℃与 42℃环境作生长试验，各生化反应结果见表 8-3。试验结果显示，弯曲菌属细菌氧化酶、触酶试验均为阳性，生化反应不活跃，既不氧化也不发酵糖类。

（2）马尿酸钠水解试验：取 1%马尿酸钠水溶液 4ml，挑取菌落，配制成 10^8CFU/ml 的细菌悬液，于微需氧条件下，35℃反应 2 小时，离心后取上清液，加入茚三酮试剂 0.1ml，呈紫色为阳性，无色或浅蓝色为阴性。

表 8-3　空肠弯曲菌空肠亚种生化反应

氧化酶	触酶	H_2S 产生		生长试验			
		KIA	醋酸吲哚酚试条	10g/L 甘氨酸	35g/L NaCl	25℃生长	42℃生长
+	+	−	+	+	−	−	+

(3) 醋酸钠吲哚酚水解试验：将待检菌涂布于试条上，加蒸馏水一滴，浸湿试条，5~10分钟观察结果。试条变成深蓝色为阳性，浅蓝或浅绿色为弱阳性。每次试验都应设有质控，阳性质控菌株为空肠弯曲菌；阴性质控菌株为胎儿弯曲菌。

【注意事项】

1. 用于分离弯曲菌的标本应立即接种，避免暴露于空气、热或干燥环境中，若无法立即接种应放在冰箱或保存于运送培养基中。

2. 弯曲菌在4%~8%氧气和5%~10% CO_2环境中生长最好，其生长最适温度与弯曲菌种有关，胎儿弯曲菌在25~37℃均能生长，但在43℃不生长；空肠弯曲菌则在25℃不生长，而在37℃和43℃能生长。

第三节　幽门螺杆菌

【实验目的】

1. 掌握幽门螺杆菌（HP）的形态染色特性及培养特性。

2. 熟悉幽门螺杆菌的快速生化鉴定试验。

【实验器材】

1. 菌种　幽门螺杆菌。

2. 培养基　Skirrow 血琼脂平板、硝酸盐琼脂斜面、KIA 培养基、尿素肉汤或琼脂、快速脲酶培养基、1%甘氨酸与 3.5% NaCl 培养基。

3. 试剂　3%过氧化氢、氧化酶试剂、脲酶试剂、胶囊纱球。

4. 其他　乙酸吲哚酚纸条。

【实验方法】

1. 形态观察　幽门螺杆菌为革兰阴性杆菌，镜下呈螺旋状、弯曲、无芽孢，菌体细长，大小为（0.3~1.0）μm×（1.5~10）μm，陈旧培养物或长时间暴露在空气中，菌体呈圆球形，一端多根带鞘套鞭毛，能运动。

2. 培养特性　将幽门螺杆菌接种于 Skirrow 血琼脂平板，于 37 ℃、5%~10% O_2、5%~12% CO_2和 5%~10% H_2环境中（保持空气潮湿）培养 3~4 日，可形成 0.5~1mm 大小，无色或灰色、透明或半透明、边缘整齐凸起，有轻度 β 溶血的菌落。

3. 生化反应

(1) 挑取菌落作氧化酶试验、触酶试验，乙酸吲哚酚试条，并接种于 KIA、硝酸盐和尿素培养基；同时接种于 1%甘氨酸与 3.5% NaCl 培养基，并于 25℃和 42℃培养作生长试验。各生化反应管均于 37℃孵育 3~4 日，结果见表 8-4。试验结果显示，幽门螺杆菌氧化酶、触酶试验均阳性，脲酶试验强阳性，不分解任何糖类，H_2S、马尿酸钠和硝酸盐还原试验均为阴性，醋酸吲哚酚水解试验阴性，25℃和 42℃时均不生长。

表 8-4　幽门螺杆菌生化反应

氧化酶	触酶	脲酶	H_2S 产生（KIA）	生长试验			
				10g/L 甘氨酸	35g/L NaCl	25℃	42℃
+	+	+	−	−	−	−	−

（2）尿酶试验：取待检菌一满环接种于尿素肉汤或尿素琼脂表面，于 35℃孵育 18～24 小时。水解尿素者，培养基呈现红色反应；未水解尿素者培养基为黄色。幽门螺杆菌脲酶试验为强阳性。

（3）快速脲酶试验：取微量反应板一块，每空加入脲酶试剂 50μl，将胃活检标本或从胃中拉出的纱球或幽门螺杆菌菌落加入孔内，用透明胶带将孔口封闭，于 37℃孵育，观察试剂颜色变化时间，24 小时内若由正常的淡黄色变为粉红色，即为阳性，表示有幽门螺杆菌感染；若无变化则为阴性。幽门螺杆菌能迅速水解尿素，可于 1～2 小时出现红色反应。

【注意事项】

1. 分离幽门螺杆菌通常用纤维胃镜采集十二指肠球部、胃窦部和胃小弯处等多个部位的活检标本。每处采集两份，一份立即用磷酸盐甲醛液固定，送病理室作病理学检查，另一份作临床细菌学检验及快速诊断法检验。标本应立即送检，如不能立即送检应放置 4℃冰箱内保存，如此也务必要在 4 小时内进行检验。

2. 幽门螺杆菌革兰染色时着色很浅，需延长染色时间。

（贾　伟　赵　梅）

第九章　需氧革兰阳性杆菌细菌的培养和鉴定

第一节　棒状杆菌属

【实验目的】

1. 掌握白喉棒状杆菌形态染色特性及培养特性。

2. 熟悉白喉棒状杆菌鉴定试验和测定白喉毒素常用方法。

3. 了解白喉棒状杆菌与类白喉棒状杆菌的鉴别试验。

【实验器材】

1. 菌种　白喉棒状杆菌、类白喉棒状杆菌。

2. 培养基　吕氏血清斜面、尿素和卵黄双糖琼脂斜面、血琼脂平板、Eleck 平板及葡萄糖、麦芽糖、蔗糖、明胶、尿素、硝酸盐培养基等。

3. 试剂　革兰染液、Albert 染色液、Neisser 染色液、亚甲蓝染色液、白喉抗毒素（DAT）。

4. 其他　1ml 注射器、剃刀、豚鼠或家兔。

【实验方法】

1. 形态观察

（1）革兰染色：取白喉棒状杆菌、类白喉棒状杆菌或模拟白喉咽拭子，涂片、固定、革兰染色。典型的白喉棒状杆菌革兰染色阳性，着色不均匀，菌体细长微弯曲，一端或两端膨大呈棒状，菌体常以锐角角度成簇状聚集而呈 X、Y、W、N、M 等字母形或呈栅栏状排列，不产生芽孢，无荚膜。

（2）Albert 染色法：用咽拭子标本或取吕氏血清斜面培养物涂片，干燥，固定，滴加甲液染 5 分钟后水洗，再用乙液染 1 分钟后水洗，待干后镜检，可见菌体呈草绿色，异染颗粒呈紫褐色。

（3）Neisser 染色法：将已固定的细菌涂片滴加 Neisser 染色液甲液染 1～3 分钟后水洗，再用乙液染 1 分钟后水洗，待干后镜检，菌体呈黄褐色，异染颗粒呈蓝黑色。亚甲蓝染色菌体呈淡蓝色，异染颗粒呈蓝紫色。

2. 培养特性　本菌营养要求高，在麦康凯平板上不生长。将白喉棒状杆菌分别接种于亚碲酸钾血琼脂平板、血平板、吕氏血清斜面或凝固鸡蛋清斜面，35℃孵育 18～24 小时，观察生长情况，在亚碲酸钾血琼脂平板上长出黑色或灰黑色菌落；在血平板上长出白色不透明菌落，轻型菌株的菌落有狭窄溶血环，重型和中间型无溶血现象；在吕氏血清斜面或凝固鸡蛋清斜面上长出细小灰白色、有光泽的圆形菌落或形成菌苔。在液体培养基中生长，表面形成菌膜，同时有颗粒沉淀。

3. 生化反应　将白喉棒状杆菌和其他棒状杆菌分别接种于血清糖发酵管（葡萄糖、麦芽糖、蔗糖），明胶、尿素、硝酸盐培养基，尿素卵黄双糖琼脂斜面，35℃孵育 18～24 小时，观察结果(表 9-1,表 9-2)。若呈阴性反应则延长到 72 小时观察结果。

表 9-1 白喉棒状杆菌和其他常见棒状杆菌的生化反应

	触酶	硝酸盐还原	葡萄糖	麦芽糖	蔗糖	明胶液化	脲酶
白喉棒状杆菌	+	+	+	+	-	-	-
假白喉棒状杆菌	+	+	-	-	-	-	+
干燥棒状杆菌	+	+	+	+	+	-	-
溃疡棒状杆菌	+	-	+	+	-	+(25℃)	+

表 9-2 尿素卵黄双糖琼脂斜面上不同棒状杆菌的鉴别

	底层(葡萄糖)	斜面(蔗糖)
白喉棒状杆菌	黄色	不变色
假白喉棒状杆菌	红色	红色
干燥棒状杆菌	黄色	黄色
溃疡棒状杆菌	红色	红色

4. Eleck 平板毒力试验

(1) 试验原理:白喉杆菌的有毒株可产生白喉外毒素,与白喉毒素在琼脂中扩散,在一定部位相遇发生特异性结合,形成肉眼可见的沉淀反应。

(2) 试验方法

1) 将 Eleck 琼脂加热融化,冷却至 50~55℃时,加入 2ml 无菌小牛血清或兔血清(经 60℃ 30 分钟灭活),混匀后倾注无菌平皿中。

2) 待琼脂尚未完全凝固,将已浸有 1000U/ml 白喉抗毒素的无菌滤纸条(60mm×10mm)置于平板中央,并将平板放置孵育箱烘干表面水分。

3) 将待检菌从滤纸条边缘垂直划线接种至平皿壁,划线宽为 6~7mm,同时平行于待检菌两侧划线接种标准毒菌株,做阳性对照,纸条两侧可分别接种 3~4 个菌株,各菌株间相距 10mm。将平板置 35℃孵育 24 小时、48 小时及 72 小时,观察结果。

(3) 试验结果:经 35℃孵育 24~48 小时后,若菌苔两侧出现斜向外侧延伸的乳白色沉淀线,并与邻近的标准产毒株产生的沉淀线相吻合,则为产毒株;培养 72 小时,不出现沉淀线的则为无毒株(图 9-1)。

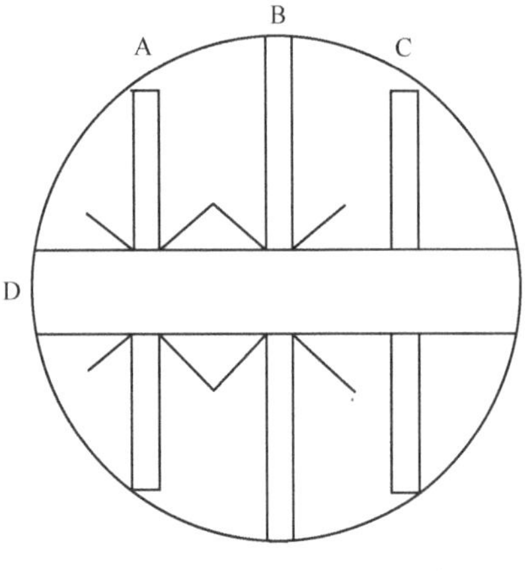

图 9-1 琼脂平板毒力试验示意图
A. 标准产毒株;B. 待测菌(阳性);C. 待测菌(阴性);D. 白喉抗毒素

5. 动物体内毒力试验

(1) 试验原理:白喉外毒素可使敏感动物组织细胞损伤以致死亡,若动物体内含有一定量的抗毒素,则可中和外毒素,不出现局部组织的病变,从而使动物免于死亡。通常采用豚鼠或家兔进行试验。

(2) 试验方法:取待检菌 48 小时肉汤培养液 0.2ml 注射于试验动物(豚鼠或家兔)去毛的一侧腹壁皮内,5 小时后注射 500U 白喉抗毒素血清(豚鼠作腹腔注射，家兔作耳静脉注射），30 分钟后再次注射同样的肉汤培养液于动物去毛的另一侧腹壁皮内作为对照。

（3）试验结果：试验 24~72 小时后，若注射抗毒素前接种培养液的部位发生红肿与坏死，而对照部位不发生任何变化，则说明待测菌产生白喉外毒素。

该试验方法优点是试验动物不死亡，用一只动物可同时检测多个菌株。通常被用于琼脂平板毒力试验结果可疑者。

6. 对流电泳毒力测定 将配制好的琼脂平板打孔，一孔加待检菌培养液，另一孔加白喉抗毒素，电泳 30 分钟后，若两孔之间出现白色沉淀线，则为阳性，表明待检菌产生白喉外毒素。此法简便快捷，比琼脂平板毒力试验敏感 10~100 倍，适用于大批量标本的检测。

【注意事项】

1. 为保持白喉棒状杆菌毒力，细菌培养物在室温放置时间不得超过 2 小时，在 4℃ 放置时间不得超过 4 小时。试验过程需设有对照，除用新分离菌株外，需同时有标准菌株作对照。

2. 糖分解试验中所有生化反应所用培养基均需使用安氏指示剂（Andrade），方可观察到满意结果，同时每支糖发酵管中需加无菌兔血清 1~2 滴。

3. 明胶液化试验观察结果时将明胶培养基于 35℃ 孵育箱移至 4℃ 冰箱，5~10 分钟再观察结果，液化的明胶不再凝固为阳性。

第二节　需氧芽孢杆菌属

一、炭疽芽孢杆菌

【实验目的】

1. 掌握炭疽芽孢杆菌形态染色特性及培养特性。
2. 熟悉炭疽芽孢杆菌常用生化反应。

【实验器材】

1. 菌种　炭疽芽孢杆菌。

2. 培养基　普通琼脂平板、血琼脂平板、0.7% $NaHCO_2$ 营养琼脂平板（重碳酸盐平板）和 10%马血琼脂平板、含 0.05~0.1U/ml、5U/ml、10U/ml 和 100U/ml 的青霉素琼脂平板、各种生化反应培养基。

3. 试剂　U/片青霉素纸片、AP631 炭疽芽孢杆菌噬菌体、炭疽荚膜抗血清、抗炭疽荚膜荧光抗体。

4. 动物　小鼠、豚鼠、家兔。

【实验方法】

1. 形态观察　炭疽芽孢杆菌为革兰阳性杆菌，菌体较大，两端平截。在动物或人体标本中，菌细胞常单个或呈链状排列，有明显的荚膜，经培养后形如竹节状。在有氧及温度适宜（20~35℃）的环境中，易形成椭圆形芽孢，位于菌体中央，折光性强，在陈旧培养物中可见游离的芽孢；有毒株可形成荚膜，无鞭毛。

2. 培养特性　炭疽芽孢杆菌营养要求不高，需氧或兼性厌氧，最适生长温度为 30~35℃。

（1）在普通琼脂平板上接种，35℃孵育 18～24 小时，形成直径 2～4mm、灰白色、扁平、干燥，粗糙、无光泽、不透明、边缘不整齐的菌落，在低倍镜下可见菌落边缘呈卷发状，接种针挑取，能拉起细丝。

（2）在液体肉汤培养基中接种，35℃孵育 5～12 小时，生长卷绕成团，菌呈絮状沉淀物，液体澄清无菌膜。

（3）在血琼脂平板上菌落较大，呈灰白色、扁平、边缘不整齐，35℃孵育 12～15 小时，不溶血，继续培养至 18～24 小时后可有轻微溶血。

（4）将待检菌接种于 $NaHCO_2$ 血琼脂平板，置 5% CO_2 环境中，35℃孵育 18～24 小时。有毒株形成荚膜，呈圆形凸起、有光泽的黏液型菌落，并以接种针挑取菌落可出现拉丝现象；无毒株不形成荚膜，呈粗糙型菌落。

3. 生化反应　将炭疽芽孢杆菌接种于葡萄糖、果糖、麦芽糖、蕈糖、硝酸盐、葡萄糖蛋白胨水、尿素、明胶、枸橼酸盐等培养基，35℃孵育 18～24 小时，观察结果。可见炭疽芽孢杆菌分解葡萄糖、麦芽糖、果糖、蕈糖仅产酸不产气，触酶阳性，75%～84%菌株明胶水解阳性，能还原硝酸盐，V-P 试验和脲酶阴性，不利用枸橼酸盐。

4. Ascoli 热沉淀反应

（1）试验原理：由于耐热，此抗原在病畜皮毛或腐败脏器中虽经长时间煮沸仍可与相应抗体发生沉淀反应，即用已知炭疽芽孢杆菌免疫血清来检测标本中有无相应的抗原。

（2）试验方法

1）取死亡病畜的腐败皮毛、脏器肉食及其制品，剪碎加入 5～10 倍生理盐水浸泡 2～3 小时，再煮沸 5～10 分钟，用滤纸过滤，此滤液即为沉淀原。

2）取 3 支沉淀管，吸取炭疽沉淀血清 0.5ml 加入第 1、2 管中，第 3 管加正常兔血清对照。

3）取上述沉淀原，沿管壁轻轻加入第 1、3 管中，勿振摇；吸取正常组织或皮毛滤液加入第 2 管中作为正常抗原对照。

（3）试验结果：如第 1 管界面出现白色沉淀环，即为阳性。

5. 动物试验　取纯培养物接种于肉汤培养液，35℃孵育 18～24 小时，吸取 0.1ml 培养液接种于小鼠皮下，小鼠会在 72～96 小时发病并死亡。解剖小鼠，可见接种部位呈胶胨样水肿，肝、脾大，出血，血液呈黑色且不凝固。取心血、肝、脾涂片染色镜检及分离培养，可观察到典型的炭疽芽孢杆菌。经小鼠接种后分离培养的阳性率可高于直接分离培养。接种动物，确定其对动物的致病性及其特征，可作为鉴定炭疽芽孢杆菌的重要依据，如将肉汤培养物 0.2ml 接种于豚鼠或家兔皮下，该动物于 48～72 小时发病死亡，也可见类似小鼠的病变。蜡样芽孢杆菌对豚鼠或家兔无致病力。

6. 重要鉴定试验

（1）噬菌体裂解试验：取一滴待检菌 35℃孵育 4～6 小时的肉汤培养物，涂布接种于营养琼脂平板，待干后，将 AP631 炭疽芽孢杆菌噬菌体滴于平板中央并划一直线，干后置 35℃孵育 18 小时，出现噬菌斑或噬菌带者为阳性。每份标本应作 2～3 个同样的试验，同时滴种肉汤液作阴性对照。

（2）串珠试验：炭疽芽孢杆菌在含 0.05～0.5U/ml 青霉素的培养基中，由于细胞壁受到损害，可发生形态变异，形成大而均匀的圆球，生长呈串珠链状，而其他芽孢杆菌无此现象。

1）肉汤法：将待检菌新鲜琼脂斜面培养物分别接种于 3 支已装有 2ml 肉汤培养基的试

管中，置35℃孵育6小时后，取其中二管分别加入10U/ml的青霉素0.2ml和0.1ml；另一管加无菌生理盐水0.2ml作为对照。置35℃水浴1小时，取出，每管加20%甲醛0.2ml（最终浓度约为2%，可固定串珠状态），轻轻振荡，置室温10分钟后用接种环挑取少许培养物于载玻片上，加盖玻片用高倍镜观察，找到串珠状链者为阳性。也可将此培养物3000r/min离心10分钟，弃去上清，于沉淀物中加亚甲蓝染液一滴，轻轻摇匀，5分钟后制成涂片镜检，更易找到串珠。

2）琼脂薄片法：将含0.05~0.1U/ml青霉素的普通营养琼脂倾注于灭菌平皿中厚约3mm，待琼脂凝固后切成边长1.5cm的方块移于载玻片上，用接种环滴加待检菌35℃孵育4小时的肉汤培养物，置35℃孵育1~3小时，取出加盖玻片直接在高倍镜下观察，同时用不含青霉素的琼脂片培养物做对照，可见炭疽芽孢杆菌形态发生明显变化，形成大而均匀成串的圆球状菌体，为串珠试验阳性，对照为链状排列的杆菌。

（3）青霉素抑制试验：将待检菌分别接种于含5、10、100U/ml青霉素的琼脂平板，35℃孵育18~24小时。炭疽芽孢杆菌能在5U/ml的青霉素琼脂平板上生长，在含10U/ml、100U/ml的青霉素琼脂平板上生长受抑制不能生长。因其他细菌也有被抑制的，此试验仅有否定意义。

（4）串珠和青霉素抑制联合试验：此法可简化手续，缩短检验时间，节省器材。取待检菌新鲜肉汤培养物0.1ml，用灭菌L形玻璃棒涂布接种于预温的家兔血清琼脂平板的一半，另一半用同样方法接种蜡样芽孢杆菌新鲜肉汤培养物0.1ml，待干后分别粘贴含青霉素1U/片纸片，35℃孵育2小时左右，打开平皿置低倍镜下观察，可见青霉素纸片周围有一无菌生长的抑菌圈，其抑菌圈边缘由于青霉素浓度低，炭疽芽孢杆菌只发生形态变化，因细胞壁受损而菌体膨大形成串珠状。观察完毕继续置35℃孵育8~12小时，测量抑菌圈直径。炭疽芽孢杆菌出现明显抑菌圈、串珠试验阳性，蜡样芽孢杆菌无此反应。

（5）荚膜肿胀试验：取洁净载玻片一张，用记号笔划分为左右两区，两侧各加待检菌1~2接种环，一侧为试验侧，另一侧为对照侧，于试验侧加高效价炭疽荚膜血清1~2接种环，对照侧加正常兔血清1~2接种环，混匀；再于两侧各加1%亚甲蓝染色液1接种环，混匀；分别加盖玻片，置湿盒中室温放置5~10分钟后镜检；试验侧找到链状排列的蓝色粗大杆菌，周围有无色的、宽厚、边界清晰的荚膜，而对照侧则看不到肿胀的荚膜，因而判断为荚膜肿胀试验阳性。

（6）荚膜荧光抗体检测：在固定好的标本涂片或组织印片上，滴加抗炭疽荚膜荧光抗体，置于湿盒中35℃染色30分钟，弃去多余的荧光抗体，用pH 8.0的缓冲液浸洗10分钟，再用蒸馏水冲洗，待干后用荧光显微镜观察，先找到链状排列的粗大杆菌周围有发荧光的荚膜者，即为阳性。

【注意事项】

炭疽芽孢杆菌有芽孢，抵抗力强，能经多种途径感染人类，引起人类的炭疽病，属烈性传染病。炭疽芽孢杆菌危险度分级为2类菌种，安全事项按P_3实验室等级要求进行。应注意：①必须按烈性传染病检验守则进行操作。②检验须在专用实验室或指定区域进行。③操作台应铺来苏水湿布，操作完毕后收起湿布置来苏水中浸泡。动物尸体、病变组织和脏器必须火化或高压蒸汽灭菌，禁止掩埋，以防污染环境。④涂片染色过程用水冲洗时应冲入专门容器，经高压蒸汽灭菌后再倾倒。⑤从事炭疽芽孢杆菌检验的人员应定期接种炭疽疫苗。

二、蜡样芽孢杆菌

【实验目的】

1. 掌握蜡样芽孢杆菌形态染特点及培养特性。

2. 掌握蜡样芽孢杆菌常用生化反应及活菌计数方法。

3. 了解蜡样芽孢杆菌肠毒素测定方法。

【实验器材】

1. 菌种　蜡样芽孢杆菌、枯草芽孢杆菌。

2. 培养基　营养琼脂平板,血琼脂平板,卵黄琼脂平板,葡萄糖、麦芽糖、糊精、蔗糖、水杨苷、乳糖、甘露醇、木糖等糖发酵管,蛋白胨水,葡萄糖蛋白胨水,枸橼酸盐培养基,乙酸铅琼脂,明胶培养基。

3. 试剂　吲哚试剂、V-P 试剂、鞭毛染色液、3%过氧化氢。

【实验方法】

1. 形态观察　将待检标本或蜡样芽孢杆菌纯培养物涂片,革兰染色为阳性。菌体较大,两端稍钝圆,单个或链状排列,芽孢椭圆形,位于菌体中央或次极端,不使菌体膨胀。鞭毛染色可见有周鞭毛,无荚膜。

2. 菌落观察　蜡样芽孢杆菌接种于营养琼脂平板、血琼脂平板和卵黄琼脂平板,35℃孵育 18~24 小时。在营养琼脂平板上形成较大菌落(直径 4~6mm),灰白色、不透明,圆形凸起,边缘常呈扩展状,迎光看呈白蜡状;血琼脂平板上菌落呈浅灰色似毛玻璃状外观,菌落周围形成草绿色或 β 溶血环;在卵黄琼脂平板上由于产生卵磷脂酶分解培养基中的卵磷脂,菌落周围形成乳白色混浊环。

3. 生化反应　将蜡样芽孢杆菌分别接种于葡萄糖、麦芽糖、蔗糖、水杨苷、乳糖、甘露醇、木糖等糖发酵管和葡萄糖蛋白胨水、枸橼酸盐培养基、醋酸铅琼脂、明胶培养基,35℃孵育 18~24 小时,观察结果。该菌触酶、卵磷脂酶和 DNA 酶均为阳性,能分解葡萄糖、麦芽糖、蔗糖、水杨苷产酸不产气,液化明胶,利用枸橼酸盐,V-P 试验阳性,不分解乳糖、木糖、甘露醇,H_2S 阴性,不产生吲哚。

4. 乳光反应

(1) 原理:蜡样芽孢杆菌能产生卵磷脂酶,在 Ca^{2+} 存在时,能迅速分解培养基中卵磷脂,生成甘油酯和水溶性磷脂酰胆碱,故在菌落周围出现乳白色混浊环,称乳光反应或卵黄反应。

(2) 方法:用接种针挑取可疑菌落点种在 10%卵黄琼脂平板上,35℃孵育 3 小时即可观察结果。

(3) 结果:孵育 3 小时虽无菌落生长,但在点种出可出现乳白色混浊环,6 小时后混浊环直径可扩大至 5~6mm。用于测定细菌能否产生卵磷脂酶,也可以此做活菌计数。

5. 活菌计数　将可疑食物用生理盐水稀释成 $10^{-3}\sim10^{-1}$。

(1) 乳光反应计数法:取各稀释度的悬液 0.1ml 分别接种于卵黄琼脂平板上,用 L 形玻璃棒涂布均匀,置 35℃孵育 6 小时,观察结果,本菌在此平板上产生乳光反应,易于识别和计数。

(2) 倾注平板计数法:方法及结果记录见第二章。

一般认为每毫升或每克食物中蜡样芽孢杆菌的活菌数大于 10^5 时,即有发生食物中毒的可能。

第三节　产单核李斯特菌

【实验目的】

1. 熟悉产单核李斯特菌形态染色特点及培养特性。
2. 了解产单核李斯特菌的主要生化反应和兔眼结膜毒力试验。

【实验材料】

1. 菌种　产单核李斯特菌。
2. 培养基　血琼脂平板、营养琼脂平板、萘啶酸琼脂平板、亚碲酸钾血琼脂平板、生化反应培养基。
3. 动物　幼兔。

【实验方法】

1. 形态观察　该菌无芽孢,不分枝、规则、短小,革兰染色阳性杆菌,单个或短链状排列,陈旧培养物或粗糙形菌落呈长丝状。

2. 菌落观察　本菌兼性厌氧,将产单核李斯特接种营养琼脂平板、血琼脂平板和亚碲酸钾血琼脂平板,35℃孵育 18~24 小时,菌落细小呈露滴状,透明光滑,侧光微显蓝绿色,35℃孵育数日可形成直径 2mm 的灰暗菌落。在血琼脂平板上,菌落有狭窄的 β 溶血环,此特征可与其他革兰阳性小短杆菌相鉴别。在亚碲酸钾血琼脂平板上可形成黑色菌落。接种在萘啶酸琼脂平板上,经 35℃孵育数日,可见直径 0.2~0.8mm、边缘整齐、表面细密湿润的蓝色圆形菌落。

3. 生化反应　本菌触酶阳性,氧化酶阴性,分解葡萄糖、鼠李糖、水杨苷,不分解蔗糖、木糖、甘露醇,水解马尿酸盐、七叶苷,脲酶阴性,不产生吲哚,不还原硝酸盐。

4. 动力试验　本菌周身鞭毛,但稀少,仅 1~5 根。取含 0.01%葡萄糖的半固体培养基两支,穿刺接种待检培养物,一支置 25℃孵育,另一支置 35℃孵育,观察 2~5 天,结果 25℃有动力,其特征是在培养基表面下方的 2~5mm 处有伞形物生长,35℃无动力。

5. 兔眼结膜毒力试验　将产单核李斯特菌 35℃孵育 18 小时肉汤培养物滴入幼兔眼结膜,24~36 小时引起化脓性角膜结膜炎。若角膜混浊,结膜水肿且有渗出物,即为阳性,取渗出物涂片和培养均可查到此菌。

（贾　伟　赵　梅）

第十章　分枝杆菌属、放线菌属和诺卡菌属细菌的培养和鉴定

第一节　结核分枝杆菌

【实验目的】

1. 掌握结核分枝杆菌形态染色特点、培养特性及常用鉴定方法。

2. 熟悉非结核分枝杆菌鉴定的常用试验。

【实验器材】

1. 菌种　结核分枝杆菌，卡介苗（BCG），非结核分枝杆菌（堪萨斯分枝杆菌、耻垢分枝杆菌）

2. 培养基　改良罗氏（Lowenstein-Jensen）培养基。

3. 试剂　抗酸染色液，金胺“O”染色液，4% NaOH 溶液，2% H_2SO_4溶液，10% Tween-80 水溶液，30% H_2O_2溶液，0.3%苯扎溴铵液。

4. 其他　肺结核患者痰标本，普通显微镜，荧光显微镜，香柏油，酒精灯，水浴箱等。

【实验方法】

1. 形态观察

（1）涂片：用接种环挑取约 0.01ml 脓性或呈干酪样部分痰液，制成 10mm×20mm 大小的均匀薄涂片，或取上述标本约 0.1ml，制成 10mm×20mm 大小的厚膜涂片。自然干燥，火焰固定后，进行抗酸染色和金胺“O”染色。

（2）染色

1）抗酸染色法

A. 初染：涂片经火焰固定后，滴加石炭酸复红溶液于涂片上，加热至蒸汽出现，染色 5 分钟。

B. 脱色：将水分滴干，用 3%盐酸乙醇溶液脱色，脱色至背景无色。

C. 复染：用吕氏美蓝复染 1 分钟，水洗、自然干燥后镜检。

2）金胺“O”荧光染色法

A. 荧光染色：涂片经火焰固定后，滴加荧光染液金胺“O”，染色 10~15 分钟，水洗。

B. 脱色：用 0.5%盐酸乙醇溶液脱色 3~5 分钟，脱色至背景无色。

C. 复染：用对比染液 0.5%高锰酸钾复染 2 分钟，水洗、待干，用荧光显微镜高倍镜检查。

（3）结果

1）抗酸染色法：油镜观察涂片，在浅蓝色背景下可见染成红色细长或略带弯曲的杆菌，并有分枝生长趋向，此为抗酸染色阳性菌。其他细菌和细胞染成蓝色。直接涂片标本中常见菌体单独存在，偶见团聚成堆者。若在痰、脑脊液或胸、腹水中找到抗酸菌，其诊断意义

较大。镜下(目镜10×,油镜100×)所见结果按表10-1所列标准报告。

2) 荧光染色法:高倍镜观察涂片,在暗视野背景下抗酸菌呈黄绿色或橙黄色荧光,荧光染色后涂片应在24小时内检查。镜下所见结果按表10-2所列标准报告。

表10-1　抗酸染色结果判断与报告

报告	抗酸染色1000(倍)
-	至少300个视野未发现抗酸菌
±	1~2条/300视野
+	1~9条/100视野
++	1~9条/10视野
+++	1~9条/视野
++++	>9条/视野

表10-2　荧光染色结果判断与报告

报告	抗酸染色1000(倍)
-	至少30个视野未发现抗酸菌
±	1~2条/70视野
+	2~18条/50视野
++	4~36条/10视野
+++	4~36条/视野
++++	>36条/视野

2. 分离培养

(1) 标本处理法

1) 酸处理法:取痰标本1~2ml于无菌试管中,加2% H_2SO_4溶液2~4倍量混匀后室温处理30分钟,在此期间震荡痰液2~3次,使痰液化,待接种。

2) 碱处理法:取痰标本1~2ml于无菌试管中,加4% NaOH溶液2~4倍量后置37℃孵箱内放置30分钟,期间震荡痰液2~3次,使痰液化,待接种。

3) 胰酶-苯扎溴铵法:痰标本加入等量1g/L胰酶液震荡消化数分钟,再加入等量0.3%苯扎溴铵溶液混匀,放置5分钟后,待接种。

(2) 接种与培养:取消化后的痰液0.1ml均匀接种于L-J培养基斜面上,每份标本接种2支培养基,将试管15°角斜置。37℃孵箱培养1周后,将培养管直立于试管架上,继续培养至第8周。本菌为专性需氧菌,初次分离培养需要5%~10%CO_2刺激其生长。

(3) 菌落观察与结果报告:结核分枝杆菌在L-J培养基上菌落为干燥、粗糙、颗粒状、乳白色或米黄色、凸起、形似花菜心或粟米粒。于接种后第1周内观察2次,以后每周观察1次细菌生长情况,注意菌落形态、数量、色泽变化和出现菌落的时间等。

斜面上生长的菌落在20个以下,应报告菌落数;若多出20个菌落数以"+"表示,具体报告:+,斜面上生长20个菌落以上,占斜面1/4以下;2+,斜面上菌落生长面积占斜面1/4以上;3+,斜面上菌落生长面积占斜面1/2以上,3/4以下;4+,斜面上菌落生长密集成菌苔。

阴性结果必须观察8周未见菌落生长方可报告。

3. 生化反应　结核分枝杆菌与非结核分枝杆菌主要生化反应特性。

(1) 耐热触酶试验

1) 原理:H_2O_2被触酶分解后产生H_2O及O_2,人型和牛型结核杆菌在pH 7.0 PBS中,经加温68℃ 20分钟触酶活性钝化,当加入H_2O_2后不产气泡(不释放氧气)。而非结核分枝杆菌含有耐热触酶,加入H_2O_2后仍可产生大量气泡。

2) 方法:取L-J培养基上生长良好的菌落5~10个,加入含0.067mol/L pH 7.0 PBS 1.0ml的小试管内,制成细菌悬液。然后将菌液放入68℃水浴内,保温20分钟,取出冷却至室温。再沿管壁徐徐加入新鲜配制的30% H_2O_2和10% Tween-80等量混合液0.5ml,勿摇动。同时作堪萨斯分枝菌阳性对照、人型结核分枝杆菌阴性对照和空白试剂对照。

3）结果：液面出现气泡者为阳性，20分钟内无气泡者为阴性。人型和牛型结核分枝杆菌为阴性，堪萨斯分枝杆菌为强阳性，其他大多数非典型分枝杆菌也为阳性。

（2）亚碲酸钾还原试验：取L-J培养基上生长3～4周的菌落，制备成1.0mg/ml的菌液，取0.1ml接种于0.5%苏通培养基，37℃培养7天，加入0.2%亚碲酸钾溶液2滴，再37℃培养3天，每天观察结果1次。有黑色或深棕色沉淀物为阳性，反之为阴性。

【注意事项】

1. 废弃标本、痰盒和污染物均需经高压蒸气灭菌后，方能丢弃或清洗；试验操作工作面应以3%石炭酸溶液或其他可靠的消毒液擦拭，再用紫外线灭菌灯照射2小时。所有涉及标本的涂片，接种培养基，做生化试验，均必须在生物安全柜中进行，特别是接种环，在转种培养物后，先投放沸水中灭菌1分钟，后在火焰上烧灼，不可直接在火焰上烧灼，防止环上菌团爆炸污染。

2. 处理痰标本用的酸、碱或胰酶-苯扎溴铵等不可随意提高其浓度和延长处理标本时间，否则将杀伤大多数结核分枝杆菌。

3. 接种标本于L-J培养基后，需反复倾斜培养管，使标本均匀分布。

4. 作抗酸染色用的痰标本不能用蜡盒盛放，因可导致涂片结果假阳性。

5. 抗酸染色痰涂片的质量要求：涂片染色后，肉眼观察痰膜呈淡蓝色或蓝色，不得有红色斑块，痰膜脱落部分在10%以下。

第二节　放线菌属

【实验目的】

熟悉衣氏放线菌的主要鉴别要点。

【实验材料】

衣氏放线菌临床标本硫黄样颗粒压片，衣氏放线菌革兰染色、抗酸染色片（示教片）。

【实验方法】

形态观察：镜下观察衣氏放线菌的菌体形态、染色特点和硫黄样颗粒直接压片。该菌为革兰染色阳性，抗酸染色阴性丝状杆菌。硫黄样颗粒直接压片镜下可见中央为分枝的交织的菌丝，菌体末端稍膨大似棒状呈放射排列，犹如菊花状。

【注意事项】

将脓、痰等标本置于平皿内，仔细寻找硫黄样颗粒并置于载玻片上（此颗粒肉眼可看到），复以盖玻片轻轻地平压后镜检。若颗粒结构不明显，可加5%～10%的KOH溶液2～3滴加以消化，用低倍镜和高倍镜观察。

第三节　诺卡菌属

【实验目的】

熟悉星形诺卡菌的主要鉴别要点。

【实验器材】

星形诺卡菌临床标本灰白色颗粒压片，星形诺卡革兰染色、抗酸染色片（示教片）。

【实验方法及结果】

形态观察：镜下观察星形诺卡菌的菌体形态、染色特点和灰白色颗粒压片。该菌为革兰染色阳性，抗酸染色弱阳性或阴性丝状杆菌。在低倍镜和高倍镜下，颗粒压片可见中央为分枝杆菌的交织菌丝，但交织菌丝的末端不膨大，呈棒状。

【注意事项】

临床标本直接压片用低倍镜和高倍镜观察。

（贾　伟　赵　梅）

第十一章　厌氧菌的培养和鉴定

厌氧芽孢杆菌只有一个属，称梭状芽孢杆菌属（*Clostridium*），简称梭菌属，革兰染色阳性，都能产生芽孢，芽孢呈圆形或卵圆形，芽孢直径大多比菌体宽，使菌体膨大成梭形，故得名。芽孢的形状和位置在鉴别上有意义。临床有致病性的梭菌主要有破伤风梭菌、产气荚膜梭菌、肉毒梭菌与艰难梭菌。引起的人类疾病主要有破伤风、气性坏疽和食物中毒等。

一、破伤风梭菌的实验室检验

根据破伤风患者典型的临床症状和病史即可做出诊断，患者伤口标本直接涂片和病原菌分离培养的阳性率较低，故实验室一般不做细菌学检查，只在特殊情况下才进行检验。

【实验目的】

1. 掌握破伤风梭菌的形态特点及培养方法。
2. 熟悉破伤风梭菌的一般鉴定原则和鉴别要点。

【实验原理】

破伤风梭菌为专性厌氧菌，最适生长温度为37℃，pH 7.0~7.5，营养要求不高，在普通琼脂平板上培养24~48小时后，可形成直径1mm以上不规则的菌落，中心紧密，周边疏松，似羽毛状菌落，易在培养基表面迁徙扩散。在血液琼脂平板上有明显溶血环，在疱肉培养基中培养，肉汤浑浊，肉渣部分被消化，微变黑，产生气体，生成甲基硫醇（有腐败臭味）及硫化氢。一般不发酵糖类，能液化明胶，产生硫化氢，形成吲哚，不能还原硝酸盐为亚硝酸盐。

【实验器材】

1. 标本采集：从可疑伤口采集脓液或坏死组织（研磨制成悬液）等。
2. 疱肉培养基。
3. 厌氧血平板。
4. 生化鉴定管。
5. 其他：载玻片，革兰染色液，生理盐水，酒精灯，接种环，接种针。

【实验方法】

1. 直接镜检　将标本直接涂片革兰染色，如显微镜下找到革兰阳性大杆菌，菌体顶端有圆形芽孢，呈鼓槌状，可初步报告。

2. 分离培养　①将标本接种于疱肉培养基中，先置75~85℃水浴加热30分钟，以杀灭其他无芽孢杂菌，再于35~37℃培养2~4天。②如在疱肉培养基中生长，可看到肉渣部分消化，微变黑，有少量气体。将培养液接种到厌氧血平板，厌氧培养24~48小时后，形成不规则的扁平、圆形、大小在1mm以上的菌落。菌落周边疏松似羽毛状细丝、边缘不整齐、中心结实，可呈迁徙生长。有时呈很薄的一层膜状，需仔细观察才能发现。菌落周围有甲型溶血环，日久可变成为乙型溶血环。③取可疑菌落做革兰染色和生化试验进一步鉴定。破伤风梭菌不发酵糖类、硝酸盐试验阴性，能液化明胶，产生硫化氢，形成吲哚。

【实验结果】

厌氧培养有典型细菌生长，根据涂片染色特点得出初步结果，然后根据生化试验进行最后鉴定，并报告："厌氧培养有破伤风梭菌生长"。

二、产气荚膜梭菌的微生物检验

产气荚膜梭菌（*Cl. perfringens*）是气性坏疽的主要病原菌。气性坏疽是战时多见的一种严重的创伤感染，以局部水肿、产气、肌肉坏死及全身中毒为特征，病原菌有6~9种之多，常为混合感染，以产气荚膜梭菌为最多见（占60%~90%），其次是水肿梭菌和败毒梭菌等。

【实验目的】

1. 掌握产气荚膜梭菌的形态特点及荚膜染色方法。
2. 熟悉产气荚膜梭菌的分离培养方法、一般鉴定原则和鉴别要点。

【实验原理】

产气荚膜梭菌厌氧程度不如破伤风梭菌要求高。在血液琼脂平板上菌落较大、灰白色、不透明，边缘呈锯齿状，多数菌株有双层溶血环，在疱肉培养基中肉渣不被消化，有时呈肉红色。在牛乳培养基中能分解乳糖产酸，使酪蛋白凝固，同时生成大量气体，将凝固的酪蛋白冲成海绵状碎块。管内气体常将覆盖在液体上的凡士林层向上推挤，这种现象称为"汹涌发酵"，是本菌的特点之一。能分解多种糖类，如葡萄糖、麦芽糖、蔗糖和乳糖，产酸产气，不发酵甘露醇或水杨苷，能液化明胶，产生硫化氢，不能消化已凝固的蛋白质和血清。

【实验器材】

1. 标本采集　一般采集气性坏疽患者创伤深部分泌物、穿刺液、坏死组织（研磨制成悬液）；菌血症患者去血液，食物中毒可取剩余食物、患者粪便或呕吐物等。
2. 疱肉培养基。
3. 厌氧血平板或卵黄琼脂平板。
4. 生化鉴定管。
5. 牛乳培养基。
6. 荚膜染色液。

（1）结晶紫染色液（结晶紫饱和酒精溶液5ml加蒸馏水95ml）。

（2）20%硫酸铜水溶液。

7. 其他　载玻片，革兰染色液，生理盐水，酒精灯，接种环，接种针。

【实验方法】

1. 直接镜检　是有价值的快速诊断法。将标本直接涂片革兰染色镜检，如显微镜下找到有荚膜革兰阳性大杆菌，常伴有其他杂菌，白细胞甚少，形态不规则，这是气性坏疽标本涂片的特点，可初步报告。早期诊断能避免患者最终截肢或死亡。

2. 荚膜染色法　将标本涂片或组织印片，自然干燥，无需加热固定。滴加结晶紫染液8~10分钟（也可以在火焰上略加热，使冒蒸汽为止）。用20%硫酸铜溶液将涂片上的染液洗去，此时切勿再用水洗。自然干燥或以吸水纸吸干后油镜观察结果，菌体及背景呈紫色，菌体周围有一圈淡紫色或无色的荚膜。

3. 分离培养 ①将标本先接种于疱肉培养基中进行增菌培养8~10小时。②转种到厌氧血平板或卵黄琼脂平板进行厌氧培养18小时。③取可疑菌落做革兰染色。④汹涌发酵试验：将产气荚膜梭菌接种于牛乳培养液底部，然后在培养液表面加入一层已融化且冷却至50~60℃的无菌凡士林(5~10mm厚)，置37℃温箱培养10~24小时后观察结果。产气荚膜梭菌能迅速分解乳糖产酸，使酪蛋白凝固，并产生大量气体将凝固的酪蛋白冲散，此种强烈发酵现象称"汹涌发酵"，一般在培养6小时即可出现，为本菌特点之一。⑤其他生化试验：产气荚膜梭菌能分解葡萄糖、麦芽糖、蔗糖和乳糖，产酸产气，不发酵甘露醇或水杨苷，能液化明胶，产生硫化氢。

【实验结果】

厌氧培养有典型细菌生长，根据涂片染色特点得出初步结果，然后根据生化试验进行最后鉴定，报告："厌氧培养有产气荚膜梭菌生长"；如无细菌生长，应继续培养7天，仍无细菌生长，可报告："厌氧培养7天后无细菌生长"。

（查筑红）

第十二章　螺旋体、支原体和衣原体的实验室检测

第一节　梅毒螺旋体实验室检测

梅毒是由梅毒螺旋体引起的慢性感染性疾病。梅毒螺旋体可以通过接吻、哺乳、性接触、胎盘或接触有传染性的患者的日常用品等方式而传染。在性传播疾病中，梅毒的患者数相对较低，但由于其病程长，危害性大，早期检出具有一定的意义。获得性梅毒分三期：第一期（初期）梅毒，下疳分泌物中有大量螺旋体，传染性极强；第二期梅毒，梅毒疹及淋巴结中有大量螺旋体；第三期（晚期）梅毒，病灶中螺旋体数量很少。梅毒螺旋体在体外不易培养，至今尚不能在无生命的培养基上生长，也不能用常规方法染色，可通过直接镜检和血清中抗体进行实验室检测。实验室常用的检测方法有：梅毒螺旋体暗视野显微镜检查法，非密螺旋体抗原试验（初筛试验）和梅毒螺旋体抗原试验（确证试验）等，不同的感染阶段应选用不同的检测方法。

一、梅毒螺旋体暗视野显微镜检查法

【实验目的】

1. 掌握梅毒螺旋体的形态特征和运动方式。
2. 熟悉梅毒螺旋体的暗视野显微镜检查法。

【实验原理】

未经染色的梅毒螺旋体在普通光学显微镜下不易看清，如将显微镜换装上特制的暗视野集光器，该集光器中央不透光，光线只能从周围边缘斜射出来，由反光镜反射的光线不能直接上升进入镜筒，故背景黑暗无光，但斜射到菌体上的光线由于散射作用进入物镜，即在暗视野显微镜下，黑暗的视野上可看到具有螺旋状及特征性运动方式发光的螺旋体。

【实验器材】

1. 暗视野显微镜。
2. 钝刀、无菌盐水、载玻片、盖玻片等。

【实验方法】

1. 标本采集　主要采自下疳的渗出液：先在玻片上加无菌盐水 1 滴，用无菌盐水棉球擦净病变部位，用钝刀刮破病损处表面组织（避免出血），再用棉球擦干挤压周围组织使组织液渗出，用毛细管吸取，将组织渗出液与玻片上无菌盐水混合，加盖玻片后镜检。取自皮

疹、淋巴结或组织穿刺液等也可用于检查,但阳性率较低。

2. 显微镜检查

(1) 打开暗视野显微镜,在聚光器上加一滴蒸馏水(湿式)。

(2) 将玻片置于载物台上。

(3) 上升聚光器使蒸馏水接触玻片的底部,先用低倍镜调焦,再用高倍物镜观察。

【实验结果】

在暗视野显微镜下,如有发光的典型螺旋状螺旋体及特征性运动方式(旋转运动、伸缩移行、弯曲前行)为阳性结果。直接镜检适用于初期梅毒的检查,如见形态特征典型,有特殊运动方式的密螺旋体,结合临床症状及病史,可初步报告:"找到弹簧状螺旋体(疑为梅毒螺旋体)"。

【注意事项】

1. 聚光器的高度应适当,以背景较暗物象清晰为好。
2. 应多取组织液提高阳性率,但要尽量避免出血。
3. 取材后应立即观察,以免影响螺旋体的运动活力。
4. 注意观察梅毒螺旋体的形态及特有的运动姿态,以鉴别其他螺旋体。
5. 暗视野未发现梅毒螺旋体,不能排除梅毒感染,应稍后复查或做血清学检查。
6. 此法主要适用于初期梅毒的检查,因患者下疳分泌物中有大量螺旋体。

二、梅毒螺旋体抗体血清学检查

血清学试验检测抗体有非特异性和特异性两类,一类是以牛心类脂作抗原测定待检血清中反应素。另一类是以梅毒螺旋体作为抗原来测定待检血清中的特异性抗体,二期梅毒患者血清中这两类抗体的效价较高,故血清学试验阳性率也较高。

(一) 快速血浆反应素环状卡片试验(RPR)(初筛试验)

【实验目的】

掌握梅毒螺旋体血清学筛选试验的原理和方法。

【实验原理】

梅毒螺旋体在破坏组织过程中被损伤的组织释放出一种心磷脂,可刺激机体产生心磷脂抗体。这种抗体又叫反应素,它可与从牛心提取的心磷脂发生交叉反应。自牛心提取的心磷脂加上卵磷脂(增加心磷脂反应原)、EDTA(可使抗原稳定)和氯化胆碱(化学灭活作用),且将抗原吸附于活性炭粒上(便于结果观察)。当此种抗原与被检血清混合时,如被检血清中有梅毒反应素,则可出现肉眼可见的凝集,此为阳性反应;如无梅毒反应素则不凝集,为阴性反应。血清无需灭活,肉眼观察结果。

【实验器材】

1. 标本准备　静脉抽血 2ml,不抗凝。

2. RPR 试剂盒

(1) RPR 抗原:吸附于活性炭的类脂质抗原。

(2) RPR 卡片:印有直径 18mm 圆圈的特制涂料卡片。

(3) 塑料加液滴管(每滴 50μl)。

【实验方法】

1. 定性试验

(1) 吸取 50μl 血清或血浆放在白色卡片圈内,并均匀涂布整个圈内(每张卡片有 10 个或 12 个反应圈),同时设阴性对照、阳性对照各 1 孔。

(2) 将 RPR 抗原轻轻摇匀,用标准针头吸取抗原,在每个标本及阴、阳性对照上加 1 滴 RPR 抗原。

(3) 旋转摇动 8 分钟(约 100r/min),立即用肉眼观察结果。

2. 半定量试验

(1) 在纸卡圆圈内加入 50μl 生理盐水将血清做一系列的倍比稀释(一般做 6 个滴度,超过者应继续稀释)。

(2) 吸 50μl 血清或血浆系列稀释[1∶(2~64)],最后所稀释的圆圈内应弃去 50μl。

(3) 滴加 1 滴抗原混匀,旋转时间、速度、观察结果同定性试验。

(4) 记录出现 1+阳性反应的最高血清稀释倍数,即抗体效价。

【实验结果】

结果判断:阴性对照不凝集,阳性对照应出现肉眼可见的明显凝集颗粒。

阳性:圆圈内出现肉眼可见的明显凝集颗粒为阳性,必要时可根据颗粒的大小,判断阳性反应(1+~4+)。

阴性:圆圈内仅见碳颗粒集于中央一点或均匀分散为阴性。

根据凝集反应颗粒大小判断阳性程度:

强阳性(3+~4+):大或中等大小的颗粒,溶液清亮。

阳性(2+):颗粒比较小,悬液较清亮。

弱阳性(1+):颗粒比较小,均匀分布,液体混浊。

可疑(±):抗原颗粒较粗,一般属于阴性反应。

阴性(-):抗原颗粒均匀,针状细小。

【注意事项】

1. 本试验应在室温环境 23~29℃条件下进行。

2. 抗原与被检血清要充分混匀,如从冰箱中取出应复温后再做试验。

3. 标本存放不当(如细菌污染或溶血),易出现假阳性。

4. 抗原与被检血清混匀后 8 分钟观察结果,延长时间易出现假阳性。

5. 本类试验虽敏感性较高,但所用抗原是非特异性类脂抗原,除梅毒病以外,其他螺旋体病(雅司、回归热)、麻风、红斑狼疮、非典型肺炎、类风湿关节炎、肝硬化等亦可查出反应素,称梅毒血清生物学假阳性。故对结果的解释应加以注意。

(二) 梅毒螺旋体明胶凝集试验(TPPA)(确证试验)

【实验目的】

掌握梅毒螺旋体血清学确证试验的原理和方法。

【实验原理】

TPPA 试验将梅毒(*Treponema Pallidum*)*Nichols* 株的精制菌体成分包被在人工载体明

胶颗粒上。这种致敏颗粒和样品中的梅毒螺旋体抗体进行反应，产生可见的粒子凝集反应（*particle* agglutination test，PA 法），可检测出血清和血浆中的梅毒螺旋体抗体，并且可用来测定抗体效价。

【实验器材】

1. 标本准备：静脉抽血 2ml，不抗凝。
2. 溶解溶液 A：用于溶解致敏颗粒 C 和非致敏颗粒 D。
3. 血清稀释液 B：用于稀释血清标本。
4. 致敏颗粒 C。
5. 非致敏颗粒 D。
6. 对照用阳性血清 E。
7. U 型反应板。

【实验方法】

1. 试验前试剂应恢复到 15～30℃。用前 30 分钟按规定量加蒸馏水溶解致敏颗粒、未致敏颗粒并混匀；按规定量加蒸馏水于质控血清。

2. 用微量滴管将血清稀释液滴入微量反应板第 1 孔中。共计 4 滴（100μl），从第 2 孔至最后一孔各滴入 1 滴（25μl）。

3. 用微量移液管取样品 25μl 至第 1 孔中，然后用微量加样器或微量移液管做对倍稀释至最后一孔。

4. 用试剂盒中提供的滴管在第 3 孔中滴入 1 滴（25μl）未致敏粒子，从第 4 孔至最后一孔各滴入 1 滴（25μl）致敏颗粒。

5. 将反应板置振荡器振荡 30 秒。

6. 置有盖湿盒，15～25℃避光孵育 4 小时后，或放 4℃冰箱过夜观察结果。

具体操作步骤见表 12-1。

表 12-1　TPPA 操作步骤

	1	2	3	4	5	6	7	8	9	10	11	12
血清稀释液（μl）	100	25	25	25	25	25	25	25	25	25	25	25
样品或阳性对照血清（μl）	25	25	25	25	25	25	25	25	25	25	25	25
样品稀释倍数	1：5	1：10	1：20	1：40	1：80	1：160	1：320	1：640	1：1280	1：2560	1：5120	1：10240
未致敏粒子（μl）			25									
致敏粒子（μl）				25	25	25	25	25	25	25	25	25
最终稀释倍数			1：40	1：80	1：160	1：320	1：640	1：1280	1：2560	1：5120	1：10240	1：20480
进行混合，盖上盖后静置反应 2 个小时												
判读结果												

【实验结果】

1. 阳性报告：定性试验，血清在 1:80 以上稀释度与致敏颗粒发生凝集反应（1+或更强），与未致敏颗粒（第 3 孔）不发生凝集反应。

2. 阴性报告：血清与致敏颗粒和未致敏颗粒均不发生凝集反应。

3. 定量试验以出现阳性反应(1+)的最高稀释度作为最终滴度。

阳性4+：颗粒光滑覆盖整个孔底，有时边缘有折叠。

阳性3+：颗粒光滑覆盖大部分孔底。

阳性2+：颗粒凝集呈多边形性粗糙大环状。

阳性1+：颗粒光滑集聚覆盖孔底，周围有一颗粒环。

可疑±：颗粒浓集呈边缘光滑小环状。

阴性-：颗粒聚集在孔底中央、光亮、边缘光滑。

【注意事项】

1. TPPA反应板要清洁干净，孔内无异物，以避免假阳性。要用U形板，不能用V形板。

2. 试验温度适宜15～25℃。

3. 试剂盒不可置0℃以下以防止冻结，不同批号试剂间不可混合使用。

4. 如未致敏细胞出现凝集反应，应做重吸收试验或改用其他确诊试验方法。

5. TPPA试验阳性患者，由于记忆细胞抗体复制能力强，特异性试验敏感性高，即使经抗梅毒治疗也终生阳性，因此不能作为治疗效果观察的指标。但根据临床观察，早期梅毒患者血清如TPPA试验为弱阳性反应，随时间延长可能转阴。

6. 特异性试验对一期梅毒可比非特异性试验早1周出现。梅毒过程中最初出现的是IgM抗体，梅毒感染后第2周即可从血清测出，而IgG抗体则需在感染后第4周方可出现测出。

7. 梅毒确证试验，一般定性试验阳性，则可作梅毒诊断依据，必要时做定量试验。经有效治疗后特异抗体滴度也可不同程度下降，但转阴机会甚少。

8. TPPA试验具有敏感性高、特异性强，是梅毒诊断较好的确证试验，很少出现假阳性。但据统计，也可以有1%生物学假阳性存在。

第二节　沙眼衣原体实验室检测

沙眼衣原体引起的生殖道感染是最常见的性传播疾病之一。女性经常引起严重的并发症，包括宫颈炎、尿道炎、子宫内膜炎、盆腔炎、异位妊娠和不孕症。在生产过程中由母亲垂直传播给新生儿可引起眼结膜炎和新生儿肺炎；男性可引起尿道炎和附睾炎。至少40%的非淋菌性尿道炎是由于衣原体的感染引起。由于70%～80%的女性和多达50%的男性常表现为无临床症状的感染，所以实验室诊断具有重要作用。目前实验室诊断方法可分为细胞生物学检测方法、分子生物学检测方法和免疫学检测方法。沙眼衣原体细胞培养方法虽然特异性强，但耗时长、费用大，且不够敏感；具有核酸扩增技术的PCR和LCR等检测方法特异性强，敏感性高，但要求具备高精的仪器和熟练的技术，且试剂价格昂贵；免疫学方法简便快捷，特别是金标法定性检测沙眼衣原体有简单、快速、方便的优点，为临床医生的辅助诊断等节省了很多时间，是目前实验室常用检测方法。

衣原体抗原检测(快速胶体金法)

【实验目的】

熟悉沙眼衣原体抗原检测(胶体金法)的原理和方法。

【实验原理】

沙眼衣原体抗原检测(胶体金法)是用抗衣原体脂多糖单克隆抗体和羊抗鼠 IgG 多克隆抗体分别固定于固相硝酸纤维素膜,并和胶体金标记的另一抗衣原体脂多糖单克隆抗体及其他试剂和原料制成,应用胶体金免疫层析技术,采用双抗体夹心的形式建立的衣原体检测方法,用于女性宫颈和男性尿道中沙眼衣原体抗原的检测。

在硝酸纤维薄膜的检测线上固定有抗衣原体脂多糖单克隆抗体-Ⅱ;质控线上固定有羊抗鼠 IgG 的抗体。处理后的样品首先与结合了抗衣原体单克隆抗体-Ⅰ的胶体金颗粒混合,并靠毛细管作用使混合液向检测线移动。如果样品中含有沙眼衣原体抗原,则沙眼衣原体抗原会与胶体金复合物及检测线上的单克隆抗体Ⅱ结合形成双抗体夹心复合物,并聚集在检测线上显现出一条可见的红线,此即为阳性结果。无此红线则表示样品中无沙眼衣原体抗原存在,即为阴性结果。

在试纸条上的质控区(C)包被有羊抗鼠 IgG,以指示试剂盒反应系统工作是否正常。质控区(C)色带的出现表明:①样品加入量充足;②样品在纸条上运行正常。

【实验器材】

1. 包被有抗衣原体脂多糖单克隆抗体-Ⅰ、抗衣原体脂多糖单克隆抗体-Ⅱ和羊抗鼠 IgG 试纸条。

2. 抗原提取液

(1) 溶液 A 1 瓶(含 0.2mol/L NaOH 溶液,7.5ml)。

(2) 溶液 B 1 瓶(含 0.2mol/L HCl 溶液,7.5ml)。

3. 样品处理管。

4. 阳性质控物。

5. 阴性质控物。

6. 标本采集管。

7. 标本准备 男性:患者在取样前至少 1 小时内不要小便。用无菌棉拭子插入尿道约 2cm 处旋转,静止数秒钟后取材。女性:在取样前用另外的拭子或棉球将宫颈口外区域的黏液抹去,用无菌拭子插入宫颈口 1~2cm 旋转取材,旋转拭子 15~20 秒取出,不要碰到宫颈外及阴道壁。这样能保证得到更多的柱状上皮细胞,而沙眼衣原体主要寄生在柱状上皮细胞中。

【实验方法】

1. 标本处理 将样品处理管放在工作台上,加入 6 滴溶液 A,将采样拭子放入含有溶液 A 的样品处理管中,室温放置,在处理过程中不断旋转并在管壁挤压拭子,使液体不断被挤出,重复多次,处理 2 分钟。

2. 然后加入 6 滴溶液 B,旋转并挤压拭子,尽量使液体流出,然后按感染物品的处理方法将拭子丢弃。处理后的样品如在 60 分钟内使用,并不影响试剂盒的检测结果。

3. 检测 滴加 5 滴标本提取物于试验板的检测窗,静置 15 分钟,读取结果。

【实验结果】

阴性结果:仅质控线(C)有一条红线,检测线(T)无红线出现。

阳性结果:除质控线外,另有一条红线出现在检测线(T)。

无效结果:质控线不出现红线,则结果无效。应更换新的检测试剂盒重复实验。可用剩余的已处理的样品或重新取样。

注意：当检测线很强时，质控线可能相对较弱，此属正常现象。

【注意事项】

1. 用 A、B 液处理样本拭子滴加的溶液量应相等。
2. 质控试验：阳性质控物 5 滴于采集管，测定方法同标本。
3. 该法适合于女性宫颈和男性尿液标本。用于男性尿道标本，结果解释应慎重。
4. 严格按照要求观察结果，注意鉴别非特异性沉淀线。
5. 结果阳性表示标本中存在衣原体，但不能区别衣原体的存活状态，及患者为感染者还是带菌者，需结合临床症状全面考虑。该方法的敏感性较低，适合于基层实验室使用，作衣原体诊断的参考。

第三节　支原体实验室检测

支原体生殖道感染与非淋菌性尿道炎或宫颈炎有关，此外可引起前列腺炎、附睾炎、输卵管炎、流产、死产和不育症等。支原体实验室检测方法：形态学检查、支原体培养、抗原检测、血清学方法和分子生物学方法等。基层实验室主要采用培养法进行支原体的实验室检测。由于相当部分正常性活跃人群生殖道中可查到支原体，因此对试验结果的解释应慎重。

一、液体分离培养和鉴定法

【实验目的】

熟悉支原体液体分离培养和鉴定的原理和方法。

【实验原理】

解脲支原体（Uu）产生尿素酶，能分解尿素产氨，尿素分解生成的碱性物质使含酚红指示剂 Uu 液体培养基 pH 升高，液体颜色由黄变红。人型支原体（Mh）产生精氨酸酶，能分解精氨酸产氨，精氨酸分解生成的碱性物质使含酚红指示剂的 Mh 液体培养基 pH 升高，液体颜色由黄变红。培养基中除含有支原体生长所需的马血清、酵母提取液、酚红指示剂、混合抗生素、生长因子、尿素和精氨酸等物质外，还加有抑菌剂，可抑制生殖道中的细菌和真菌的生长。

【实验器材】

液体培养基

（1）Uu 液体培养基。

（2）Mh 液体培养基。

【实验方法】

1. 标本采集　必须在用药前采集标本，支原体对细胞表面有很强的亲和力，应尽可能多的收集细胞，标本采集后应尽快接种，不可在室温或普通冰箱存放太久，以免拭子干燥而使支原体活力降低甚至死亡。

男性标本：用无菌棉拭子插入尿道约 2cm 处旋转，静置数秒后取材。

女性标本：将宫颈口黏液抹去，用无菌拭子插入宫颈管内 1～2cm 旋转宫颈分泌物。取材时要在宫颈内旋转并至少停留 20 秒，以便获得较多的细胞。

尚可用前列腺液、精液、尿液离心沉淀物作标本。

2. 接种　将采集的标本拭子插入单一的 Uu 或 Mh 液体培养瓶，在靠近液面上方的瓶壁挤压旋转拭子数次，使拭子中样本渗入；若为精液、前列腺液标本，取 200μl 加入培养基中；若为中段尿，经 2000r/min 离心 10 分钟，取沉渣 100μl 加入培养基。

3. 培养：充分混匀接种标本的培养基，置 37℃恒温箱孵育 24～48 小时观察结果。

【实验结果】

液体培养基由黄色变红色，清亮透明无混浊可初步判断为 Uu 或 Mh 阳性。

【注意事项】

1. 取材要准确，尤其女性宫颈拭子，要尽量多取标本。

2. 取材后应尽快接种，如果不能及时接种，应将标本放入 1ml 运送保存液中冰箱保存，4℃易失去活力，超过 48 小时应放-70℃冰箱保存。

3. 若是细菌污染致液体颜色变化，应及时过滤（滤膜孔径 0.45μm）后再培养，观察是否有颜色变化或转种固体培养基培养，阴性结果应继续观察至第 5 天。

【临床意义】

支原体培养阳性，说明有支原体感染，如果患者有临床症状，但其他的病原体检查阴性，则应考虑支原体引起致病的可能，在部分正常人群中也可以存在支原体。

二、支原体药敏试验

【实验目的】

熟悉支原体药敏试验的原理和方法。

【实验原理】

选取各试验药物的临界点上下浓度，接种待检支原体菌株，如敏感，则两种浓度均不生长；如中度敏感，则低浓度生长，高浓度不生长；如耐药，两种浓度均生长。

【实验器材】

试剂：上述（实验一）液体培养基加入不同浓度抗生素。

【实验方法】

1. 标本采集

男性标本：用无菌棉拭子插入尿道约 2cm 处旋转，静止数秒后取材。

女性标本：将宫颈口黏液抹去，用无菌拭子插入宫颈管内 1～2cm 旋转取材。

尚可用前列腺液、精液、尿液离心沉淀物作标本。

2. 将拭子标本放于保存液中，挤压棉拭子将标本洗到保存液中，把保存液加入冻干的培养基瓶中，充分溶解混匀。

3. 按试剂盒说明书要求将一定量的培养基加入到试验条的各个孔中，然后加 1 滴石蜡油封盖各孔。

4. 盖好盖子，于 37℃培养，每天观察各孔颜色变化。解脲支原体一般观察 48 小时，人型支原体观察72小时。

【实验结果】

试验条鉴定孔中Uu或Mh培养孔变为红色,清亮透明为阳性。药敏孔中,同一种药物两个不同浓度孔均没有变色为敏感,同一药物两个不同浓度孔均变红色为耐药;同一药物低浓度孔变色,高浓度孔不变色为中度敏感。

【注意事项】

1. 试验药物应为纯粉,药物浓度要准确。
2. 注意与细菌污染相区别。

【临床意义】

指导临床用药及支原体耐药性监测。

三、解脲支原体核酸扩增荧光定量检测

【实验目的】

熟悉解脲支原体核酸扩增(PCR)荧光定量检测的原理和方法。

【实验原理】

用一对解脲支原体特异性引物和一条解脲支原体特异性荧光探针,配以PCR反应液、耐热DNA聚合酶(Taq酶),四种核苷酸单体(dNTPs)等成分,用PCR体外扩增法定量检测解脲支原体(UU)DNA。

【实验器材】

1. DNA提取液。
2. PCR反应管。
3. UU弱阳性质控品。
4. UU强阳性质控品。
5. 阴性质控品。
6. UU阳性定量参考品(1.0×10^5基因拷贝/ml)。
7. UU阳性定量参考品(1.0×10^6基因拷贝/ml)。
8. UU阳性定量参考品(1.0×10^7基因拷贝/ml)。
9. UU阳性定量参考品(1.0×10^8基因拷贝/ml)。

【实验方法】

1. 标本采集

男性标本:用无菌棉拭子插入尿道约2cm处旋转,静止数秒后取材。

女性标本:将宫颈口黏液抹去,用无菌拭子插入宫颈管内1~2cm旋转取材。

尚可用前列腺液、精液、尿液离心沉淀物作标本。标本可立即用于测试,也可保存于-20℃待测,保存期为6个月。标本长途运送时应采用0℃冰壶。

2. DNA提取

(1) 阴性质控品处理:向阴性质控品管加入等量DNA提取液充分混匀,100℃恒温处理(10±1)分钟,12 000r/min离心5分钟备用。

（2）标本处理

1）向标本管中加入 1ml 灭菌生理盐水，充分震荡混匀，挤干棉拭子。

2）吸取全部液体转至 1.5ml 离心管中，12 000r/min 离心 5 分钟。

3）去上清液，沉淀加灭菌生理盐水 1ml 混匀，12 000r/min 离心 5 分钟。

4）去上清液，沉淀中加入 50μl DNA 提取液充分混匀，100℃恒温处理（10±1）分钟，12 000r/min离心 5 分钟备用。

5）UU 弱阳性质控品处理（同阴性质控品）。

6）UU 强阳性质控品处理（同阴性质控品）。

7）UU 阳性定量参考品处理：8000r/min 离心数秒，备用。

3. PCR 扩增

（1）加样：取 PCR 反应管若干，分别加入处理后样品（标本或阴性或弱阳性、强阳性质控品）上清液 2μl，或直接加入阳性定量参考品 2μl，8000r/min 离心数秒，放入仪器样品槽。

（2）打开 Instrument 窗口设置循环条件：93℃→2 分钟，93℃ 45 秒→55℃ 60 秒→10 个循环，93℃ 30 秒→55℃ 45 秒→30 个循环。保存文件，运行。

4. 结果分析

（1）反应结束后保存检测数据文件。

（2）分析条件设置：根据分析后图像调节 Baseline 的 Start 值、Stop 值以及 Threshold 值，并点击 Manual 设定阈值（可设 Start 值 2～6，Stop 值 6～10），使 Std curve 窗口下的标准曲线图达到最佳，即 Correlation 数值介于-0.97～-1.0. 在 Analysis 菜单下选择 Analyze 自动分析结果。

（3）到 Tray 窗口，记录未知标本数值。

【实验结果】

1. 阴性结果判定：如果增长曲线不呈 S 形曲线或 Ct 值=30，则实验结果判为样品的 UU DNA 含量<5.0×10^2基因拷贝。

2. 阳性结果判定：如果增长曲线呈 S 形式曲线或 Ct 值<27：

若实验结果，样品的 Qty≤1.0×10^8，则该样品的 UU DNA 含量=Qty/20 基因拷贝。

若实验结果，样品的 Qty>1.0×10^8，则该样品的 UU DNA 含量>5.0×10^6基因拷贝。

【注意事项】

1. 实验室管理应严格按照 PCR 基因扩增实验室的管理规范。

2. 为试剂和标本准备阶段提供生物安全柜，实验过程中穿工作服，带一次性手套。

3. 对每次实验进行质量控制。

4. 标本处理“去上清”步骤时，注意吸头不要碰触沉淀。

5. 试剂使用前要完全解冻，但应避免反复冻融。

6. 阳性质控品应视为具有传染性物质，操作和处理均应符合相关法规要求：卫生部《微生物生物医学实验室生物安全通用准则》和《医疗废物管理条例》。

（查筑红）

第十三章　医院感染监测

医院是病患的集散地,具备疾病传播的三要素,首先各类病患和病原携带者构成了医院感染的传染源;医院里存在各种传播媒介,如污染的医疗器械、各种诊疗用具、医护人员的手以及各种诊疗活动(输血、侵入性操作、针刺)等构成了医院感染特有的传播途径;而接受了化疗、免疫抑制剂治疗、外科手术后的患者因抵抗力下降,成为医院感染的易感人群。另外,抗菌药物的过度使用、人口老龄化程度的不断提高等,使得发生医院感染危害医疗安全的风险在不断增加,需要我们通过有效的监测来发现医院感染及不断变化的感染危险因素,并采取有效的控制措施。医院感染监测内容:医院感染病例监测、环境卫生学监测及消毒灭菌效果监测。目前,不主张对环境进行广泛的、常规的监测,但在某些特殊情况下,环境作为病原体的传播媒介和储源,引起医院感染的危险仍然存在,特别是当发生医院感染流行暴发时,通过环境微生物监测,可以及时发现传染源及传播途径,因此开展有目的、有选择的环境监测是必要的。环境卫生学监测包括空气、物体表面、医务人员手的监测。

第一节　手卫生监测

【实验目的】

1. 手卫生是指医务人员洗手、卫生手消毒和外科手消毒的总称。大量研究资料表明,手卫生是减少医院感染最简单、最有效、最经济的方法。

2. 手部皮肤的微生物菌群分为常居菌和暂居菌,医务人员手部的暂居菌导致了绝大多数的医院感染。大部分暂居菌与宿主皮肤结合得并不紧密,可通过手卫生消除。

3. 学习平板菌落计数的基本原理和方法。

4. 通过手卫生前后采样进行手部细菌数量的监测,比较手卫生前后手部细菌的数量和类型。

5. 体会手卫生的重要性。

【实验原理】

手部皮肤上的暂居菌又称一过性菌群,是皮肤与其他物品接触时滞留在皮肤上的,它的数量和组成差异很大,取决于宿主与周围环境的接触范围。手部皮肤上的细菌经采样后培养,采用平板菌落计数法换算出手部皮肤上的含菌数。即取一定量的采样标本接种到平板上,经过培养,由每个单细胞生长繁殖而形成肉眼可见的菌落[菌落形成单位(colony-forming units,CFU)],统计菌落数,根据其稀释倍数和取样接种量即可换算出标本中的含菌数。挑取菌落涂片染色后,可初步了解细菌种类。

【实验器材】

1. 器械　培养箱、1ml 无菌吸管,无菌平皿(直径 9cm),试管架,恒温培养箱、混匀器等。

2. 试剂　盛有 10ml 无菌生理盐水的试管，高压灭菌后营养琼脂，营养琼脂平板，革兰染液等。

【实验方法】

1. 采样时间　洗手前后进行采样。

2. 采样方法及面积

(1) 直接压印法：被检人五指并拢，将平板上的培养基表面直接压贴在手掌根部至指尖曲面 10~20 秒。

(2) 棉拭子涂抹法：被检人两手五指并拢，用浸有含相应中和剂的无菌洗脱液的棉拭子在双手指屈面从指根到指端往返涂擦 2 次(一只手涂擦面积约 $30cm^2$)，并随之转动采样棉拭子，剪去操作者手接触部位，将棉拭子投入 10ml 无菌生理盐水试管内。

3. 检测方法

(1) 直接压印法：将所采样样本直接置 37℃温箱培养 24~48 小时，观察细菌数并涂片、染色、镜检。

(2) 棉拭子涂抹法：将采样管在混匀器上振荡 20 秒或用力振荡混匀，用无菌吸管吸取 1.0ml 待检样品于灭菌平板，然后加入已融化冷至 45~48℃的营养琼脂 15~18ml，边倾注边摇匀，待琼脂凝固后，置 37℃温箱培养 48 小时，计数菌落数并涂片、染色、镜检。

【实验结果】

医务人员手部细菌总数(CFU/cm^2)= 平板上菌落数×稀释倍数/采样面积($60cm^2$)

通过菌落计数，可得到洗手前后手部细菌的菌落总数，经对菌落进行涂片、染色、镜检后，可初步了解细菌种类。

根据卫生部《医务人员手卫生规范》，卫生手消毒后，监测的细菌菌落总数应≤ $10CFU/cm^2$。

【注意事项】

1. 应严格按照《医务人员手卫生规范》要求进行六步洗手后采取样本。

2. 所采样本应及时检测，室温下存放不得超过 2 小时，4℃冰箱存放不得超过 4 小时。

3. 直接压印法采样时，营养琼脂平板在采样前于 37℃温箱中放置 30 分钟；棉拭子采样时，灭菌平板在接种前于 37℃温箱中放置 30 分钟。

【方法学评价】

直接压印法操作较为简单，对手上细菌的捕获率较高，但此方法在采样时按下手印有时用力过度会破坏琼脂表面，影响细菌计数，另外只能检测手上局部皮肤的细菌数。棉拭子涂抹法采样后要使用平板菌落计数法，平板菌落计数法虽然操作较繁，且测定结果易受多种因素的影响，但由于该计数方法的最大优点是可以获得细菌总数的信息，所以广泛用于物体表面、使用中消毒剂、血液透析用水等的含菌指数或污染程度的检测。

【思考题】

1. 洗手前后细菌总数有什么变化？

2. 为什么融化后的营养琼脂要冷却至 45℃左右才能倾注平板？

3. 要使平板菌落计数准确，需要掌握哪几个关键？为什么？

第二节　空气卫生学监测

【实验目的】

1. 空气中微生物的来源广泛，种类多样，有细菌、真菌、病毒、噬菌体等。空气微生物的浓度是评价空气质量的重要指标之一。

2. 了解微生物在实验室环境的分布。

3. 体会无菌操作的重要性。

【实验原理】

空气并非微生物的繁殖场所，空气中缺乏水分和营养，紫外线的照射对微生物也有致死作用。室内空气中微生物的发生源主要为人和动物，不断地从呼吸道、消化道、皮肤、毛发等排出微生物进入空气中。医务人员在进行各种工作时也会污染空气，如医疗操作、医疗用品和卫生用品生产、微生物试验、穿衣、铺床等都可使微生物进入空气中，微生物往往吸附在物质的悬浮颗粒物上随气流传播，可导致某些疾病的发生与传播。评价空气的清洁程度，需要测定空气中的微生物数量。测定的细菌指标为细菌总数，在必要时监测病原微生物。空气中微生物学监测是通过空气采样、细菌培养来了解各种场所空气中所含微生物的数量，从而评价卫生状况，以便有的放矢地采取对策。此外，通过对某种消毒措施使用前后的采样及分析，可评价消毒效果。根据采样原理可将采样方法分为沉降、固体撞击、液体冲击和过滤 4 种。本实验介绍自然沉降平板采样法用于细菌总数的检测，即空气中大的悬浮颗粒，不会长期悬浮在空气中，因为重力作用沉降到地面，营养琼脂平板在空气中暴露一定时间后，空气中颗粒较大的微生物沉降到平板上，经过培养，形成肉眼可见的菌落，统计菌落数，可换算出空气中的细菌数量。

【实验器材】

1. 器械　培养箱、记号笔。

2. 试剂　营养琼脂平板（直径 9cm）。

【实验方法】

1. 采样方法

（1）采样时间：如监测实验室空气可随机采样，如进行病区采样，选择消毒处理后与操作前期进行。

（2）采样高度：与地面垂直高度为 80～150cm 处。

（3）布点方法：室内面积≤$30m^2$时，可设内、中、外对角线 3 点；内和外部位，距离墙壁 1m 处。室内面积≥$30m^2$，设东、南、西、北、中 5 点，亦可根据室内面积布点大于 5 点，各点间距为 1m。

（4）平皿暴露采样：将培养基平皿打开，暴露 5 分钟后，盖好平皿，置于 37℃ 培养 24～48 小时，计算菌落数。

2. 测算方法　采用营养琼脂作平皿暴露法采样，记录每只平皿上的菌落数。

【实验结果】

按奥氏公式，将所得菌落数计算成浮游菌数，根据公式测算，5 分钟在 $100cm^2$ 面积上降落的细菌数，相当于 10L 空气中所含细菌数。计算公式如下：

$$细菌总数(CFU/m^3)=1000\times50N/A\times T$$

式中:A,平皿面积(cm^2);T,平皿暴露于空气中的时间(分钟);N,平均菌落数(CFU)。

【注意事项】

1. 平板暴露采样时,细菌密度监测点数及布点方法应严格按照要求进行。
2. 所采样本应及时检测,室温下存放不得超过2小时,4℃冰箱存放不得超过4小时。
3. 空气消毒后整个检测过程必须严格地按无菌操作规程进行,防止操作过程中微生物的再污染而影响检验结果,注意摆放平板时应由外向内逐一摆放,然后由内向外逐一将平板盖打开。应避免采样人员在房间内过多的走动,影响采样结果。
4. 医院空气中细菌含量要达到卫生部的要求,手术室、产房及婴儿室等空气中细菌要求细菌总数不得超过10~500 CFU/m^3。

【方法学评价】

应用重力沉降作用捕获空气中的气溶胶粒子是沉降法中最简便的方法,空气沉降法采样监测空气中细菌总数,方法简便、经济,但未考虑尘埃粒子大小、数量、气流情况、人员密度和活动情况,不能精确定量,监测到的细菌总数少于空气中实际的细菌数。其他采样方法还有固体撞击法、液体冲击法和滤过法等。

【思考题】

1. 做了环境微生物监测后,对为什么要进行无菌操作是否有了一定体会?为什么建立“有菌观点、无菌操作”的观念?
2. 空气中的微生物可通过哪些方法进行监测?

第三节 物体表面致病菌监测

【实验目的】

1. 了解物体表面微生物学监测的采样方法。
2. 了解物体表面致病菌的监测方法。

【实验原理】

在医院环境中患者的排泄物和分泌物,如飞沫、痰液等含有大量的病原菌,可严重污染空气和物体表面。虽然医院环境的污染程度与散发的医院感染的发生率并没有直接联系,但当发生医院感染暴发流行时,应尽可能多的采集标本进行环境卫生学监测。重点科室(如新生儿科、ICU病房、血液透析室、脑外科等)应进行致病菌(如化脓性链球菌、沙门菌、金黄色葡萄球菌等)监测,以便采取有效措施,控制传染源,切断传播途径,保护易感人群。病区物体表面合格标准包括细菌总数不得超过5~15CFU/cm^2、不得检出致病菌。本实验主要介绍物体表面乙型溶血性链球菌的监测,将采样液接种在适合乙型溶血性链球菌生长的培养基上,如生长的菌落形态、涂片染色、生化鉴定等均符合乙型溶血性链球菌的特点,即可判断该物体表面存在乙型溶血性链球菌污染,为不合格。

【实验器材】

1. 器械 培养箱、1ml无菌吸管,试管架,恒温培养箱、混匀器等。
2. 试剂 血琼脂平板、1%葡萄糖肉汤、3%过氧化氢、杆菌肽纸片等。

【实验方法】

1. 采样时间　①如进行常规物体表面监测，选择消毒处理后采样；②如是暴发流行时的物体表面监测，尽可能对未处理现场进行采样。

2. 采样面积　常规监测时被采面积<100cm²，取全部表面；≥100cm²，取 100cm²。

3. 采样方法　对于平面的物体，用 5×5cm 大小的标准灭菌规格板，放在被检物体表面，用浸有生理盐水的棉拭子在规格扳内往返涂抹 5 次，并随之转动采样棉拭子，连续采样 4 个规格板面积，，剪去操作者手接触部位，将棉拭子投入 10ml 无菌生理盐水试管内。

4. 检测方法　①增菌、分离：取采样液 1ml，接种于 1%葡萄糖肉汤中，37℃增菌 24 小时。用接种环取增菌液在血平板上作划线分离，37℃培养 24 小时。②观察菌落特征：菌落形态为灰白色、半透明或不透明、针尖状突起、表面光滑、边缘整齐、周围有溶血环。③镜检：挑取典型菌落作涂片染色镜检，镜下为革兰阳性、呈链状排列的球菌。④生化反应：取可疑菌落作生化试验，符合乙型溶血性链球菌生化反应结果者即可判定(参见第五章)。

【注意事项】

1. 采样时，棉拭子应处于润湿状态，禁止使用干棉拭子采样。

2. 所采样本应及时检测，室温下存放不得超过 2 小时，4℃冰箱存放不得超过 4 小时。

3. 采取的标本要有足够的样本数量且具有代表性。

4. 培养皿在接种前于 37℃温箱中放置 30 分钟。

【方法学评价】

医院物体表面的微生物污染具有不均匀性的特点，因此在进行致病菌监测时应首先对采样液进行增菌培养，然后再分离鉴定，操作较物体表面细菌总数的监测复杂，但能及时发现问题，以便采取有效措施，控制传染源，切断传播途径，保护易感人群，减少医院感染的发生。

【思考题】

1. 为什么重点科室的物体表面要进行致病菌监测？

2. 根据所学知识简述其他致病菌的监测方法。

（查筑红）

第十四章　真菌的培养和鉴定

第一节　真菌检验基本技术

一、真菌染色技术和形态结构的观察

【实验目的】

1. 掌握不染色标本直接检查的制片技术。
2. 掌握乳酸酚棉蓝染色法。
3. 掌握墨汁压片负染色法。
4. 熟悉真菌菌丝和孢子的形态与结构特点。
5. 熟悉真菌的分离培养与鉴定。

【实验器材】

1. 菌种　浅部真菌(毛癣菌属、小孢子菌属、絮状表皮癣菌属)和深部真菌(白假丝酵母菌、新型隐球菌)沙氏斜面培养物。

2. 培养基　沙氏培养基。

3. 试剂　100~200g/L KOH 溶液,乳酸酚棉蓝染液、优质墨汁、革兰染液。

4. 其他　病人的皮屑、甲屑、毛发、小镊子、载玻片、盖玻片、普通光学显微镜等。

【实验方法】

1. 不染色标本直接检查

(1) 制片:用小镊子取甲屑、皮屑少许或病发(取材前75%乙醇溶液消毒),置于载玻片中央,滴加1~2滴100~200g/L KOH 溶液。稍待片刻,盖上盖玻片,将载玻片放在火焰上方微加热,让组织或角质溶解,不应使其沸腾,以免结晶。冷后,然后轻压盖玻片,驱逐气泡并将组织分散并使其透明,用棉拭或吸水纸吸去周围溢液,置于显微镜下检查。

(2) 显微镜检查:先在低倍镜下检查有无菌丝和孢子,然后用高倍镜观察孢子和菌丝的形态、特征、位置、大小和排列等。镜检时用稍弱的光线使视野稍暗为宜。低倍镜下,菌丝呈折光性较强、并可见分枝状丝状体;高倍镜下,菌丝分隔或不同的孢子形态。

2. 乳酸酚棉蓝染色

(1) 制片与染色:取洁净载玻片1块,滴加1滴乳酸酚棉蓝染液,将被检标本放于染色液中,加上盖玻片后镜检。

(2) 显微镜检查:真菌被染成浅蓝色。

3. 墨汁负染

(1) 制片:取1滴优质墨汁置于载玻片上,用接种环取2~3环被检材料与之混合。用镊子夹好盖玻片,盖于标本上,注意先将盖玻片一边接触菌液缓缓斜放下,使其不产生气泡,显微镜下观察。

(2) 显微镜检查:新型隐球菌为圆形或卵圆形酵母细胞,有芽生孢子,细胞外有一层很

厚的荚膜，菌体呈球形，大小不等。菌体和荚膜不着色，透明发亮，背景为黑色。

4. 真菌形态结构观察

(1) 浅部真菌菌丝和孢子镜下观察

1) 红色毛癣菌、石膏样小孢子菌和絮状表皮癣菌涂片，经革兰染色或乳酸酚棉蓝染色后镜下观察其菌丝和孢子。

2) 病人的皮屑、甲屑或毛发用 100~200g/L KOH 制片，直接镜检观察其菌丝和孢子。

(2) 深部真菌形态和结构镜下观察

1) 革兰染色后镜下观察白假丝酵母菌的厚膜孢子和假菌丝。

2) 墨汁负染后镜下观察新型隐球菌的芽生孢子和荚膜。

【注意事项】

1. 墨汁负染的墨汁质量很重要，好的墨汁（如印度墨汁）颗粒较细腻。脑脊液沉渣和墨汁比例为(5~10)∶1，即 50μl 标本加墨汁 5~10μl。并可用生理盐水调整到最佳观察效果。染色时间也要控制在 3~8 分钟，太长墨汁会干掉，太短背景还没染上。

2. 取临床脑脊液标本经离心后作墨汁负染色检查可见新型隐球菌的荚膜。而新型隐球菌培养物的涂片检查一般无荚膜，必须将菌种接种到动物体内，待动物发病后，取组织或组织液直接涂片检查方可见荚膜。

二、真菌分离培养和鉴定

【实验目的】

1. 掌握真菌的接种、分离培养方法。

2. 熟悉真菌的鉴定方法。

【实验器材】

1. 菌种　红色毛癣菌（或石膏样小孢子菌、絮状表皮癣菌）、白假丝酵母菌。

2. 培养基　沙氏培养基，玉米粉 Tween-80 琼脂，马铃薯葡萄糖琼脂（PDA），毛发穿孔试验液体培养基。

3. 试剂　小牛血清，无菌生理盐水，70%乙醇溶液，乳酸酚棉蓝染液。

4. 其他　病人的标本（皮屑、甲屑、毛发等），培养器皿（接种针、接种钩、培养皿、试管、盖玻片、载玻片）、普通显微镜等。

【实验方法】

1. 标本接种和分离培养

(1) 大培养法（平皿法）：将皮屑、甲屑、毛发标本经 70%乙醇溶液浸泡 2~3 分钟以杀死杂菌。无菌盐水洗净后接种于沙氏培养基上，置 25~28℃ 培养数日至数周，观察菌落特征。其他标本接种于血平板或沙氏培养基上 37℃ 培养，主要用于纯菌种的培养和研究。

(2) 试管法：操作同上。主要用于临床标本分离的初代培养和菌种保存。

(3) 小培养法：该法是观察真菌结构特征及生长发育全过程的有效方法。本节介绍玻片培养法。

1) 加热马铃薯葡萄糖琼脂（PDA），滴加数滴于无菌载玻片中央。

2) 用无菌镊子取无菌盖玻片盖在琼脂上。

3）用接种针取真菌标本点种于培养基四周边缘。

4）将载玻片放入无菌平皿内，平皿内放少许无菌蒸馏水，加盖，于25～28℃孵育（白假丝酵母菌培养24～48小时，而皮肤癣菌培养1～7天）。显微镜下直接观察菌丝和孢子。

2. 真菌鉴定

（1）厚膜孢子形成试验

1）方法：将白假丝酵母菌在玉米粉Tween-80琼脂平板上作密划线，置室温孵育（25℃左右最适合，不能超过28℃），每天观察。

2）结果：在72小时内可见丰富的假菌丝。显微镜下：可见较多壁厚、圆形的厚膜孢子，多位于假菌丝的顶端。

（2）芽管形成试验

1）方法：取无菌小试管1支，加入0.2ml动物或人血清，接种少量待检真菌，充分震荡混合后，置37℃温箱孵育，每隔1小时用接种环取出1滴含菌血清，放载玻片上加上盖玻片后镜检，共检查3次。

2）结果：白假丝酵母菌可由孢子长出短小芽管。借此可以鉴定白假丝酵母菌。

（3）毛发穿孔试验

1）方法：将剪成约1cm长的头发数根装入试管中，经68.95kPa、10分钟高压蒸汽灭菌。然后将若干根已灭菌头发放进装有毛发穿孔试验液体培养基试管中，接种受试菌后放28℃温箱中培养，每周取出毛发置于显微镜下观察至第4周。

2）结果：石膏样癣菌使毛发有裂口或凹陷，穿孔试验阳性；红色癣菌不能使毛发穿孔，为阴性。

【注意事项】

芽管形成试验必须有阳性和阴性菌种对照；试验孵育时间不超过4小时，因为其他产生假菌丝的酵母菌在上述时间之后开始发芽，出现起始菌丝体。

第二节　临床常见浅部真菌培养和鉴定

一、毛癣菌属

【实验目的】

掌握毛癣菌属常见菌种的培养特征和鉴定要点。

【实验器材】

1. 菌种　红色毛癣菌，石膏样癣菌。
2. 培养基　沙氏培养基，玉米葡萄糖琼脂。
3. 试剂　乳酸酚棉蓝染液。
4. 其他　盖玻片、载玻片、擦镜纸、普通光学显微镜等。

【实验方法】

1. 培养检查　将菌种接种于沙氏培养基，培养后观察其菌落特征。红色毛癣菌培养后3～4天开始生长，菌落呈绒毛状或蜡状、有的粉末状，反面红色；石膏样癣菌菌落呈颗粒或粉状，反面褐色。

2. 显微镜检查　取红色癣菌和石膏样癣菌培养物制片，经乳酸酚棉蓝染色，镜下观察其菌丝和孢子的特征。红色毛癣菌菌丝有隔，两侧可见梨形或棒状侧生小分生孢子，大分生孢子较少，壁薄，细长，表面光滑呈棒状，陈旧培养物可见厚壁孢子、关节孢子、梳状菌丝、球拍状菌丝。石膏样癣菌见大量棒状大分生孢子和圆形、单个或成簇小分生孢子，并见有球拍状及螺旋状菌丝等。

3. 鉴定试验

(1) 毛发穿孔试验：红色癣菌为阴性；石膏样癣菌为阳性。

(2) 尿素试验：石膏样癣菌接种于尿素培养基培养 7 天内，培养基由黄变红（阳性）；红色癣菌一般不变色（阴性）。

(3) 色素形成试验：经玉米葡萄糖琼脂培养，红色癣菌在此培养基上产生红色色素；石膏样癣菌在此培养基上不产生色素。

【注意事项】

红色毛癣菌和石膏样癣菌可取临床标本（皮屑、毛发）直接显微镜检查。

二、小孢子菌属

【实验目的】

掌握小孢子菌属常见菌种的培养特征和鉴定要点。

【实验器材】

1. 菌种　铁锈色小孢子菌，石膏样小孢子菌。
2. 培养基　沙氏培养基。
3. 试剂　乳酸酚棉蓝染液。
4. 其他　盖玻片、载玻片、擦镜纸等。

【实验方法】

1. 培养检查　将菌种接种于沙氏培养基，培养后观察其菌落特征。石膏样小孢子菌生长快，3~5 天即可见菌落，菌落呈粉末或绒状，边缘不整齐，浅黄褐色，背面红棕色；铁锈色小孢子菌生长较慢，4~5 天开始生长，菌落呈蜡状、起皱、放射状沟纹，铁锈色或淡黄色。

2. 显微镜检查　取铁锈色小孢子菌和石膏样小孢子菌培养物制片，经乳酸酚棉蓝染色，镜下观察其菌丝和孢子的特征。石膏样小孢子菌见梭型、壁薄大分生孢子，菌丝两侧可有无柄或有柄的少数棒状小分生孢子，可见厚膜孢子及球拍状、螺旋状菌丝；铁锈色小孢子菌的菌丝较粗，呈球拍状、梳状，常见厚膜孢子。

【注意事项】

可取毛发直接显微镜检查，观察菌丝和孢子特点。

三、表皮癣菌属

【实验目的】

掌握絮状表皮癣菌的培养特征和鉴定要点。

【实验器材】

1. 菌种　絮状表皮癣菌。

2. 培养基　沙氏培养基。

3. 试剂　乳酸酚棉蓝染液。

4. 其他　盖玻片、载玻片、擦镜纸、普通光学显微镜等。

【实验方法】

1. 培养检查　将该菌接种于沙氏培养基，培养后观察其菌落特征。菌落生长慢，呈草绿色，粉状，边缘整齐，下沉显著，有不规则沟回。

2. 显微镜检查　取絮状表皮癣菌培养物制片，经乳酸酚棉蓝染色，镜下观察其菌丝和孢子特征，可见棒状壁滑的大分生孢子，无小分生孢子，陈旧培养物中厚壁孢子多。

【注意事项】

絮状表皮癣菌不侵犯毛发，只侵犯表皮和甲板，可取标本直接检查。

第三节　常见深部真菌培养和鉴定

一、假丝酵母菌属

【实验目的】

掌握假丝酵母菌属常见菌种的培养特征和鉴定要点。

【实验器材】

1. 菌种　白假丝酵母菌，热带假丝酵母菌。

2. 培养基　沙氏培养基，玉米粉 Tween-80 琼脂，葡萄糖蛋白胨琼脂，糖发酵和同化试验培养基。

3. 试剂　革兰染液，乳酸酚棉蓝染液，小牛血清，氯化三苯基四氮唑（TTC）诊断血清。

4. 其他　盖玻片，载玻片，小试管，温箱，普通光学显微镜等。

【实验方法】

1. 培养检查　将白假丝酵母菌和热带假丝酵母菌接种于沙氏培养基和血平板上，室温（25℃）培养 1~4 天后，培养基表面可出现奶油色类酵母型菌落，表面光滑湿润，边缘整齐。

2. 显微镜检查　取白假丝酵母菌和热带假丝酵母菌培养物制片，经革兰染色（或乳酸酚棉蓝染色），镜下可见芽生孢子和假菌丝，芽生孢子均为圆形或椭圆形，白假丝酵母菌的孢子伸长成芽管，不与母细胞脱离而形成假菌丝。热带假丝酵母菌不形成假菌丝。

3. 鉴定试验

（1）芽管形成试验：取无菌试管 1 支，加入 0.2ml 人或动物血清，接种少量待检真菌，充分震荡混合后，置于 37℃温箱培养，1~2 小时后用接种环取出 1 滴含菌血清，放载玻片上加盖玻片镜检，白假丝酵母菌可由孢子长出短小的芽管；热带假丝酵母菌多不产生芽管。

（2）厚膜孢子形成试验：将白假丝酵母菌接种于玉米 Tween-80 琼脂 25℃孵育 1~2 天

后，在菌丝顶端、侧缘或中间可形成大量厚膜孢子；热带假丝酵母菌镜检未见厚膜孢子。

(3) TTC反应：将标本接种于含有TTC(0.05g/L)的葡萄糖蛋白胨琼脂，室温培养24~48小时，热带假丝酵母菌在此培养基上生长后使培养基变为深红色或紫红，白假丝酵母菌不使培养基变色(或仅淡红)，其他假丝酵母菌使培养基变为红色。

(4) 生化反应：二者均可发酵和同化葡萄糖、麦芽糖、蔗糖，产酸并产气(白假丝酵母菌发酵蔗糖仅产酸)，不发酵和同化乳糖。

(5) 对动物的致病性：将白假丝酵母菌的菌悬液1ml注射于家兔耳静脉或0.2ml注射于小白鼠尾静脉，观察5~7天，该菌可致动物发病或死亡，脏器(尤其是肾脏)见多发小脓肿。其他假丝酵母菌对动物无致病性。

【注意事项】

1. 白假丝酵母菌培养的温度为室温或37℃。

2. 白假丝酵母菌和热带假丝酵母菌可采集标本，用100g/L KOH或生理盐水制片染色直接检查。

二、隐球菌属

【实验目的】

掌握新型隐球菌的培养特征和鉴定要点。

【实验器材】

1. 菌种　新型隐球菌。

2. 培养基　沙氏培养基，血琼脂，尿素琼脂，糖发酵和同化试验培养基。

3. 试剂　革兰染液，乳酸棉酚蓝染液，10g/L KOH溶液，优质墨汁。

4. 其他　盖玻片，载玻片，滴管，显微镜等。

【实验方法】

1. 培养检查　将标本接种于沙氏培养基、血琼脂平板上，病原性隐球菌在25℃和37℃均可生长，而非病原性隐球菌在37℃不生长。培养2~3天，观察其菌落特征，菌落为酵母型，表面黏稠，由乳白色渐转为橘黄色、棕色或深棕色。

2. 显微镜检查　取新型隐球菌培养物制片，经革兰染色或乳酸酚棉蓝染色，镜下观察其芽生孢子特征。

(1) 直接检查：取标本与墨汁混合后(见墨汁负染色法)，镜下观察菌体和荚膜特点(用KOH溶液涂片，一般看不到荚膜)，在黑色背景下可镜检到圆形或椭圆形透亮菌体，可有圆形芽管，细胞外有一层宽厚的透明荚膜。非致病性隐球菌无荚膜。

(2) 取新型隐球菌培养物制片，经革兰染色或乳酸酚棉蓝染色，镜下观察：革兰染色阳性，菌体细胞为圆形或椭圆形，可有圆形芽管，无荚膜。

3. 生化反应

(1) 糖同化及发酵试验：新型隐球菌能同化葡萄糖、半乳糖、蔗糖，但不能发酵糖类。非致病性隐球菌则不能同化肌醇。

(2) 尿素分解试验：新型隐球菌能产生尿酶，分解尿素形成NH_4，使培养基显红色。白假丝酵母菌则为阴性。

【注意事项】

少数新型隐球菌在沙氏培养基上 2~3 周才见生长,故 3 周不长才可报阴性。

【思考题】

1. 检测真菌有哪些常用的技术？如何进行真菌检验？
2. 常见深部真菌如何进行培养和鉴定？

（王豫萍）

第十五章　病毒的培养和检测

第一节　病毒培养和检测技术

病毒是严格细胞内寄生的微生物,必须提供活的机体或组织、细胞才能使其增殖。常用的分离和培养病毒的方法有动物接种、鸡胚培养及组织细胞培养等。

一、鸡 胚 接 种

【实验目的】

掌握四种常用的鸡胚接种途径。

【实验器材】

1. 毒种　流行性感冒病毒悬液、乙型脑炎病毒悬液及Ⅱ型单纯疱疹病毒悬液。

2. 受精鸡蛋。

3. 1ml 注射器及 6 号、12 号针头,无菌生理盐水。

4. 其他　蛋座、检卵灯、碘酒、酒精棉球、无菌手术刀、镊子、剪刀、平皿、石蜡等。

【实验方法】

1. 鸡胚的准备　选择蛋壳薄且白色的清洁受精鸡蛋,置 39℃饱和湿度(40%~70%)的孵蛋箱中孵育,每日翻动鸡胚 1 次。第 4 天起,用检卵灯等观察血管和鸡胚的活动,受精卵可看出清晰的血管和鸡胚的暗影,随着转动鸡胚可见胚影活动。逐日观察并即时取出血管模糊或不动的死胎,生长良好的鸡胚一直孵育到适当的胚龄,即可进行实验。

2. 接种和收获

(1) 尿囊腔接种法(图 15-1)

1) 取 9~11 日龄鸡胚,在检卵灯下标记气室和鸡胚位置,于胚胎面与气室交界的边缘上约 5mm 处或在胚胎的对侧处,避开血管做一标记,作为注射点。

2) 鸡胚置蛋座上,气室向上,用碘酒、酒精消毒后,用大头针在记号处钻一小孔。

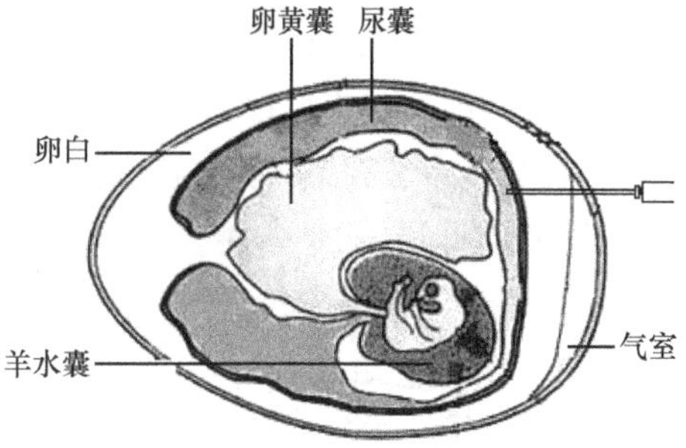

图 15-1　尿囊腔接种法

3) 用 1ml 无菌注射器吸取流行性感冒病毒悬液 0. 1~0. 2ml,从小孔处刺入 5mm,注入病毒悬液。

4) 用石蜡封闭注射孔,蜡笔标记号码及日期等,放卵架上置 33~35℃孵箱孵育,弃去 24 小时死亡者。

5) 孵育 48~72 小时后将鸡胚取出,放 4℃冰箱过夜,使其血管收缩。

6) 次日取出鸡胚置蛋座上,消毒气室部位卵壳,用无菌剪刀沿气室线上缘剪去卵壳,用无菌镊撕去卵膜。

7）用无菌毛细吸管插入，吸出尿囊液并收集于无菌试管内，操作中应尽量避免出血。

（2）卵黄囊接种法（图 15-2）

1）取 6~8 日龄鸡胚，检卵灯下面划出胚胎位置及气室，垂直放于蛋座上，气室端向上。

2）碘酒、酒精消毒卵顶部气室中央，用无菌刀尖锥一小孔。以 1ml 注射器及 12 号长针头吸取乙型脑炎病毒液 0.5ml，自小孔穿入垂直接种于卵黄囊内，深度为 3cm 左右，注入标本 0.2~0.5ml，退出注射器。石蜡封闭注射孔，37℃孵育。每天检查鸡胚并翻动 2 次。

3）取孵育 24 小时以上濒死的鸡胚，无菌技术于气室端开口，用镊子提起卵黄囊蒂，挤去卵黄囊液，用无菌生理盐水洗去卵黄囊上的卵黄液后将卵黄囊置于无菌平皿内，低温保存备用。

（3）绒毛尿囊膜接种法（图 15-3）

1）取 12 日龄鸡胚，检卵灯下标记胎位，于附近无大血管处碘酒消毒。用小锯片在其鸡胚旁无大血管处的卵壳上锯一四方形（勿伤壳膜），同时于气室用刀尖锥一小孔。

2）打开四边形之卵壳，勿伤及卵壳膜，滴加灭菌生理盐水 1 滴于壳膜上。用橡皮乳头从气室小孔吸气，可见盐水被吸下，绒毛膜下沉，形成人工气室。

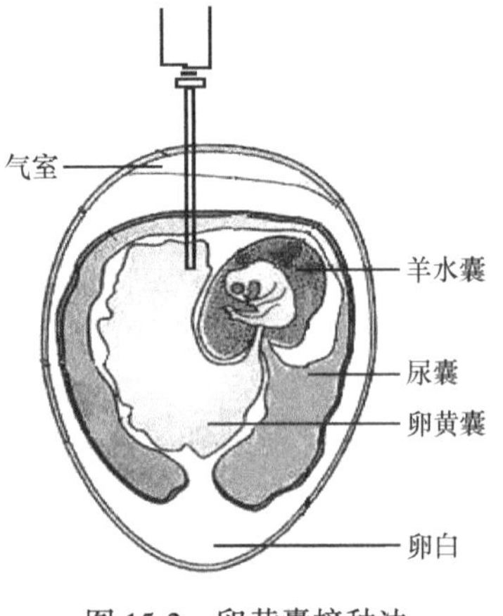

图 15-2 卵黄囊接种法

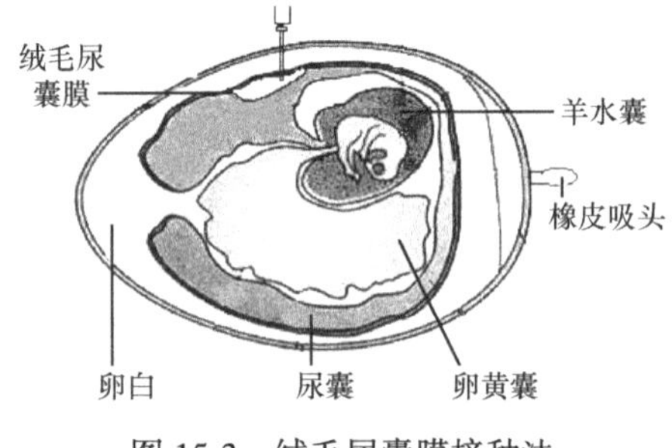

图 15-3 绒毛尿囊膜接种法

3）用注射器吸取 0.2~0.5ml Ⅱ型单纯疱疹病毒液滴于绒毛尿囊膜上，用透明胶带封口，37℃孵育 4~5 天后收获。

4）剪开气室，若接种效果成功，绒毛尿囊膜上可见明显疹斑，用无菌剪刀剪下此膜，置于无菌平皿内低温保存、备用。

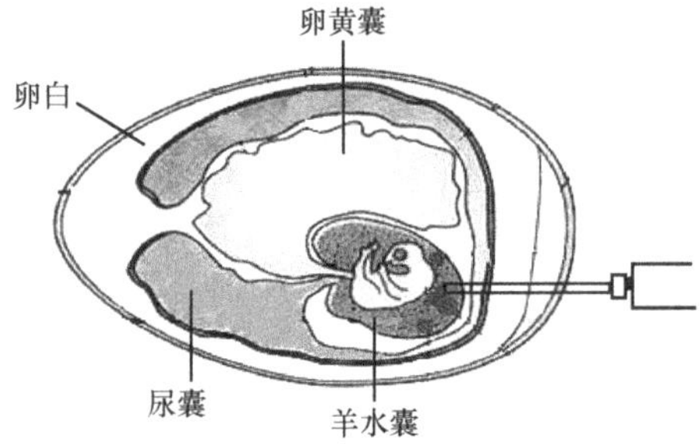

图 15-4 羊水囊接种法

（4）羊水囊接种法（图 15-4）

1）取 12 日龄鸡胚，在捡卵灯下画出气室及胚胎位置。

2）碘酒、酒精消毒气室部卵壳，在气室顶开方形窗，紧捏无菌镊子，选择无大血管处，快速穿刺绒毛尿囊膜，镊子头进入尿囊后，再夹起羊膜，轻轻将其自绒毛尿囊破裂处拉出，以 1ml 注射器刺破羊膜，注入病毒液 0.1~0.2ml。

3）用镊子将羊膜轻轻送回原位，用透明胶

带封闭气室端天窗,置孵箱 37℃孵育。培养 3~5 天后,即可收获,经消毒人工气室,剪去壳膜及绒毛尿囊膜,吸弃尿囊液,夹起羊膜,用细头毛细吸管穿入羊膜腔内吸取羊水于小瓶中冷藏、备用。

二、组织细胞培养

【实验目的】

1. 掌握原代单层细胞培养过程,观察病毒感染鸡胚单层细胞后的细胞病变效应(cytopathic effect, CPE)。

2. 掌握传代细胞的培养与传代技术。

3. 了解 50%组织细胞感染量($TCID_{50}$)的测定。

【实验器材】

1. 毒种　水疱性口炎病毒(vesicular slamatitis virus,VSV),约 $10^6 TCID_{50}$/ml。

2. 培养基　孵育 9~11 日龄鸡胚、Hela 细胞、细胞生长液(含 5%~10%小牛血清及 100U/ml 双抗的 RPMI-1640 液),细胞维持液(含 2%小牛血清的 RPMI-1640 液)。

3. 试剂　2.5g/L 胰酶,青霉素、链霉素(双抗),5.6% $NaHCO_3$溶液,Hank's 液,无菌蒸馏水。

4. 其他　培养瓶、培养平皿、96 孔培养板、无菌剪刀,镊子,100 目不锈钢网,各种无菌吸管、滴管、无菌小试管、试管架,水浴箱,CO_2孵箱,倒置显微镜等。

【实验方法】

1. 鸡胚单层细胞培养

(1) 无菌取出 7~9 日龄鸡胚一个,置平皿中,用镊子除去头、内脏和四肢,用 Hank 液洗 3 次,以去除残存血液,然后将鸡胚组织移入小瓶内,用眼科剪再将鸡胚组织剪成 1mm×1mm×1mm 大小组织块,再用含有双抗的 Hank's 液洗 2 次。

(2) 胰酶消化:吸弃洗液上清。根据下沉的鸡胚组织块量的多少,加入 5 倍量左右的 0.25%胰酶溶液,用 3.5% $NaHCO_3$溶液调 pH 至 8.0 左右。37℃水浴箱 15~30 分钟,时时摇动。

(3) 静置 5 分钟后,尽量吸去上清以除去胰酶,加入 5%小牛血清 1640 液,用大口吸管反复吹打鸡胚组织,直至悬液变混。

(4) 细胞计数:吸取 0.1ml 细胞悬液与 0.8ml Hank's 液、0.1ml(0.4%)台盼蓝染液混匀小试管中,取少许滴入血细胞计数盘内,按白细胞计数法数出 4 个大方格内活细胞(透明未着色)总数,用下列公式计算每毫升细胞数。

细胞浓度=4 大方格内活细胞数/4×10^4×稀释倍数(10)= 细胞数/ml

细胞存活率=活细胞数/(活细胞+死细胞数)×100%

(5) 细胞分装培养:经台盼蓝拒染试验证明活细胞必须在 90%以上,方可分装。根据细胞计数用生长液将细胞浓度调至$(3\sim5)\times10^5$个/ml,分装于培养瓶内。平放于 5%CO_2孵箱内 37℃孵育,一般 4 小时可使细胞贴壁,2~3 天后可于倒置显微镜下看到成片的单层纤维样细胞。

2. 水疱性口炎病毒在细胞上的感染性测定

(1) 制备细胞

1) 按照前面的方法,用生长液调整鸡胚细胞悬液至细胞浓度为 3×10^5个/ml。

2) 将细胞悬液加入 96 孔培养板微孔中,每孔 100μl。将培养板置于 5% CO_2孵箱、37℃孵育 18~24 小时,使细胞长成单层细胞。

(2) 50%组织细胞感染量($TCID_{50}$)测定

1) 稀释病毒液:取无菌小试管 10 支,各管分别加含 2%小牛血清的维持液 1.8ml,然后加 VSV 病毒液 0.2ml 到第 1 管,反复混合,换一新吸管,从第一管内吸液 0.2ml 加入第 2 管内,以此类推将待测的 VSV 病毒液连续做 10 倍系列稀释,使病毒稀释度为 10^{-1}、10^{-2}、10^{-3}…10^{-10}等。

2) 病毒接种:吸弃长好单层细胞的培养板的各孔培养液,将各稀释度的 VSV 病毒液从低浓度开始,依次加入各微孔中,每稀释度平行加 4 孔,每孔 100μl。细胞对照孔不加病毒液,只加维持液。置 37℃、5% CO_2孵箱中培养。

3) 观察结果:于孵育后 18、24、36、96 小时,倒置显微镜下观察细胞病变效应(CPE),病毒可引起细胞圆缩、堆聚及脱落现象。在观察整个"单层区",以发生 CPE 细胞比例表示其程度,并以下列符号记录结果。

- :无 CPE。

+ :1/4 以下有 CPE。

2+:1/2 的细胞有 CPE。

3+:1/3~1/2 的细胞有 CPE。

4+:3/4 以上的细胞有 CPE。

其中以 2+以上者判为阳性填入表 15-1

4) 计算 $TCID_{50}$:通常按 Reed-Muench 法计算 $TCID_{50}$,以表 15-1 为例。

表 15-1 Reed-Muench 法计算 $TCID_{50}$

病毒稀释度	细胞培养	累积孔数		阳性率	
	病变孔/接种孔	阳性	阴性	比例	累积%
10^{-3}	4/4	9	0	9/9	100
10^{-4}	3/4	5	1	5/6	83
10^{-5}	2/4	2	3	2/5	40
10^{-6}	0/4	0	7	0/7	0

由表 15-1 可知该病毒的 $TCID_{50}$介于 10^{-5}~10^{-4}两个稀释度,二稀释度之间的距离比例为

$$距离比例=\frac{高于 50\%感染百分数-50\%}{高于 50\%感染百分数-低于 50\%感染百分数}$$

$$=\frac{83-50}{83-40}=\frac{33}{43}=0.767(或 0.8)$$

高于 50%感染百分数的病毒稀释度的对数(即 $\log10^{-4}$)= -4.0,故 $TCID_{50}$ = 4.0+0.8 = 4.8,(即 $\log10^{-4.8}$),即此病毒的 $10^{-4.8}$的浓度(即 1∶50 118)以 100μl 接种一组细胞孔后,可使 50%的细胞感染,即有 50%细胞病变的可能性。

3. Hela 细胞(人宫颈癌细胞)传代培养法

(1) 选生长良好的 Hela 细胞 1 瓶,轻轻摇动使细胞碎片等浮起,倒去细胞培养液,再用

Hank's 液洗涤 1 次。

(2) 加入适量(能覆盖细胞面)的 2.5g/L 胰蛋白酶溶液,转动培养瓶,使其浸润整个细胞层,37℃消化 2~3 分钟,翻转培养瓶,肉眼观察细胞单层,至肉眼能看到细胞生长面出现布纹状网孔为止。

(3) 倒掉胰酶,加入适量不含小牛血清培养液终止消化,吸取瓶中培养液反复冲瓶壁上的细胞层,至全部冲下,轻轻吹打,混匀,成细胞悬液,补加 10%的小牛血清,分装培养瓶。

(4) 将培养瓶平放于 37℃、5%CO_2孵箱内培养,于分装后 30 分钟细胞便可贴壁,48 小时可换生长液 1 次,一般 3~4 天可形成单层。长满单层后,换维持液供感染病毒等试验用。

三、免疫学检测

病毒的血清学诊断的方法很多,如血凝抑制试验、中和试验、免疫荧光试验、酶联免疫吸附试验等。

【实验目的】

1. 掌握酶联免疫吸附试验原理、方法和结果判断。(详见本章第二节)
2. 掌握免疫荧光法原理、方法和结果判断。(详见本章第二节)

四、分子生物学检测

【实验目的】

熟悉多聚酶链反应(polymerase chain reaction, PCR)的原理、应用及结果判定。以 PCR 法检测人乳头瘤病毒 HPV-DNA 为例。

【实验器材】

1. 标本 无菌刮取的宫颈分泌物和脱落细胞,放入盛有 2ml 生理盐水的大试管内备用。

2. 试剂 HPV DNA 提取液;PCR 缓冲液;4×dNTP 储备液;Taq 酶;$MgCl_2$HPV 通用引物:5′-CGTCCAAGAGGAAACTGATC-3′,5′-GCACAGGGACATAATAATGG-3′,扩增 DNA 片段长度为 450bp。

3. 其他 PCR 扩增仪、电泳仪、凝胶成像扫描仪、高速离心机等。

【实验方法】

1. HPV DNA 的提取 标本管中加入 1ml 无菌生理盐水,充分摇匀,吸取液体转至 1.5ml 离心管中 13 000r/min 离心 10min,弃上清液。沉淀直接加 50μl DNA 提取液充分混匀,沸水浴 15min。13000r/min 离心 5min,取上清液 1μl 做 PCR 反应。

2. PCR 扩增 反应体系为 25μl,含 10 × PCR buffer 2.5μl,10mmol dNTP 2μl,引物各 10pmol,DNA 提取物 1μl, Taq 酶 1.25U,循环参数:94℃预变性 5 分钟;93℃变性 1 分钟,55℃退火 30 秒,72℃延伸 1.5 分钟,30 次循环;72℃延伸 5 分钟。

3. PCR 产物鉴定 取 6μl PCR 产物、5μl DNA Markers 分别加 2μl 6×加样缓冲液上样液上样,在 2%琼脂糖凝胶(含 0.5μg/ml EB)上,100V 稳压电泳 30 分钟。

4. 结果观察 在凝胶成像扫描仪观察是否扩增出目的条带,如阳性对照出现清晰的条带,待测标本同样出现相同的条带,则为阳性。

【临床意义】

人类乳头瘤病毒(HPV)与宫颈癌的发生和发展关系密切,HPV 的检测已是宫颈癌早期筛查的一个重要方面,因 HPV 至今难于用传统的病毒培养及血清学技术检测,所以 PCR 是检测 HPV 的理想方法。

第二节　常见病毒的检测

一、流行性感冒病毒

【实验目的】

1. 掌握流行性感冒病毒的分离程序。
2. 熟悉血细胞凝集试验和血细胞凝集抑制试验的操作方法及结果判断。

【实验器材】

1. 标本　患者早期含漱液,流感患者血清。
2. 9~12 日龄鸡胚。
3. 试剂　流感病毒型与亚型免疫血清、0.5%鸡红细胞悬液、生理盐水。
4. 其他　剪刀、镊子等、试管架、96 孔 U 形微量反应板等。

【实验方法】

1. 病毒分离

(1) 将患者急性期含漱液低速离心后,吸取上清液 1ml,加抗生素(每毫升含青霉素 2 万 U 和链霉素 20 000μg)0.1~0.2ml。

(2) 经过处理标本 0.2ml,接种于鸡胚羊膜腔(12 日龄鸡胚)或尿囊腔(9 日龄鸡胚),置 35℃孵育 72 小时后,放 4℃冰箱过夜。

(3) 收集鸡胚的羊水或尿囊液,进行血凝试验,判断是否有病毒生长。

2. 血细胞凝集(HA)试验

(1) 原理:流行性感冒病毒表面的血凝素(HA)能与人"O"型、豚鼠和鸡等的红细胞上的血凝素受体结合,引起红细胞凝集。

(2) 方法

1) 取小试管 9 支,按表 15-2 各管加入生理盐水,第 1 管为 0.9ml,其他各管均为 0.2ml。

2) 取收获的尿囊液 0.1ml,加入第 1 管中做 1∶10 稀释,混匀后吸弃 0.2ml,再吸取 0.2ml(1∶10)稀释液加至第 2 管混匀,从第 2 管中取出 0.2ml 置第 3 管混匀,依次做倍比稀释至第 8 管,混匀后自第 8 管中取出 0.2ml 弃掉。这样各管液体量均为 0.2ml,从第 1 管至第 8 管的尿囊液稀释度为 1∶10、1∶20、…、1∶1280,第 9 管为生理盐水对照。

3) 每管加入 0.5%鸡红细胞悬液 0.2ml,轻轻摇匀后置室温 60 分钟,观察结果,观察时要轻拿、勿摇。

表 15-2　流感病毒血细胞凝集试验

试管号	1	2	3	4	5	6	7	8	9
生理盐水(ml)	0.9	0.2	0.2	0.2	0.2	0.2	0.2	0.2	0.2
尿囊液(ml)	0.1↘	0.2↘	0.2↘	0.2↘	0.2↘	0.2↘	0.2↘	0.2↘	-
	(弃 0.8)							(弃 0.2)	
血清稀释度	1∶10	1∶20	1∶40	1∶80	1∶160	1∶320	1∶640	1∶1280	
0.5%鸡红细胞(ml)	各管 0.2								
	摇匀,室温静置 60 分钟								
结果举例	4+	4+	4+	3+	2+	2+	+	-	-

4）结果判断:各管出现血细胞凝集程度用 4+、3+、2+、+、-表示,以出现 2+的最高稀释度为血凝效价。

4+:血细胞全部凝集,凝集的血细胞铺满管底。

3+:大部分血细胞凝集,在管底铺成薄膜状,但有少数血细胞不凝,在管底中心形成小红点。

2+:约有半数血细胞凝集,在管底铺成薄膜,面积较小,不凝集的红细胞在管底中心聚成小圆点。

+:少数血细胞凝集,不凝集的红细胞在管底聚成小圆点,凝集的血细胞在小圆点周围围成小凝块。

-:血细胞不凝集,沉于管底,形成边缘整齐的致密圆点。

如上述结果举例:流感病毒的血凝效价为 1∶320,则 1∶320 为一个血凝单位,1∶160、1∶80 分别为 2、4 个血凝单位,或将 320/4=80,即 1∶80 稀释的病毒液为 4 个血凝单位。

3. 血细胞凝集抑制(HI)试验——定量法

（1）原理:在流行性感冒病毒悬液中加入血清后,若病毒表面的血凝素被特异性血凝素抗体封闭,再加入人的“O”型、鸡或豚鼠的红细胞则不发生凝集现象,即为血凝抑制。试验中若用已知病毒的抗血清,可鉴定病毒型及亚型;若用已知病毒,则可测定患者血清中有无相应抗体。应取双份血清做两次试验,若恢复期血清抗体效价比早期高 4 倍以上,即有诊断意义。

（2）方法

1）根据 HA 试验结果,确定病毒的血凝价,配制出 4 个血凝单位的病毒液。

2）将 4 个血凝单位的新分离病毒液加入 U 形孔反应板孔内,每孔 20μl,共 10 孔。

3）取经处理的 1∶5 稀释的患者血清 0. 2ml 加入第 1 管中作 1∶10 稀释,最后倍比稀释至第 8 孔,弃去 0. 2ml,第 9 孔为病毒凝集对照,第 10 孔为血清对照。

4）然后吸取病毒稀释液,滴加于 1~10 各孔中 0. 2ml(含 4 个单位病毒),第 10 管不加病毒悬液。

5）摇匀后每管加入 1%鸡红细胞 0. 2ml,置室温 30 分钟、45 分钟各观察一次结果,以 45 分钟的结果为准(如果红细胞滑下,参考 30 分钟的结果)。

6）观察血凝的判断标准同血凝试验,但本试验是以不出现血凝现象的试验管为阳性,以完全抑制红细胞凝集的血清最大稀释倍数为该血清的 HI 滴度(表 15-3)。

表 15-3 血细胞凝集抑制试验(定量法)

试管号	1	2	3	4	5	6	7	8	9 病毒对照	10 血清对照
生理盐水(ml)	0.2⎫	0.2⎫	0.2⎫	0.2⎫	0.2⎫	0.2⎫	0.2⎫	0.2⎫	0.2	0.2
1:5 稀释血清(ml)	0.2⎭↘	0.2⎭↘	0.2⎭↘	0.2⎭↘	0.2⎭↘	0.2⎭↘	0.2⎭↘	0.2⎭↘	弃 0.2	0.2
	(弃 0.2)									
血清稀释度	1:10	1:20	1:40	1:80	1:160	1:320	1:640	1:1280		
4U 流感病毒液(ml)	0.2	0.2	0.2	0.2	0.2	0.2	0.2	0.2	0.2	
1%鸡红细胞(ml)	各管 0.2 混匀,室温静置 45 分钟									
结果举例	-	-	-	+	2+	3+	4+	4+	4+	-

【临床意义】

急性呼吸道感染中 90%~95%是病毒所致,其中许多病毒具有感染力强,传播快,发病急,病后免疫力不能持久等特点。尽管血凝试验与血凝抑制试验对流行性感冒病毒的诊断即特异又简便,但病毒分离培养过程繁琐。故临床上常用荧光抗体染色法、放射免疫技术及酶免疫检测等进行快速诊断,只有当流感大流行时或进行流行病学调查时,才进行常规的病毒分离与鉴定。

二、乙型肝炎病毒

【实验目的】

掌握 ELISA 法检测乙型肝炎病毒血清标志物的操作方法、结果判断及其临床意义。本实验以检测 HBsAg 为例。

【实验器材】

1. 标本 待检血清。

2. 试剂 酶标抗体(HRP-抗 HBs)、HBsAg 阳性对照血清、HBsAg 阴性对照血清,洗涤液(0.05mol/L pH 7.2 PBS 加 0.05% Tween-20)、底物(pH 5.0 磷酸盐-枸橼酸缓冲液配制的 OPD-H_2O_2)、终止液(2mol/L H_2SO_4)。

3. 其他 抗 HBsAg 包被微孔板、加样器、吸头、酶标检测仪等。

【实验方法】

1. 抗体包被 用 pH 9.6 Na_2CO_3-$NaHCO_3$缓冲液稀释马抗 HBsAg 至适当浓度,向微孔板中每孔加 100μl,4℃放置过夜。

2. 洗涤 弃去包被板孔内液体,用洗涤液注满各孔,静置 20 秒,甩干,反复洗涤 3 次,于吸水纸上拍干。

3. 加样 每孔加 PBS 100μl,待测标本 20μl,每板设阴、阳性及空白对照,用不干胶密封微孔板,置于 43℃水浴保温 50 分钟,弃去孔内液体,用洗涤液洗涤 3 次,拍干。

4. 加酶标抗体 每孔加 HRP-抗 HBsAg 100μl(空白孔不加),用不干胶密封微孔板,置于 43℃水浴保温 50 分钟,弃去孔内液体,用洗涤液洗涤 3 次,拍干。

5. 加底物 每孔加底物 OPD-H_2O_2 100μl,37℃ 20 分钟后加入终止液 50μl。

6. 结果检测　用酶标检测仪 492nm 测吸光度值(A),用空白孔进行调零,读取各孔的 A 值,以标本吸光度值/阴性吸光度值≥2. 1 判断为阳性,否则为阴性。

【临床意义】

HBV 血清标志物检测是目前诊断乙肝最常用的指标,乙肝表面抗原(HBsAg)是 HBV 感染的特异标志,HBsAg 的出现就可作为乙肝的早期诊断。

三、EB 病　毒

【实验目的】

掌握间接免疫荧光法检测 EB 病毒壳抗原(EBV- VCA)IgG 的操作方法、结果判断及临床意义。

【实验器材】

1. 标本 待检患者血清。

2. 试剂　0. 1mol/L PBS(pH 7. 5)缓冲液、异硫氰酸荧光素(FITC)标记的抗人 IgG、抗 EBV-VCA IgG 抗体阳性、阴性对照血清。

3. 其他　试管、吸管等,表达有 EB 病毒壳抗原(VCA)的淋巴细胞涂片的基质载片。

【实验方法】

1. 将待检血清用 PBS 缓冲液做 1∶10 稀释,阳性和阴性对照血清亦做适当稀释。

2. 在表达 EBV-CA 的基质载片上加适当稀释标本和对照血清,37℃孵育 30 分钟。

3. 载片经 PBS 冲洗后再浸入该缓冲液中浸洗 5 分钟,取出晾干。

4. 加适量 FITC 标记的抗人 IgG 于反应区内,放湿盒中置 37℃孵育 30 分钟。

同上法洗涤、晾干,注意避免阳光直射载片。

5. 干燥、封片后镜检,于荧光显微镜下用 40×物镜观察。

6. 结果　荧光显微镜下每个视野有 10%以上感染细胞呈黄绿色荧光者,可判断为抗 EBV -IgG 阳性。

【临床意义】

EBV 是传染性单核细胞增多症的病原体。传染性单核细胞增多症是与咽炎和淋巴结病有关的发热性疾病,并且还经常伴有肝脾肿大,但很少有出疹。另外还发现 EBV 感染与伯基特淋巴瘤和鼻咽癌也有关。

检出 IgG 型抗 EBV-CA 抗体提示有 EB 病毒感染,滴度升高 2 倍以上并且同时抗 EB 病毒核抗原(EBNA 抗体阴性,提示处于感染初期)。IgM 型抗 EBV-CA 和 EB 病毒早期抗原(EBV-EA)抗体有可能出现在感染初期,但并非必然。如果检出抗 EBNA 抗体则常提示为 EB 病毒感染晚期。

【思考题】

1. 分离和培养病毒的方法有哪些?

2. 流行性感冒病毒的分离和鉴定方法?

(王豫萍)

第二篇　综合性实验

第十六章　血液及骨髓标本的细菌学检验

第一节　血液及骨髓标本的细菌学检验

在患者的血液中培养出微生物,对感染性疾病的诊断与预后具有非常重要的意义,既能明确引起感染的病原微生物,又能提供病原菌对抗菌药物的敏感性试验结果,从而优化抗菌药物的治疗。

【实验目的】

1. 掌握血液及骨髓标本的细菌学检验程序:标本的采集、检验流程和检验结果解读。
2. 掌握血液及骨髓标本常见细菌的检验技术。

【实验器材】

1. 标本　疑为菌血症患者的血液或骨髓标本。
2. 培养基　脑心浸液(哥伦比亚或胰酶大豆肉汤)、硫乙醇酸钠肉汤、5%羊血琼脂平板、巧克力琼脂平板、厌氧血琼脂平板、Hugh-Leifson 培养基(O/F 试验)、KIA、MIU 等。
3. 试剂　革兰染色液、3%过氧化氢溶液、氧化酶试剂、5μg/片新生霉素药敏纸片等。
4. 其他　沙门菌属诊断血清、新鲜人或兔血浆。

【标本送检要求】

1. 标本采集　血培养应该严格执行无菌操作,按照标准程序进行收集,用于培养的血应从静脉抽取而不是动脉。

(1) 采血指征:患者出现以下一种或同时具备几种体征时,若临床怀疑菌血症时应采集血液标本进行血液培养。

1) 发热(≥38℃)或低温(≤36℃)。

2) 寒战。

3) 白细胞增多($>10\times10^9$/L),特别有“核左移”未成熟的或带状的白细胞增多。

4) 血液病患者出现粒细胞减少或血小板减少等。

5) C 反应蛋白升高及呼吸加快。

6) 皮肤黏膜出血。

7) 休克。

8) 多器官衰竭。

9) 血压降低。

可疑新生儿败血症时，除发热或低热外，很少培养出细菌，应该补充尿液和脑脊液培养。老年菌血症患者，可能不发热或低热，如伴有身体不适，肌痛或中风可能是感染性心内膜炎的重要指征。

（2）标本采集时机与次数：怀疑为菌血症的患者，原则上应在抗菌药物使用前采取，对已开始抗菌药物治疗的患者可在下次给药前采取。菌血症患者病原菌在血液中呈周期性出现，尽管临床症状严重，但患者血液中病原菌浓度水平可能较低。因此要求临床多次采集血液标本进行肉汤增菌培养，但 24 小时内一般不超过 3 次。血培养的最佳采集时间应在寒战或体温高峰到来之前采集，因为细菌流入血液与寒战发作通常间隔 1 小时，超过发热峰值后，病原菌的检出率会随之降低。由于细菌很快会从血液中清除，因此，在寒战或发热后应尽快抽取血液。

一般情况下疑似菌血症患者应于不同部位同时或间隔短时间内采集 2 套（每套包括 1 只需氧血培养瓶和 1 只厌氧血培养瓶）以上血培养标本。婴幼儿患者，推荐同时采集 2 套（不同部位，均采用需氧血培养瓶）血培养标本。

对特殊的全身性和局部感染患者采集血培养的建议：

1）发热原因不明患者，如隐性脓肿、伤寒热和波浪热：在 24 小时内应从不同部位采血 2~3 套，间隔不少于 60 分钟。24 小时至 36 小时后，估计温度升高之前（通常在下午）立即采集 2 套以上血培养。

2）急性原发性菌血症、真菌菌血症、脑膜炎、骨髓炎、关节炎或肺炎的患者：应立即采集 2 或 3 份血培养瓶，快速进行血培养。

3）可疑心内膜炎的患者，起始采集 3 套血培养（每次间隔不少于 30 分钟），如果在 24 小时内培养结果为阴性，则应继续采集 2 套血培养。亚急性感染性心内膜炎，需在 30 分钟至 1 小时内连续抽取数套血培养（以证明细菌感染的连续性），然后才开始抗菌药物的经验治疗。

4）怀疑菌血症或真菌菌血症，血培养结果持续阴性，应改变采血培养的方法，以便获得罕见的或苛养的微生物。

在采集血培养后的 2~5 天内，不需要重复采集，因为在抗菌药物治疗开始后的 2~5 天内，血液中的细菌不会立即清除。

（3）标本采集部位：标本大多由肘静脉采取。儿童和婴幼儿采血的部位多为颈部和腹股沟，这两部位皮肤褶皱多，易造成皮肤寄生菌污染，因此必须严格消毒。不建议采集动脉血，动脉血培养不及静脉血培养的阳性率高，因此不予推荐。不宜从静脉导管或静脉留置口取血，因其常伴有高污染率，如必须从留置导管内采血，须另外匹配一个静脉穿刺获得的血培养，有助于对比和结果解释。静脉导管采血时，不要弃去初段血，不要用抗凝剂冲洗。

（4）标本采集量：采血的总量是影响检出病原体的重要因素之一。对于成人患者推荐的采血量为每套不少于 10ml，每瓶不少于 5ml，最好为 20ml，分注在 2 个血培养瓶（需氧瓶+厌氧瓶）内。儿童患者因为血液中病原菌浓度较高，血培养量无需等同于成人。对于婴幼儿患者推荐的采血量每瓶 1~5ml。血液与培养基（肉汤）之比以 1∶（5~10）（*V/ V*）为宜，可使血液中的抗菌物质如原有抗生素、溶菌酶、抗体和补体等充分稀释，不能发挥抗菌活性。大多数商业血培养系统为了最佳检出，都规定了必要的血液标本量，实验室必须按照厂家的建议，采集足够的血液标本量。

实验室如收到采血量不足的血培养标本不必拒收，仍可进行培养，但需在报告单上注明“送检血液标本量未达到要求，会影响结果的灵敏度”。实验室要监控血培养血液量是否符合要求，并及时反馈给临床，这是质量保证的一项重要指标，有助于改善医疗质量及避免医疗资源的浪费。

采集骨髓标本作培养,采集量一般为 1~2ml。

同时进行需氧和厌氧培养时,应先注入厌氧瓶。因为有些厌氧菌对氧极度敏感,在空气中极短时间内即死亡。如采集血量少于推荐血量,应首先接种需氧瓶,剩余接种厌氧瓶。用这样的顺序来接种非常重要,因为大部分菌血症是有需氧和兼性厌氧菌引起,这样会更好地从需氧瓶中检出这些菌。

(5) 采集方法:皮肤消毒采用三步消毒法:先用 70%~75%乙醇溶液擦拭静脉穿刺部位,等待 30 秒以上,再用 1%~2%碘伏溶液(碘与聚乙烯吡咯烷酮)消毒 30 秒或 10%碘酊(碘和碘化钾的乙醇溶液)消毒 60 秒,从穿刺点向外以 1.5~2cm 直径圆圈进行消毒。最后用 70%~75%乙醇溶液脱碘,严格执行三步消毒后,可进行静脉穿刺采血。注意对碘过敏的患者只能用 70%~75%乙醇溶液消毒,消毒 60 秒,待穿刺部位乙醇挥发干后穿刺采血。采集血培养标本时,建议使用真空采血针进行采血。常规方法:采血针头刺入静脉,另一头刺入相应血培养瓶,利用瓶内真空抽取血标本。如用注射器无菌穿刺采血后,勿换针头直接注入血培养瓶,轻轻摇动混匀。

培养瓶消毒程序:用 75%乙醇或碘溶液(不要使用碘)消毒血培养瓶橡皮塞子,乙醇作用待 60 秒,然后注入血液。

2. 标本运送 采血后血培养瓶应立即送到临床微生物实验室。接种前后的血培养瓶均不得冷藏或冷冻(血培养标本冷藏或冷冻会使一些微生物死亡,玻璃瓶冰冻会使容器破裂)。采集后的血培养瓶短期内置于室温不影响细菌检出,不要冷藏。实验室收到血培养瓶后立即进行肉眼观察微生物生长情况。

采用自动化连续检测血培养系统,如标本送检不及时,会导致微生物检测延迟。尽管自动化连续检测系统有允许延迟上瓶检测微生物生长的原理,但还是应及时送检尽量减少延迟。

3. 标本的验收与拒收 实验室收到血培养后,应按以下步骤验收:

(1) 检查瓶子上的标签,确认资料是否齐全,与申请单上的患者资料是否一致。

(2) 查看培养瓶是否有渗漏、破裂或明显污染。

(3) 血液标本是否适量。

由于菌血症和真菌菌血症的检测对基本的临床感染性诊断十分重要,实验室工作人员应认真接收血标本,对儿童和成人,不管抽血量多少,均应该进行培养并在报告单上注明血量,提示有可能延误菌血症或真菌菌血症的检测。

不合格标本:

(1) 血培养瓶无标签或贴错标签,培养瓶有渗漏、破裂或明显的污染。

(2) 用过期的培养瓶收集标本或不适当的培养瓶收集标本(如需氧瓶、厌氧瓶、真菌瓶、成人瓶、儿童瓶没有按要求使用)。

(3) 血标本采集后放置 12 小时以上(手工法除外)。

(4) 冷藏保存的标本。

每位临床医师都应该对患者负责任,实验室工作人员发现不合格的标本后,应该及时通知临床医生以便重新采集血培养进行补救。

4. 标本处理 不推荐血液标本直接做革兰染色,因为通常血流中的细菌太少。血培养标本的处理需视所用的培养系统而定。

(1) 手工法血培养:血培养需要在标本采集和运送至实验室后置于 35~37℃孵育,每天定时观察,一般培养 7 天。每次观察后若无菌生长将培养基混匀。若有生长迹象(如浑浊、培养基变色、絮状沉淀物或颗粒状沉淀、溶血或血液颜色改变、肉汤表面有菌膜等），应立即无菌操作抽取培养物进行涂片革兰染色，并将革兰染色镜检结果报告临床。同时取培养物转种至血琼脂平板、巧克力平板和一种选择性培养基（如麦康凯），置于35～37℃适当的环境下（需氧、厌氧或二氧化碳环境）孵育。

（2）仪器法血培养：应按照仪器标准操作规程要求，将血培养瓶放入血培养仪中进行孵育。血培养仪若提示有阳性培养瓶产生时，应取出阳性瓶，进行瓶盖消毒后，用无菌注射器抽取培养物进行革兰染色，并将染色镜检结果报告临床，同时取培养物转种至血琼脂、巧克力琼脂平扳和一种选择性培养基（如麦康凯），置35～37℃适当的环境下（需氧、厌氧或二氧化碳环境）孵育。分枝杆菌血培养必须用特殊的商品化分枝杆菌血培养瓶。

【检验程序】

1. 血液及骨髓标本检验流程图，见图16-1。

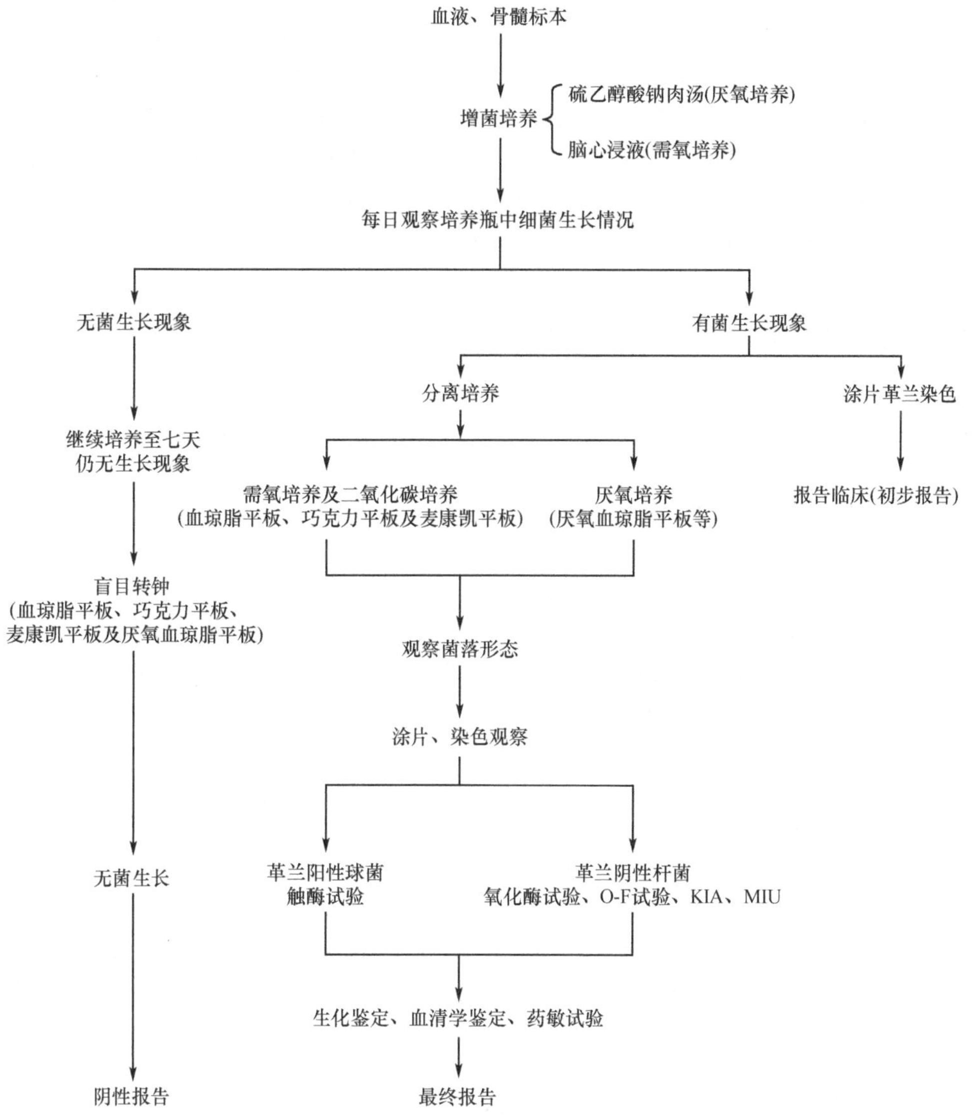

图16-1　血液及骨髓标本检验流程图

2. 血液及骨髓标本检验程序

(1) 将血培养瓶置35~37℃孵育,每日观察一次,连续观察至第7天,注意观察培养瓶的变化。

(2) 如有发现培养液混浊、溶血、绿色色素、表现菌膜生长、胶胨状凝固或细胞层颗粒状生长,均为细菌生长现象。用无菌技术取瓶内液体进行涂片,革兰染色检查,如发现细菌,根据细菌的染色性及形态特征发出初步报告(电话通知临床)。同时用无菌技术取瓶内液体接种固体培养基。需氧培养瓶接种羊血琼脂平板作需氧培养,接种巧克力放入5% CO_2环境35~37℃孵育24小时;厌氧培养瓶接种厌氧血琼脂平板,置厌氧环境进行35~37℃ 48小时培养,观察菌落生长情况。

(3) 细菌菌落涂片、革兰染色,观察细菌形态及染色性,如为革兰阴性杆菌,进行氧化酶试验和葡萄糖氧化发酵试验(O-F),氧化酶阴性并发酵葡萄糖,初步判断为肠杆菌科细菌,按肠杆菌科细菌进行鉴定;氧化酶试验阳性或阴性,不发酵或不利用葡萄糖者,疑为非发酵菌,按非发酵菌进行鉴定;氧化酶试验阳性并发酵葡萄糖按弧菌科进行鉴定。血液中常见革兰阴性杆菌的鉴定具体参见第六章革兰阴性杆菌的培养和鉴定。

(4) 细菌菌落涂片、革兰染色,如发现革兰阳性球菌,葡萄串样或散在排列,触酶试验阳性,初步判断为葡萄球菌。链状或散在排列,或成双排列,触酶试验阴性,初步判断为链球菌属或肠球菌属。参见第五章革兰阳性球菌的培养和鉴定。

(5) 血液标本中常见的病原菌见表16-1。

表16-1 血液及骨髓常见的病原菌

形态染色	种类
革兰阳性细菌	
球菌	金黄色葡萄球菌、表皮葡萄球菌、A群、B群链球菌、草绿色链球菌、肺炎链球菌、肠球菌、厌氧链球菌、真菌
杆菌	产单核李斯特菌、炭疽芽孢杆菌、产气荚膜梭菌、丙酸杆菌
革兰阴性细菌	
球菌	脑膜炎奈瑟菌、卡他布兰汉菌
杆菌	伤寒及副伤寒沙门菌、大肠埃希菌、肺炎克雷伯菌、肠杆菌属、铜绿假单胞菌、不动杆菌、流感嗜血杆菌、气单胞菌、去硝化产碱杆菌、胎儿弯曲菌、沙雷菌、类杆菌、梭杆菌、布鲁菌、鼠疫耶尔森菌、洋葱伯克霍尔德菌

3. 结果报告

(1) 阳性结果报告

1) 初步报告:在增菌过程中培养瓶中怀疑有细菌生长,经涂片、革兰染色证实,可报告"有××细菌生长"。电话通知临床医师,报告包括革兰染色特性和形态(如革兰阳性球菌疑似为葡萄球菌等)。血培养瓶阳性培养物涂片染色镜检结果见图16-2,彩图16-1。

2) 正式报告:对转种后生长的细菌进行鉴定及标准化药敏试验,最终报告细菌种名和药物敏感试验结果。

(2) 阴性报告

1) 初步报告:对临床特别需要了解血培养信息的患者,普通血培养瓶3日仍为阴性时(仪器法48小时)应通知临床医生,以便做出相应处理。

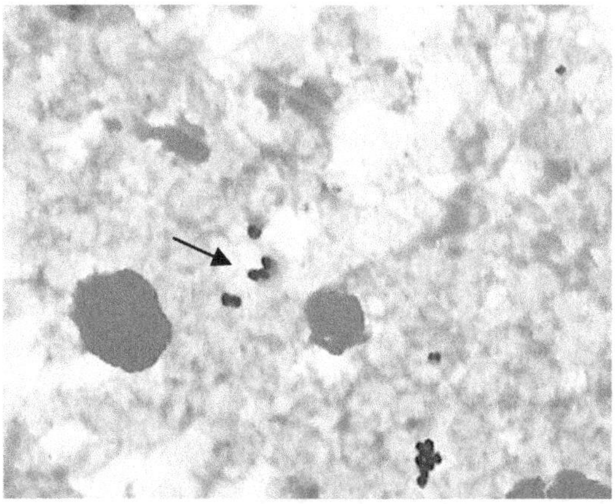

葡萄球菌

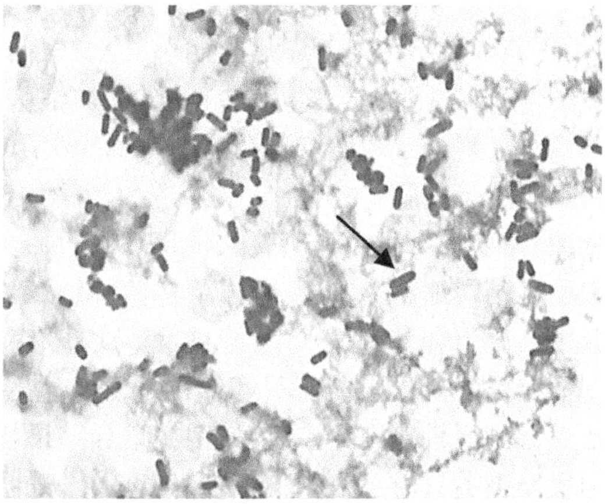

革兰阴性杆菌

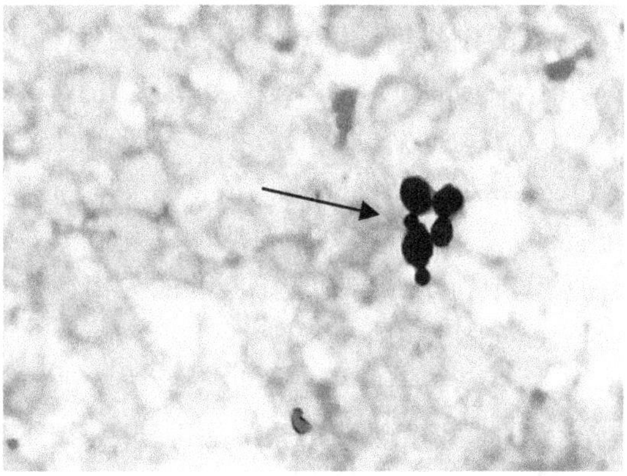

念珠菌

图 16-2　血培养阳性培养物(细菌)涂片染色镜检结果,×1000

2) 正式报告:全自动血培养仪的标准血培养周期为 5 日。传统的手工方法,推荐孵育 7 日。全自动血培养仪若孵育 5 日后仍为阴性结果,转种后若无生长,可报告为“5 日培养未见细菌生长”。手工血培养瓶培养至 7 日无菌生长,需无菌操作抽取培养物进行转种,若无生长可报告为“7 日培养未见细菌生长”。有研究表明,95%~97%的有临床价值的细菌会在 3~4 日内被自动血培养系统检出。对于特殊情况可适当延长标本培养时间,如可疑心内膜炎,需延长培养至 2 周或更长时间,临床怀疑布鲁菌感染,可延长培养至 21 日甚至 28 日,怀疑军团菌感染,可延长培养至 10 日等。

对培养时间较长的血培养阴性标本,最后还需要转种做次代培养。

【检验结果解读】

送检血培养标本有助于识别由细菌引起的菌血症、败血症、心内膜炎及人工瓣膜感染、化脓性血栓性静脉炎以及其他感染或导管引起的感染。因为许多种微生物与血源性感染有关,所以通过血培养的方法,有助于发现细菌的生长。但并非所有血培养阳性均有临床意义,因血培养标本在采集、接种、运送的过程中,有潜在性受污染的可能,应根据临床表现、患者的基础疾病、可能的入侵途径(原发感染灶)等分析阳性血培养的意义。血培养中分离的病原体多为细菌,其中多见需氧菌,厌氧菌较少,真菌近年来有增加的趋势,分枝杆菌及支原体少见。

当血培养阳性时应注意分析:①不能明确是污染菌还是致病菌。当分离出某种细菌时,不能判断是污染菌还是致病菌,应及时与临床沟通,了解患者症状(发热等)、抗菌药物使用情况,并与其他实验室检查结果(白细胞计数和分类)进行综合分析判断。②两次血培养的结果判断。两次培养有时会出现一次阴性,一次阳性,应首先考虑细菌种类,若阳性结果检出的是皮肤定植菌,一般考虑为污染;若阳性瓶检出是金黄色葡萄球菌或其他条件致病菌,需要临床医生和实验人员相互沟通综合分析,建议重复采血培养。若两次均为阳性,但检出不同细菌,如分别为棒状杆菌、微球菌,则认为是污染菌,建议重复采血培养;相反若其中一次为金黄色葡萄球菌或大肠埃希菌,另一次为皮肤定植菌,应及时和临床沟通。③血培养中复数菌感染不可忽视。复数菌败血症是指在同一次血培养中分离到两种以上致病菌的严重感染性疾病,如两次培养结果均为阳性,菌种一致,应考虑为复数菌感染。而两次结果中只有一次检出两种细菌,应及时与临床沟通。国内复数菌检出率低,临床应重视。

血培养常见的污染菌:凝固酶阴性的葡萄球菌、棒杆菌、芽孢杆菌属和丙酸杆菌属菌种等。虽然这些细菌是不致病的人体皮肤正常菌群,但对于危重患者(如白血病患者、移植手术后的患者、ICU 患者或早产儿)和免疫力低下的患者要考虑它们的致病性。目前国内血培养分离率较高,而其临床意义又最难判断的是凝固酶阴性的葡萄球菌。仅单次的培养阳性,患者无导管或植入物留置、与原发感染类型不对应的,应考虑为污染。当患者有免疫缺陷或有导管、植入物,多次血培养或血培养与原发感染灶的分离菌为同一菌种,且耐药谱或基因型相同时,则考虑为血流感染的致病菌。

病例:女性患者,55 岁,心瓣膜换瓣术后出现热带念珠菌感染而入院治疗,抗真菌治疗后热退。一周后复查血培养,目的是了解热带念珠菌是否转阴,结果显示无真菌生长,而表皮葡萄球菌生长,2 次中 1 次阳性。根据患者体温正常,白细胞计数机分类正常,一般情况良好,判断此血培养阳性菌为污染菌,不用抗菌治疗,密切观察临床情况。

【注意事项】

1. 血液及骨髓标本的细菌学检验是诊断菌血症和败血症的病原学依据,但标本在采集、接种、运送过程中存在潜在污染的可能,尤其在静脉穿刺术中。因此严格做好患者抽血部位皮肤的消毒,注意无菌操作,避免被体表正常菌群污染。

2. 应尽可能抽取患者静脉血管中血液,切忌在静脉滴注药物的静脉处采取血标本。不宜从静脉导管或静脉留置口取血。若血液标本采集自留置管、中心静脉管内,应在申请单上注明。

3. 一般应在抗菌药物使用前采集标本,如患者已用过抗菌药物或情况不明时,应使用硫酸镁肉汤增菌液,以中和四环素、链霉素、新霉素、多黏菌素等抗菌药物,并添加抗菌物质拮抗剂如 5%对氨基苯甲酸(PABA)拮抗磺胺类、100U/50ml 青霉素酶破坏青霉素和加入 0.03%~0.05%聚茴香脑磺酸钠(SPS)。SPS 既是一种抗凝剂,又可抑制血清中杀菌物质和吞噬细胞、中和溶菌酶、灭活补体及氨基糖苷类和多肽类抗生素。但 SPS 本身有可能抑制个别细菌如脑膜炎奈瑟菌、淋病奈瑟菌的生长。

4. 根据各类血液培养基的用途不同,选择合适的培养基,一般推荐每份标本至少使用需氧和厌氧两种培养基,以防漏检。同时做需氧菌和厌氧菌培养时,应先将标本注入需氧瓶中,然后再注入厌氧瓶,标本采集量不足时应先满足需氧瓶,然后将剩余的血液接种入厌氧瓶。

5. 一般菌血症多由一种细菌引起，但有 5%～10%的菌血症患者是多菌性菌血症，因此进行次代培养时，应提供适用于需氧菌、厌氧菌、苛养菌和真菌等生长的培养基以及相应的培养条件，以免漏诊。

6. 如果血培养物涂片染色呈阳性而转种呈阴性时，应考虑可能是培养环境不当，如缺乏二氧化碳、厌氧或微需氧生长条件，缺乏被检菌生长的营养物质，转种孵育时间不够长。存在抗菌药物，有些生长缓慢的细菌也容易被漏检。

第二节　中心静脉导管的细菌学检查（Maki 半定量法）

导管相关性血流感染（catheter-related bloodstreaminfections，CRBSI）是指留置血管插管的患者出现血流感染的临床表现（如发热、寒战等），从导管和外周血培养中分别培养出相同的病原菌，并排除其他感染源则可证实为 CRBSI。中心静脉导管是引起相关性血流感染的常见导管之一。在明确中心静脉导管相关性血流感染时应注意区别是直接源于导管还是因其他感染部位导致的血流感染，因为有些血流感染是继发于手术部位感染、腹腔感染、尿路感染等。故中心静脉导管相关性血流感染仅限于导管感染导致的血流感染，必须排除其他部位感染，且导管尖端培养与血培养为同一致病菌。

【实验目的】

通过检测中心静脉导管污染状况，了解导管相关性感染的实验室诊断。Maki 半定量培养法，检测是否为导管表面的定植菌引起的感染。

【实验器材】

1. 中心静脉导管、血平板、玻片等。
2. 革兰染色液、培养箱。

【标本送检及检验程序】

1. 中心静脉导管检验流程图见图 16-3。

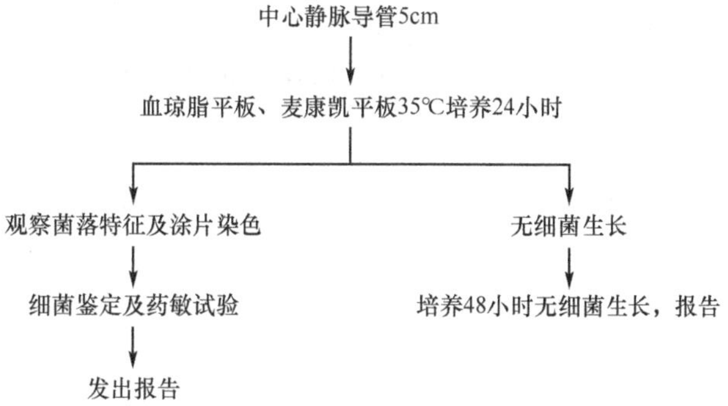

图 16-3　中心静脉导管检验流程图

2. 中心静脉导管检验程序

（1）用无菌技术剪下中心静脉导管近心端 5cm，置血平板上往返全程滚动 4 次，置 35℃孵育 18～24 小时。（图 16-4，彩图 16-2）。

（2）然后菌落计数，若≥15CFU/平板可能是感染菌，应进行细菌鉴定和药敏，同时建议

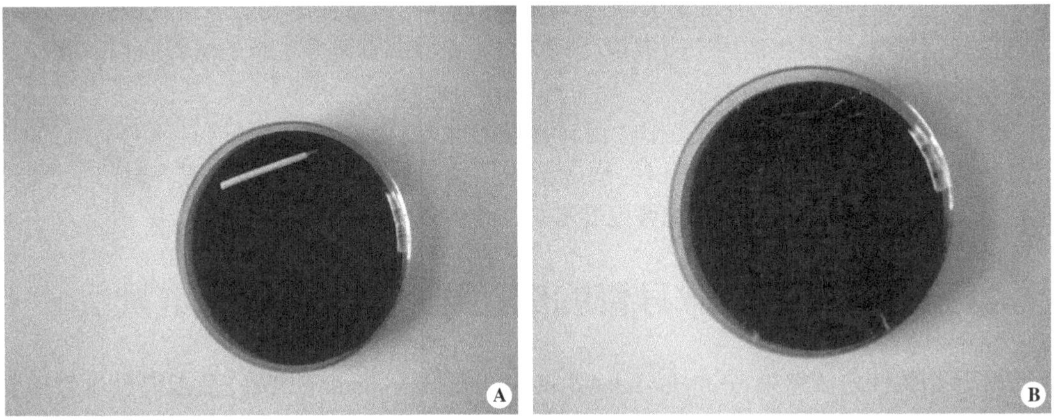

图 16-4　中心静脉导管半定量培养：A 为滚动接种法，B 为半定量接种结果

抽血做血培养。若菌落计数<15CFU/平板，经涂片革兰染色后，报告涂片结果和实际的菌落计数。若为两种细菌，且菌落计数均为≥15CFU/平板，均应进行细菌鉴定和药敏，建议做血培确认。若 48 小时后无菌生长，报告“48 小时无菌生长”。若出现三种或三种以上细菌生长，应分别进行涂片和革兰染色，报告涂片结果和实际的菌落计数。

【检验结果解读】

1. 对中心静脉导管进行培养时，一般建议从外周静脉无菌操作两次血培养。

2. 结果解释

(1) 如果一次或多于一次的血培养结果是阳性，同时导管片段的培养也是阳性(半定量培养菌落数≥15 个)，并且为同一种菌，提示可能为导管相关性血流感染。

(2) 如果一次或多于一次的血培养结果是阳性，但导管片段的培养是阴性，提示不能诊断为导管相关性血流感染。但若是金黄色葡萄球菌或念珠菌，并缺乏任何其他部位感染的证据，则可提示为导管相关性血流感染。

(3) 如果两次血培养均为阴性而导管片段培养时阳性，不管菌落计数的结果如何，提示为导管定植菌，而不是导管相关性血流感染。

(4) 如果两次血培养均为阴性，导管片段培养也是阴性，则不是导管相关性血流感染。

【注意事项】

由于本实验所用的静脉导管取自临床病人，可能存在潜在的生物危害，应注意实验室的生物安全防护。

（杨　旭）

第十七章　尿液标本的细菌学检验

【实验目的】

1. 掌握尿液标本的细菌学检验程序、方法和注意事项。

2. 掌握尿液标本的细菌计数方法。

【实验器材】

1. 标本　临床尿液标本。

2. 培养基　5%羊血琼脂平板、麦康凯平板(或中国蓝平板)、巧克力琼脂平板、KIA、MIU、Hugh-Leifson 培养基(O/F 试验)等。

3. 试剂　3%过氧化氢、氧化酶试剂、硝酸盐还原试剂、革兰染色液、抗酸染色液、5μg/片新生霉素药敏纸片等。

【标本送检要求】

1. 标本采集　正常人膀胱中的尿液是无菌的,但因为在尿道口及外阴部位存在正常菌群,当尿液经尿道排出时,很容易受到污染而混有细菌。正常人细菌数不超过 10^3CFU/ml。患有泌尿系感染时,尿中的菌落数高于 10^4~10^5CFU/ml,因此常以此界限作为诊断泌尿系感染的依据。

(1) 采集指征:尿路感染、肾结核、泌尿系结石、膀胱排空功能受损或前列腺增生等患者,出现尿频、尿急、尿痛等膀胱刺激症状;肉眼脓尿或血尿;尿常规检查亚硝酸盐阳性或有白细胞;不明原因的发热患者或留置导尿管的患者出现发热、尿道口有脓性分泌物等症状,以及泌尿系统疾病手术前等应采集尿液标本送检。

(2) 采集时间:未使用抗菌药物之前采集。通常采集晨起第一次尿液送检。确保尿液在膀胱内停留 4 小时以上。疑似沙门菌感染、钩端螺旋体感染时,一般在发病后 2 周左右采集尿液标本培养。

(3) 采集方法

1) 清洁中段尿采集法:是临床上最常采用的方法。晨尿最好,睡前少饮水。女性患者先以肥皂水清洗外阴部(男性翻转包皮,清洗尿道口),再以灭菌水冲洗尿道口,用手指将阴唇分开排尿,弃去前段尿,留取中段尿 10~15ml 于无菌容器中加盖立即送检,2 小时内接种。此方法简单、易行,最常用但很容易污染,应嘱咐患者正确留取。

2) 导尿法:①直接导尿采集法,先按常规方法做会阴局部消毒。用导尿管直接经尿道插入膀胱,先弃去前段 15ml,再留取 10~15ml 膀胱尿液于灭菌容器内送检。此法可减少尿液标本污染,准确地反映感染情况。但因为插入导管时,极容易将下尿道中的细菌带入膀胱,增加医源性感染的危险,导致继发感染。一般不提倡使用。②留置导尿采集法,可用碘酒消毒尿道口处的导尿管壁,用无菌注射器的细针斜穿管壁抽吸尿液 5~10ml,置于灭菌容器内送检;或消毒后解开接口,弃去导尿管前段,留取无污染的膀胱内尿液数毫升送检,长期留置导尿管者,应在更换新导尿管后留取尿标本。

3）膀胱穿刺法：在膀胱充盈的状态下，严格无菌操作消毒耻骨联合处皮肤，以无菌注射器穿刺膀胱抽取5～10ml尿液送检。此法用于尿液厌氧菌培养或留取标本困难的婴儿尿标本采集。此法有一定的痛苦，患者难以接受，但可避免尿液标本的污染。

4）留尿法：留取24小时尿液，取其沉渣10～15ml送检。主要用于疑为泌尿道结核患者的检查。

（4）标本采集量：一般成人最好采集10～15ml，婴幼儿不少于1ml，尿量不足，培养结果可能不可靠。

（5）标本采集容器：容器应该采用惰性材料；应洁净，无菌、加盖、封闭、防渗漏，且不含防腐剂和抑菌剂；容器应广口，具有较宽的底部。容积应在40ml左右，盒盖易于开启。

（6）标本运送：标本采集后应及时送检和接种，室温不得超过2小时（夏季保存时间应适当缩短或冷藏保存），4～8℃冷藏保存时间不得超过24小时。但应注意经冷藏保存的标本不能用于淋病奈瑟菌培养。

2. 标本的验收和处理

（1）申请单验收：要求除患者的基本信息以外还应包括标本收集时间、采集方式、是否已使用抗生素等，申请单是否填写完整。

（2）标本验收：检查标本标识是否与申请单相符，标本容器有无溢漏、渗出，是否加盖，送检时间是否超过规定的标本保存时间。

（3）不合格标本的处理：对申请单信息不全者应及时与临床医师联系；对标本标识与申请单不符，送检容器不合格，或送检超过规定时间的标本应拒收，并与临床联系说明原因，要求重新留取标本。

【检验程序】

1. 尿液标本的细菌学检验流程图，见图17-1。

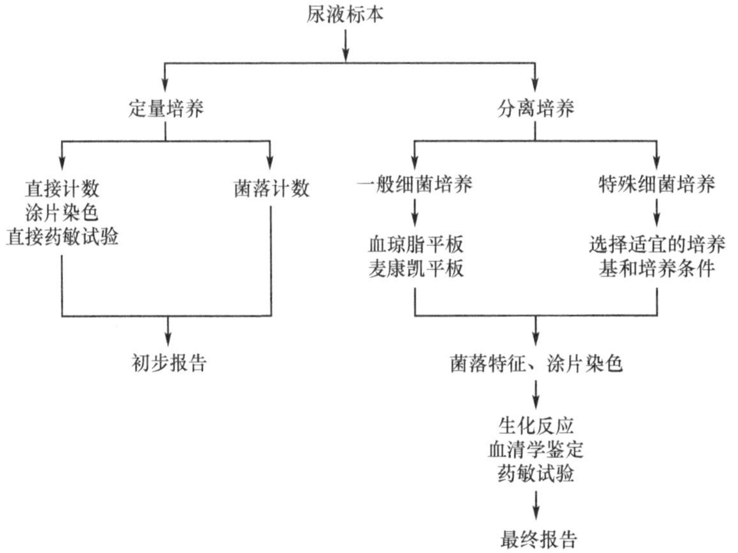

图17-1 尿液标本的细菌学检验流程图

2. 直接涂片检查 无需常规进行涂片检查。对于临床怀疑淋病奈瑟菌、真菌或结核分枝杆菌感染的标本，需离心尿液，取沉淀物涂片做染色镜检。取新鲜尿液5～8ml，置无菌试管,3000~4000r/min 离心 30 分钟,倾去上清液,取沉淀物制成涂片,根据临床需要,选择革兰染色、抗酸染色及其他染色。根据细菌的着色、形态及排列,可初步报告。

3. 分离培养 临床多用中段尿做细菌培养,这是因为清洁中段尿采集法为非侵入性方法,且方便易行,容易被患者接受,但由于尿道常有许多定居菌,患者在排尿的过程可能会受污染,所以需通过定量尿培养来区分定居菌和致病菌。

(1) 培养基选择:普通细菌一般用血琼脂和麦康凯平板(或中国蓝平板),若做淋病奈瑟菌培养,需将标本立即接种于巧克力平板。若患者已经用过抗菌药物,需接种高渗固体培养基和血琼脂平板,以免漏检 L-型细菌。若做结核分枝杆菌培养,需将尿液离心,取沉淀物 0.1~0.5ml 接种在罗氏培养基上。若做厌氧菌培养,必须用膀胱穿刺尿接种于厌氧菌培养基。

(2) 将收集标本的容器轻轻旋转混匀,用定量接种杯分别取尿液 1μl 涂抹接种血平板和麦康凯平板(或中国蓝平板),35~37℃培养 18~24 小时,观察结果。对导尿、耻骨上膀胱穿刺和已使用抗生素治疗的患者标本应用 10μl 接种量。检查淋病奈瑟菌、结核分枝杆菌感染时无需做定量培养,可将标本离心后取尿沉渣进行培养,以提高阳性率。

(3) 尿液的菌落计数

1) 直接计数法:将尿液标本混匀,取一滴尿液于载玻片,盖上盖玻片,用相差显微镜观察每个视野的细菌数,可大致估计尿液中的细菌数。如每视野有 100 个以上细菌,则尿液中的细菌数约为≥10^7CFU/ml;每视野有 10 个以上的细菌,则尿液中的细菌约为≥10^6CFU/ml;每视野有 1 个以上的细菌则尿液中的细菌数约为≥10^5CFU/ml。

2) 定量接种法:用定量接种环,以垂直方向持拿,使环圈刚好浸入尿液表面(不可使尿液碰到环上方的环柄),取尿液进行接种。在血平板上先划一条竖线,然后沿着竖线连续划线(图 17-2,彩图 17-1),35℃孵箱中孵育 18~24 小时,计数平板上生长菌落数,除以定量接种环的量即得每毫升尿液中细菌数;或用无菌移液器吸取 0.1ml 尿液标本用 9.9ml 无菌生理盐水稀释后,取 0.1ml 尿液涂布接种,35℃孵箱中孵育 18~24 小时,计数平板上生长菌落数,乘上 100 除以 0.1 即得每毫升尿液中细菌数。

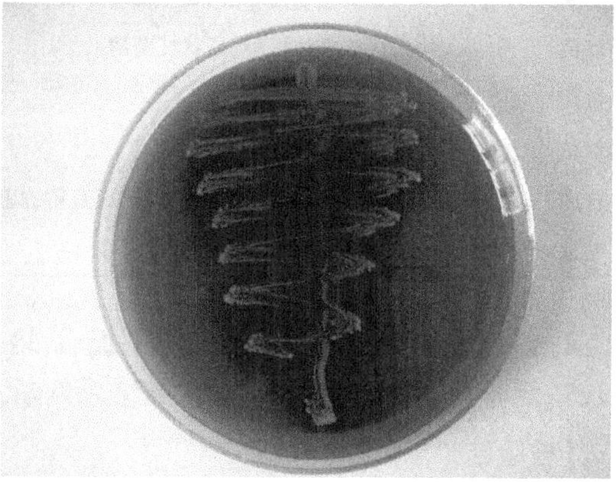

图 17-2 尿培养定量接种法培养结果

3) 倾注培养法:取 0.1ml 尿液标本用 9.9ml 无菌生理盐水稀释后,取 1ml 于无菌平皿中,加入已融化并冷却至 50℃的普通琼脂培养基,立即混匀,凝固后 35℃孵箱中孵育 18~24 小时,计数平板上生长的菌落数。乘上 100 即得每毫长尿液中的细菌数。

(4) 普通需氧培养:用定量接种环取尿液标本接种于血琼脂平板和麦康凯平板,35℃孵育 18~24 小时,观察有无菌落生长,根据菌落形态和革兰染色镜检结果,如为革兰阴性杆菌,进行氧化酶试验和葡萄糖氧化发酵试验(O-F),氧化酶阴性并发酵葡萄糖,初步判断为肠杆菌科细菌,按肠杆菌科细菌进行鉴定;氧化酶试验阳性或阴性,不发酵或不利用葡萄糖者,疑为非发酵菌,按非发酵菌进行鉴定;氧化酶试验阳性并发酵葡萄糖按弧菌科进行鉴定。尿液中常见革兰阴性杆菌的鉴定具体参见第六章革兰阴性杆菌的培养和鉴定。

细菌菌落涂片、革兰染色，如是革兰阳性球菌，葡萄状或散在排列，触酶试验阳性，初步判断为葡萄球菌；触酶试验阴性，链状或散在排列，或成双排列，初步判断为链球菌属或肠球菌属，需观察血平板上菌落形态和溶血情况以及麦康凯平板上是否生长，进一步进行胆汁七叶苷和6.5%氯化钠溶液生长试验，以确认肠球菌属；如为链球菌属则需进行杆菌肽敏感试验、CAMP试验、马尿酸钠试验等及血清分型试验鉴定。参见第五章革兰阳性球菌的培养和鉴定。

(5) 淋病奈瑟菌培养：接到标本后立即将尿液标本离心，取沉淀接种于淋病奈瑟菌选择性培养基中，35℃、5%CO_2孵育18~24小时观察结果，若无细菌生长则继续孵育至48小时，若有小而隆起、透明、湿润的可疑菌落，参照第七章进行鉴定。在接种同时取沉淀涂片革兰染色镜检，若发现有革兰阴性肾形双球菌，存在于脓细胞内外，则可报告"镜检见细胞内(外)革兰阴性双球菌"。

(6) 结核分枝杆菌：将尿液标本4000r/min离心30分钟，取沉淀作涂片，进行萋-纳抗酸染色，在涂片上镜检发现有红色杆菌，则可报告"镜检见抗酸杆菌"。结核分枝杆菌的培养参见第十章。

(7) 尿液标本中常见的病原微生物：见表17-1。

表17-1 尿液标本中常见的病原菌

形态染色	种类
革兰阳性细菌	
球菌	金黄色葡萄球菌、腐生葡萄球菌、表皮葡萄球菌、肠球菌、链球菌、厌氧链球菌
杆菌	结核分枝杆菌、棒状杆菌属
革兰阴性细菌	
球菌	淋病奈瑟菌
杆菌	大肠埃希菌、变形杆菌、肺炎克雷伯菌、肠杆菌属、沙门菌属、假单胞菌属、不动杆菌属、沙雷菌
其他	支原体、衣原体、假丝酵母菌

4. 结果报告 尿标本接种琼脂平板后，培养48小时无菌生长时，报告"48小时无细菌生长"；培养有菌生长；结合菌落计数结果判断，报告细菌鉴定，药敏试验和菌落计数结果。

【检验结果解读】

1. 尿液细菌学检查可以反映肾脏、膀胱、尿道、前列腺处的炎症变化。正常情况下从肾脏排泌至膀胱的尿液是无菌的，但膀胱中的尿液经尿道排出体外时可受到下尿道中正常菌群的污染。因此对不同方法获取的尿液标本培养结果需正确评价，才能有效指导临床合理治疗。一般清洁中段尿标本中革兰阴性杆菌尿液菌落计数$<10^4$ CFU/ml可判断为污染，$>10^5$ CFU/ml可判断为感染，在两者之间需要根据具体情况进行评估；对于革兰阳性球菌而言尿液菌落计数$>10^4$CFU/ml可判断为感染菌。尿培养菌落计数可受多种因素的影响，在一些患者即使菌落数较少，也有明显的临床意义，如以下情况：①最近用过抗菌药物的患者，细菌生长受到抑制。②尿频时膀胱内细菌停留时间短而细菌数量减少。③取材前大量输液、使用利尿剂或大量喝水者，尿液稀释，尿比重<1.003，营养成分减少，细菌生长迟缓。④伴有脓尿或有症状者、有尿路阻塞者、患有血源性肾盂肾炎者。⑤采集尿液时外阴部的

消毒剂混入尿中影响细菌繁殖,菌落数少。⑥尿 pH< 5.0 或> 8.5,细菌生长受阻。以上情况,菌落计数可能会<10^4CFU/ml,需要根据具体情况进行分析评估是否是具有临床意义的指标。

2. 尿路感染一般由单一细菌引起。10%的尿路感染患者,可能会在同一份尿液标本中分离到2种病原菌。若同一份标本中检到三种或三种以上不同种微生物,应认为采集或处理标本时被杂菌污染,需重新留取标本检查。

【注意事项】

1. 尿液培养最好留取晨起第一次(或憋尿4小时以上)尿液送检。

2. 尿液标本采集时必须严格进行无菌操作。

3. 尿液是良好的细菌生长环境,采取后应立即检验,放置时间过长会导致感染菌和杂菌过度生长,影响诊断的准确性。不能及时接种的标本可临时存放4℃冰箱但不得超过24小时。

4. 尿液细菌培养应在用药前送检,尿液中不得加防腐剂或消毒剂。

5. 不能将尿液标本接种于增菌液中,以免引起假阳性结果。

6. 不能将中段尿标本离心后取沉渣进行一般细菌培养,因为离心的结果可能将大量病原菌和污染菌同时集中于沉淀部分,培养结果无法解释是污染菌或致病菌。

7. 尿液菌落计数的影响因素较多,与抗生素的使用、输液、使用利尿剂、尿液的 pH 变化和细菌种类等有关。

8. 尿标本不适合做厌氧菌培养(除非是经膀胱穿刺取尿)。

9. 尿液对细胞系有毒性作用,不能用于支原体的培养。

10. 为了避免变形杆菌迁徙生长而污染其他标本,每个平板只能接种一个尿液标本,也可以使用抑制变形杆菌迁徙生长的培养基如麦康凯 CLED 培养基。

(杨 旭)

第十八章 呼吸系统标本的细菌学检验

呼吸道以环状软骨为界,分为上、下呼吸道,上呼吸道包括鼻、咽、喉,定植有大量的正常菌群。下呼吸道包括气管、支气管、肺泡,通常为无菌。引起上呼吸道感染主要的病原体为病毒和细菌,常见的疾病有病毒性上呼吸道感染(普通感冒)、细菌性鼻窦炎、化脓性扁桃体炎等。引起下呼吸道感染的病原体更广,包括细菌、病毒、真菌、支原体、衣原体等微生物及较少见的原虫、吸虫等。常见的下呼吸道感染疾病有急性气管-支气管炎、慢性支气管炎急性发作、肺实质感染(肺炎、肺脓肿)、支气管扩张及哮喘继发感染等。

【实验目的】

1. 熟悉呼吸道标本的采集方法。
2. 掌握上呼吸道标本及下呼吸道标本的细菌学检验程序和方法。

【实验器材】

1. 标本 痰液标本、咽拭子、鼻咽拭子。
2. 培养基 血液琼脂平板、巧克力琼脂平板、麦康凯平板、其他常用生化反应管等。
3. 试剂 氧化酶试剂、3%过氧化氢、革兰染色液、抗酸染色液、pH 7.6 的 1%胰酶溶液、无菌生理盐水等。

第一节 上呼吸道标本的采集、运送及处理

【标本送检要求】

1. 送检指征 具有以下情况任何一项者为疑似患者。

(1) 病毒性普通感冒伴有明显咽痛时,怀疑为咽部链球菌感染,应做细菌培养。

(2) 细菌性咽-扁桃体炎:明显咽痛、咽部发红、畏寒、发热,体温可达 39℃以上。

(3) 喉咙疼痛、喉部有脓样分泌物、咳嗽等临床症状。

(4) 上呼吸道感染易并发鼻窦炎、中耳炎、气管-支气管炎,需送相应部位分泌物或痰液进行细菌培养。

2. 标本采集 包括鼻、鼻咽、口咽拭子标本。应根据临床表现和感染部位的不同有选择性采集标本,以便更好地分离出病原菌。采集时应选择无菌、不含抑制剂的拭子,预先要用无菌生理盐水或营养肉汤蘸湿拭子,直接在感染部位取样。

(1) 鼻拭子:最好使用扩鼻器,先用拭子拭去鼻黏膜表面的分泌物丢弃,用第 2 个拭子蘸取无菌生理盐水或营养肉汤,插入鼻孔采集病灶标本。

(2) 鼻咽拭子:采集标本时患者先用清水漱口,对光而坐,由检查者将舌向外拉,使腭垂尽可能向外牵引,用无菌的鼻咽拭子(一端弯曲的金属棉拭)由口腔进入,越过舌根到咽后壁或腭垂的后侧,采集鼻咽红肿处标本。取材后小心将拭子退出,避免接触口咽部其他组织,立即放入无菌试管内。若咽部肉眼可见明显发红或有假膜存在时,应在局部擦拭取标本(最好拭子从膜底下擦拭)。在鼻咽部多点采集标本,可以提高检出率。若无局部病变

或做带菌者检查则应于咽部或扁桃体上擦拭。

(3) 咽拭子:将拭子用无菌生理盐水或营养肉汤湿润,用压舌板轻压舌根,暴露整个口咽部。先用拭子轻擦扁桃体表面后弃去,再取一支湿润的拭子轻压扁桃体,擦取挤压出的分泌物或伪膜等病变部位。

3. 采集时间及频率

(1) 采集时间:于抗菌药物应用之前。时间上无严格限制,但咽部是呼吸和食物的通路,晨起后采集为佳。

(2) 采集频率:重复采集标本的频率一般每日最多1次。

4. 标本运送　标本采集后应立即送检,室温运送于2小时内,如果不能立即送检,必须装在无菌运送培养基中,避免由于干燥而使某些细菌死亡。怀疑苛养菌感染的标本若延迟送检应室温保存,防止细菌由于不适应外界环境或自溶而死亡。延迟送检的标本应在24小时内处理。检测脑膜炎奈瑟菌的拭子应放入含碳的运送培养基,采集后2小时内接种平板,以防细菌死亡。

5. 标本验收

(1) 申请单填写应完整。标本标识必须统一,与申请单相符;并应标明采集时间、部位和检验目的。

(2) 标本容器必须为无菌、无渗漏,如溢漏、无盖者拒收。

(3) 鼻咽拭子标本量过少或干燥者拒收。

(4) 不合格标本的处理:对验收不合格的标本应及时与临床医师联系,说明原因,并要求其重新留取标本送检。

【检验程序】

1. 上呼吸道标本的细菌学检验流程见图18-1。

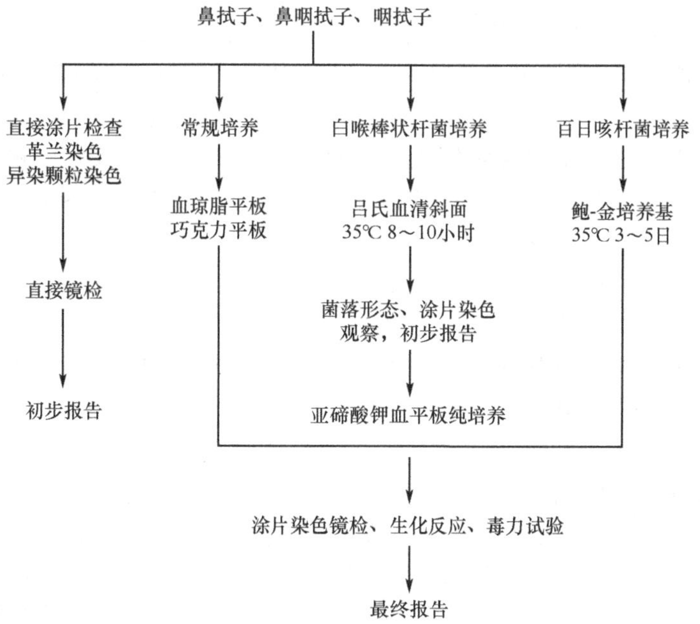

图18-1　上呼吸道标本的细菌学检验程序

2. 上呼吸道标本的细菌学检验程序

(1) 直接涂片检查

1) 疑为白喉棒状杆菌感染的标本:取棉拭子标本制成两张涂片,一张进行革兰染色,一张进行亚甲蓝或异染颗粒染色,若发现有革兰阳性棒状杆菌,菌体大小、长短不一,一端或两端膨大,呈棒状,排列呈 V、L 等形状,有明显的异染颗粒,菌体呈蓝绿色,异染颗粒蓝黑色,位于菌体一端或两端,即可做出"找到有异染颗粒的革兰阳性杆菌"的初步报告。但需注意白喉棒状杆菌与形态类似的其他棒状杆菌相鉴别。

2) 疑为奋森螺旋体和梭形杆菌感染的标本:首先将咽拭子轻轻涂在洁净的玻片上。然后进行革兰染色(复染时间稍延长至 2 分钟)或者用美蓝染色镜检。如找到淡红色细长的疏螺旋体或微弯弧形细长而两头尖的革兰阳性或阴性杆菌时(梭形杆菌革兰染色反应不定),即可报告:"咽拭子涂片找到形似奋森螺旋体及梭形杆菌"。

3) 疑为麻风分枝杆菌感染的标本:将鼻拭子涂片固定后做抗酸染色检查。若发现形态细长、笔直、两端略尖细的抗酸性杆菌,聚集于细胞内或平行排列,聚成束或呈束状时,可报告:"找到形似麻风分枝杆菌"。对于麻风病的诊断需慎重,必须细菌学检查与临床症状及病史等结合起来,进行综合分析做出诊断。

4) 疑为念珠菌感染的标本:首先将拭子标本涂于洁净玻片上,加生理盐水一滴。并盖上盖玻片,以高倍镜检查。若发现有酵母样孢子及菌丝,可报告:"找到酵母样菌,形似念珠菌"。也可以涂片做革兰染色镜检,若发现有革兰阳性菌,单独散在或丛生聚集的卵圆形,芽生的酵母样菌,甚至菌体伸长形成假菌丝者,即可报告:"找到酵母样真菌,形似念珠菌"。

(2) 分离培养:一般情况下,应将临床标本接种于血琼脂平板、巧克力平板、麦康凯平板(或中国蓝等选择培基)上,置于普通和二氧化碳孵箱培养,35~37℃孵育 18~24 小时观察结果,挑选可疑菌落进行涂片染色、生化反应、血清学试验和动物试验等,根据鉴定结果可做出报告:"检出××菌",如无致病菌落生长,则继续培养至 48 小时,平板上均为咽部正常菌群生长、无可疑致病菌落生长,则报告"未检出致病菌";如虽在平板上未发现特定的致病菌,但某种常居菌比正常情况明显增多或近似纯培养,考虑可能菌群失调或菌群交替症,应考虑这种菌也可能与疾病有关,此时可报告:"××菌生长茂盛"或"××菌纯培养"供临床医师参考。若经培养为正常咽喉部杂菌,未检出致病菌,建议报告实际检测到的细菌。

为了检出特定的致病菌,可以使用选择性培养基。如使用流感嗜血杆菌选择性平板、卵黄双抗平板选择脑膜炎奈瑟菌等,可以提高检出效率。

1) 疑为白喉棒状杆菌感染时,将标本接种于吕氏血清斜面或鸡蛋培养基上,经 35~37℃孵育 12 小时后,观察菌苔生长情况。在血清斜面上若呈现灰白色有光泽的菌苔,或呈现圆形灰白色或淡黄色的凸起菌落,涂片行革兰染色和异染颗粒染色,如有典型的革兰阳性棒状杆菌,明显的异染颗粒,可初步报告"有异染颗粒的革兰阳性棒状杆菌生长"。然后再取菌落划线接种于亚碲酸钾血琼脂平板。置 35~37℃孵育 48 小时后,白喉棒杆菌因还原亚碲酸盐成碲元素,菌体吸收金属碲,而呈黑色或灰黑色的菌落,且菌落呈光滑,较湿润,圆形、易乳化。用接种针挑取典型菌落中央部分,再接种于血清斜面做进一步纯培养。根据形态染色、生化反应和毒力试验证实后,做出鉴定。报告为"检出有毒力或无毒力的白喉棒状杆菌"。也可在亚碲酸钾血琼脂平板上选择典型菌落,接种于尿素蛋黄双糖培养基上经 35~37℃,18~24 小时孵育后,进行鉴定。

2) 疑为百日咳鲍特菌感染时,首选标本为鼻咽拭子,用含有藻酸钙或涤纶纤维的小头拭子采集标本，最好是床旁接种。将鼻咽拭子标本直接接种于鲍-金（Bordet-Gengou）平板上，并进行划线分离。也可采用咳碟法（可不必划线），由于百日咳鲍特菌生长较慢，而且常需较高的湿度。因此，应将接种标本后的培养基置于盛有少许水分并加盖的玻璃缸内进行培养，水中可投入少许硫酸铜，使水呈淡蓝色，可防止或减少细菌及霉菌生长。置 35～37℃孵育 3～5 天后，观察结果。如有细小、隆起、灰白色、水银滴样、不透明、有狭窄溶血环的菌落，进行涂片染色观察。如为革兰阴性小杆菌、卵圆形、单个或成双排列，结合菌落特点，即可作出初步结论。然后再做生化反应、血清凝集试验、荧光抗体染色和营养需求等鉴别试验。若培养 7 日仍无细菌生长时，即可做出阴性报告。

3）疑为溶血性链球菌感染时，大多数应考虑由 A 群链球菌引起，C 群和 G 群链球菌也可引起感染。

将标本接种于血琼脂平板上，置于 5%～10%CO_2，经 35～37℃18～24 小时培养，取 β 溶血菌落进行生化鉴定和兰氏血清分群，报告鉴定或分群结果。

4）疑为奈瑟菌（如疑为淋病奈瑟菌）感染时，收到标本后应及时将其接种于预温 35℃的血琼脂平板（或卵黄双抗琼脂平板）及巧克力色血琼脂平板划线分离，置 5%～10%二氧化碳环境中 35～37℃孵育 24～48 小时后，观察结果。对菌落进行涂片革兰染色和生化试验，最后作出鉴定。参见第七章革兰阴性球菌的培养和鉴定。

5）疑为流感嗜血杆菌感染时：将标本接种于血平板和巧克力平板，并在平板中央直线接种金黄色葡萄球菌（或在四角点种），35℃ 5%～10%二氧化碳孵育 18～24 小时。如有"卫星"现象、水滴样小菌落，染色为革兰阴性小杆菌，根据对 V、X 因子的营养要求等进行鉴定，参见第六章。

【检验结果解读】

正常人鼻、咽部和口腔存在正常菌群，常干扰对病原菌的判断，所以不主张进行常规的鼻、咽喉拭子培养，只需进行特定微生物检测（如淋病奈瑟菌、脑膜炎奈瑟菌、念珠菌、溶血隐秘杆菌等培养）。

鼻咽部抽吸物、灌洗液及拭子标本培养有助于诊断百日咳鲍特菌和白喉棒状杆菌和感染，以及识别出脑膜炎奈瑟菌或金黄色葡萄球菌的携带者，鼻咽部标本培养不用于中耳炎的诊断。

咽拭子标本通常用于诊断 A 群链球菌咽炎，也有助于确诊会厌炎的病原体，病程进展快的蜂窝组织炎有可能引起气道阻塞（几乎总是由流感嗜血杆菌引起，偶尔也由金黄色葡萄球菌或肺炎链球菌引起）。

溶血隐秘杆菌可引起咽炎和扁桃体脓肿，此菌的培养可用培养 A 群链球菌的选择培养基，最好孵育 72 小时。

奋森咽峡炎是一种急性坏死性溃疡扁桃体炎，可由梭杆菌属、奋森疏螺旋体及其他厌氧菌引起。通常出现在口腔卫生不好的成年人及患有严重的系统性疾病的病人。实验室将从溃疡创面采集的拭子涂片作稀释石炭酸复红或革兰染色。镜下若见淡红色细长的疏螺旋体或微弯弧形细长而两头尖的革兰阳性或阴性杆菌（梭形杆菌革兰染色反应不定）及多核粒细胞就可初步诊断为奋森咽峡炎。此时培养不考虑厌氧菌的培养，因为在口腔中有多种厌氧菌，应该考虑做血培养，因为此疾病往往伴随有败血症。

【注意事项】

1. 应于抗菌药物治疗前采集鼻咽喉拭子标本。

2. 标本采集前数小时不得用消毒药物漱口或涂抹病灶局部。

3. 用拭子采集标本时应小心、准确地在采集部位采取，避免触及舌、口腔黏膜避免污染。

4. 疑为白喉棒状杆菌感染时，应在咽部深层组织中采取标本，避免咽部表面正常菌群的污染。

5. 采集扁桃体标本时，应以扁桃体窝部为宜。

6. 采集标本时应戴口罩和手套，以防传染。

7. 咽部是呼吸和食物的通路，应以晨起后采集为宜。

8. 最好采集2份拭子，以方便直接涂片染色镜检和接种培养。

9. 采集标本用的拭子最好用含有藻酸钙或涤纶纤维的小头拭子采集，人造丝或棉拭子不能用，因其所含的脂肪酸对病原菌有害。

10. 上呼吸道标本要及时送检，防止干燥。常规培养应在2小时内送到实验室立即接种。

11. 鼻咽拭子检查脑膜炎奈瑟菌通常用于带菌者的检查，采集的标本要保温35℃，防止干燥。最好床边接种，必要时使用卵黄双抗运送液。

12. 白喉棒状杆菌引起的白喉是法定报告的传染病，越早诊断对治疗越有利，同时对防止扩散有重要作用。因此需迅速而准确的检验。

第二节 下呼吸道标本的采集、运送及处理

【标本送检要求】

1. 送检指征 凡是发热、咳嗽和咳痰，痰呈脓性、黏稠或血性，并伴有胸痛、气急，肺部闻及湿啰音，外周血白细胞总数及中性粒细胞比例明显增高或C反应蛋白(CRP)明显增高，X线检查提示肺部有炎症性浸润或胸腔积液等体征，严重时可导致感染性休克和呼吸衰竭等患者，应采集痰液或下呼吸道标本。痰液标本是临床微生物检验最常见的标本，但不是下呼吸道感染的最佳标本。

2. 标本采集时间

(1) 应用抗菌药物之前采集标本。

(2) 以晨痰为好。多数患者晨痰量多，含菌量大，即使对痰量少的患者，也以清晨采集最为容易。对支气管扩张症或与支气管相通的空洞患者，清晨起床后进行体位引流，可采集大量痰液。

3. 采集方法 合格的标本采集是取得正确检验结果的关键，因此临床工作人员要教会患者如何采集或亲自去采集，取得深部的痰液而不是唾液。

(1) 自然咳痰法：患者清晨起床后，采集标本前应用清水、冷开水漱口或牙刷清洁口腔和牙齿，有假牙者应取下假牙。用力咳出呼吸道深部的第一口痰，痰液直接吐入无菌、清洁、干燥、不渗漏、不吸水的广口带盖的容器中，标本量应≥1ml。标本应尽快送检，不能及时送检的标本，室温保存≤2小时。对于痰量少或无痰的患者可进行诱导咳痰，即采用雾化吸入加温至45℃的10%NaCl溶液，使痰液易于排出。

(2) 支气管镜采集法：用支气管镜在肺内病灶附近用导管吸引或用支气管刷直接取得标本。此法患者常不愿接受。防污染毛刷采集法、经胸壁针穿刺吸引法和支气管肺泡灌洗

法均由临床医生按相应操作规程采集,但必须注意采集标本时尽可能避免咽喉部正常菌群的污染。

(3) 气管或环甲膜穿刺法:主要用于厌氧菌培养。

(4) 胃内采痰法:该方法于清晨空腹时,将胃管插入胃内,用注射器抽取胃液。适用于无自觉症状的肺结核患者尤其是婴幼儿不会咳嗽,常将痰吞咽入胃。可采集胃内容物进行结核分枝杆菌培养。其阳性率比咳痰高10%左右。

(5) 人工气道采痰法:通过气管切口插管,负压吸引取得痰液,可用于厌氧菌培养。

(6) 小儿取痰法:用弯压舌板向后压舌,用棉拭子伸入咽部,小儿经压舌刺激咳嗽时,可喷出肺部或气管分泌物黏在拭子上,尽快送检。幼儿还可轻轻压迫胸骨上部的气管,使其咳嗽而取之。

4. 标本的运送

(1) 标本采集后需尽快(≤2小时)送至实验室,不及时送检可导致肺炎链球菌、流感嗜血杆菌等苛养菌由于不适应外界环境和自溶现象而死亡。

(2) 延迟送检或不能及时接种的标本应置于4℃冰箱保存(疑为肺炎链球菌感染、流感嗜血杆菌等苛养菌感染标本不能冷藏),以免杂菌生长,但保存标本应在24小时内接种。

(3) 对可疑烈性呼吸道传染病(如SARS、肺炭疽、肺鼠疫等)的患者检验标本,在采集、运送或保存过程中必须注意生物安全防护。

5. 标本的验收

(1) 申请单填写必须完整。标本标识必须唯一,并与申请单相符,未标明采集时间、部位或检验目的等可拒收。

(2) 标本容器必须是无菌的,如溢漏、无盖者拒收。

(3) 痰标本呈水样或唾液样,为口腔标本应拒收。

(4) 标本涂片细胞学检查发现白细胞数<10/低倍镜和鳞状上皮细胞数>25/低倍镜,提示该标本已污染正常菌群,建议重送标本。

(5) 送检标本量少于1ml时,应拒收。

(6) 不合格标本的处理:对验收不合格的标本应及时与临床医师联系,说明原因,并要求其重新留取标本送检。对于侵入性操作获取的标本,与医师协商后,可按常规处理标本,但报告单上须注明标本不合格的具体原因。

【检验程序】

1. 痰及下呼吸道分泌物细菌学检验的检验流程图见图18-2。

2. 痰及下呼吸道分泌物细菌学检验的检验程序。

(1) 肉眼观察:下呼吸道标本多为痰液,选取脓性血性的痰液用于细菌学检验。异常恶臭的脓性痰,常见于肺脓肿患者,而且可能与厌氧菌有关。痰液中有颗粒状、菌块和干酪样物质,注意可能与放线菌、奴卡菌属和曲霉菌感染有关。

(2) 涂片检查:痰及下呼吸道分泌物的标本均需涂片进行细胞学和细菌学显微镜检查。目的有二:其一,确定标本是否适合做细菌培养,采用标本直接涂片镜检,依据低倍镜下观察白细胞和上皮细胞数目的多少来判定,如低倍镜每视野白细胞小于10个,上皮细胞大于25个,则要求重新留取标本,不宜做培养。痰涂片显微镜细胞学检查判别标本合格的筛选标准见表18-1;其二,初步判定是否有病原菌存在、病原菌的数量及其类别,吞噬细胞内是否有细菌等,有助于初步报告、选择培养基(如真菌)和对培养结果的综合分析。如发

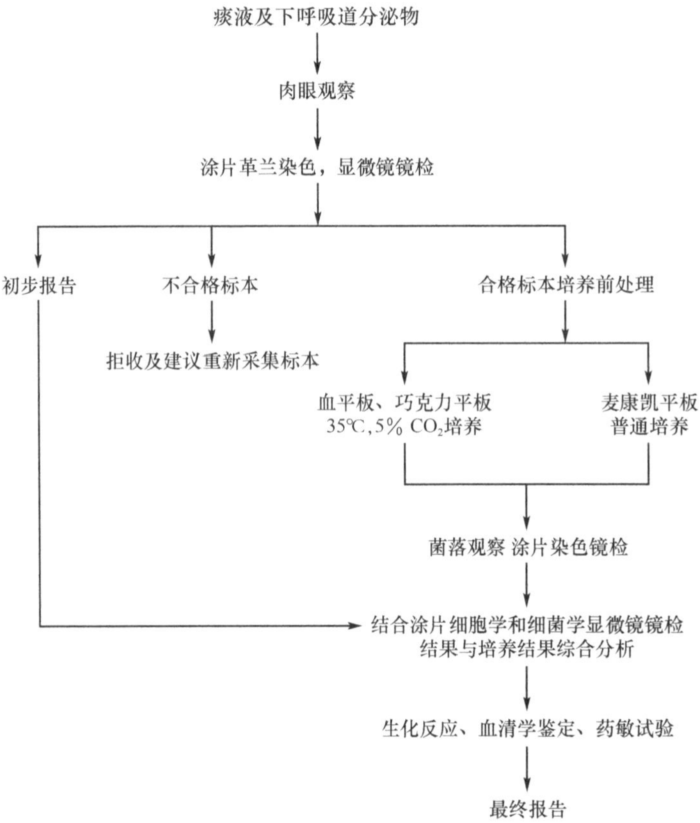

图 18-2　痰及下呼吸道分泌物细菌学检验的检验流程图

现形态典型、有特殊结构，初步可以确定所属菌属或种的细菌，可直接报告。如镜检见革兰阳性葡萄状排列的球菌，可报告“痰液涂片镜检见革兰阳性球菌，形似葡萄球菌”；镜检见革兰阳性双球菌、矛头状，有明显荚膜时，可报告“痰液涂片镜检见革兰阳性双球菌，形似肺炎链球菌”。如果不能直接确定菌属或种的细菌，可报告“痰液涂片查见革兰×性×菌”。下呼吸道常见细胞标本镜下形态见图 18-3、彩图 18-1，下呼吸道标本镜下形态见图 18-4、彩图 18-2。

表 18-1　痰涂片显微镜细胞学检查判别标本合格的标准

分类	细胞数/低倍镜		结果判断
	白细胞	鳞状上皮细胞	
A	>25	<10	合格可用于细菌培养
B	>25	10~25	尚合格可用于细菌培养
C	<10	>25	不合格，重送标本

（3）涂片检查抗酸杆菌

1）直接涂片：小心打开留取痰标本的容器，防止产生气溶胶或使标本外溢。仔细观察标本，使用折断的竹签茬端，挑取痰标本中干酪样、脓样或可疑部分为 0.05～0.1ml，于玻片正面右侧 2/3 处，均匀涂抹成 10mm×20mm 的卵圆形痰膜。痰膜朝上静置，自然干燥后固定（一般约需要 30 分钟）进行萋-纳抗酸染色后，用油镜观察。应至少检查 300 个视野或全片。

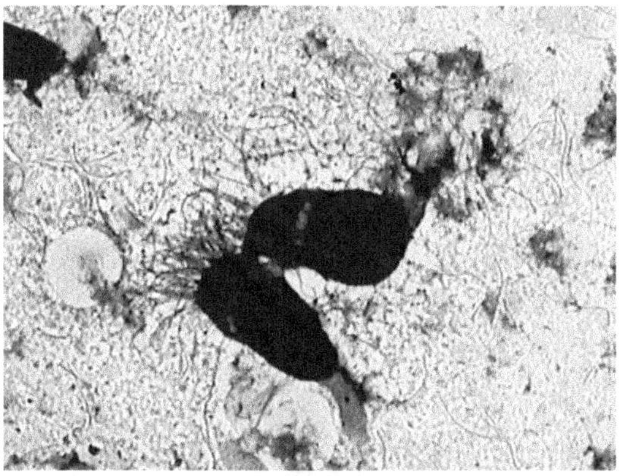

（1）纤毛柱状上皮细胞(×1000)

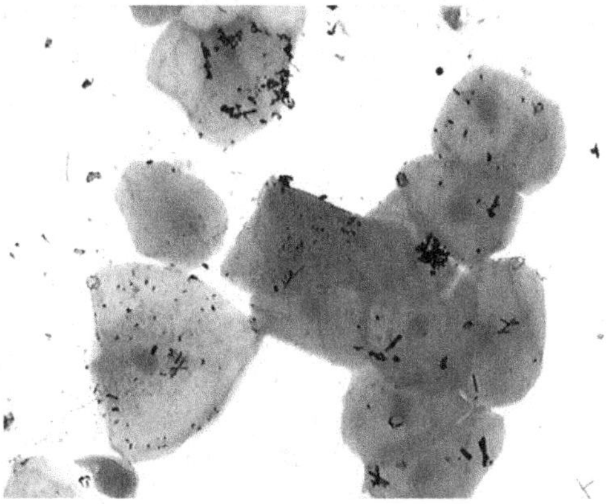

（2）鳞状上皮细胞(×200)

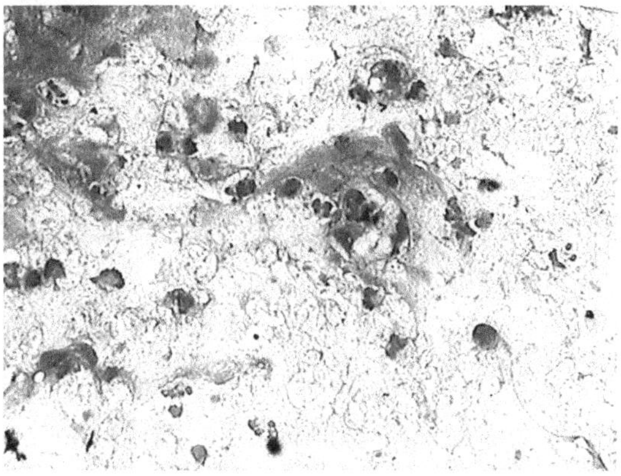

（3）白细胞(×200)

图 18-3　下呼吸道常见细胞标本镜下形态(革兰染色)

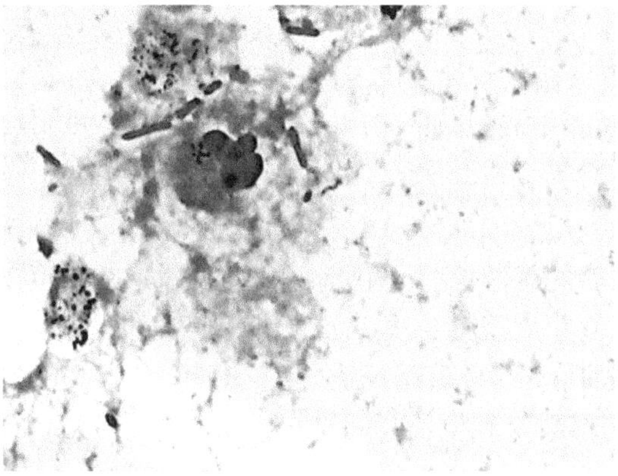

（1）细菌与白细胞伴行现象

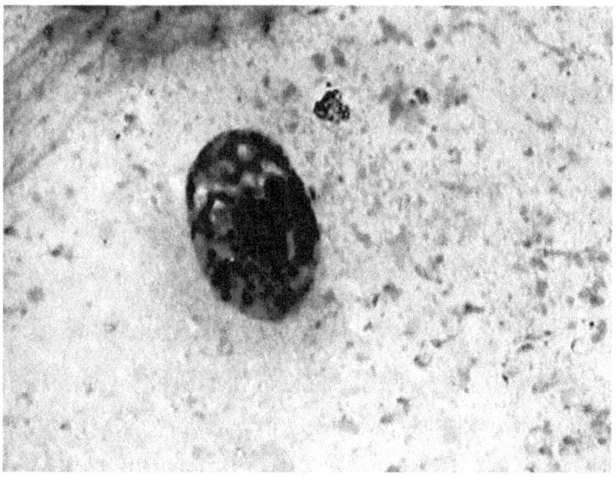

（2）吞噬细胞

图 18-4　下呼吸道标本镜下形态(革兰染色)×1000

记录发现的红色细菌的数量。按以下格式报告：

抗酸杆菌阴性(-)：连续观察 300 个不同视野，未发现抗酸杆菌。

报告抗酸杆菌菌数：1~8 条/300 视野。

抗酸杆菌阳性(1+)：3~9 条/100 视野。

抗酸杆菌阳性(2+)：1~9 条/10 视野。

抗酸杆菌阳性(3+):1~9 条/每视野。

抗酸杆菌阳性(4+):≥10 条/每视野。

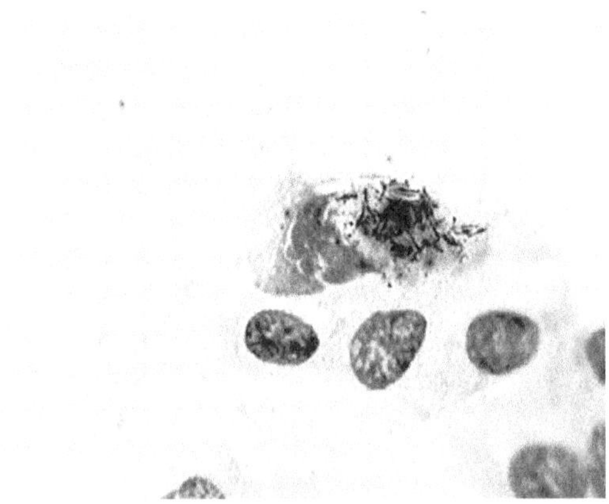

图 18-5 抗酸杆菌,×1000

2) 集菌涂片:①离心沉淀集菌法,在标本中加入等量 2% NaOH 溶液,消化痰液。然后置压力容器 103. 43kPa、20 分钟灭菌后,3000r/min 离心 30 分钟,取沉淀涂片,进行抗酸染色;②漂浮集菌法,将2~3ml 标本消化灭菌后,加入 1ml 的二甲苯或汽油,塞紧瓶口,240 次/分震荡 10 分钟,加灭菌蒸馏水至瓶口,静置 15 分钟取载玻片盖于瓶口,静置 15 分钟,取下玻片,干后进行抗酸染色。镜检和报告方式同直接涂片。(图 18-5,彩图 18-3)。

(4) 分离培养:痰液标本在接种前,应进行前处理。

1) 均质化法:向痰标本内加入等量的 pH 7. 6 的 1%胰酶溶液(或 SPUTASOL 痰消化液和 *N*-乙酰-L-半胱氨酸消化液),放置 35℃、90 分钟使痰液均质化,降低痰液的黏度,方便取材和均匀接种,而对细菌培养无影响。

2) 洗涤法:取无菌平皿 4 个,各加入无菌生理盐水 20ml,将痰液标本放入第 1 个平皿中,用接种环用力震摇,将脓痰分散为小块悬浮于盐水内,将小块脓痰取出依次放入第 2、3、4 个平皿中重复以上操作。最后在第 4 个平皿收集脓痰小块,接种于平皿。同时接种未经洗涤的痰液标本,作为对照。

将以上进行过前处理的痰液标本分别接种血琼脂平板、巧克力平板和麦康凯平板。巧克力平板置 5%~10%CO_2环境培养,其他平板于普通环境 35℃孵育 18~24 小时。根据菌落形态,细菌涂片染色观察,进行鉴定,报告"检出××菌"。必要时增加沙氏培养基(或显色培养基)以分离真菌,怀疑厌氧菌感染时应参照厌氧菌的标本采集和处理程序进行。如果 18~24 小时培养后,无可疑致病菌生长,则继续培养至 48 小时;仍未发现致病菌生长可报告"未检出致病菌"。

(5) 特殊细菌培养

1) 结核分枝杆菌:将痰液标本进行前处理后的悬液,用无菌吸管加 2~3 滴于改良罗氏培养基或 7H-10 液体培养基中,35℃孵育至 8 周,每周观察一次。如有淡黄色、干燥、表面不平的菌落生长,则进行涂片抗酸染色,如为抗酸杆菌,结合菌落形态、生长时间、色泽及鉴定试验,可报告"结核分枝杆菌生长",也可结合菌落数量和生长时间进行报告。8 周后未生长者报告"经 8 周培养无结核分枝杆菌生长"。

2) 嗜肺军团菌培养:将均质化的标本接种于血琼脂平板、巧克力平板和活性炭酵母琼脂(BCYE),35~37℃,5%CO_2培养,若在 BCYE 培养基中 24 小时内有细菌生长,此菌不是军团菌,如在 48 小时后生长,而血琼脂平板和巧克力平板上不生长,此菌可能是军团菌,应进一步鉴定。取已生长的菌落做涂片革兰染色,为不易着色的革兰阴性多形性杆菌,可进行嗜肺军团菌间接荧光抗体染色鉴定。

(6) 呼吸道标本中常见的正常菌群及病原菌见表 18-2。

表 18-2 呼吸道标本中常见的正常菌群及病原菌

	革兰阳性球菌及真菌	革兰阴性细菌
正常菌群	α和γ链球菌、微球菌、表皮葡萄球菌、四联球菌、白喉以外的棒状杆菌、乳杆菌	除脑膜炎和淋病奈瑟菌外的其他奈瑟菌、其他嗜血杆菌
上呼吸道常见致病菌	化脓性链球菌、金黄色葡萄球菌、肺炎链球菌 结核分枝杆菌、白假丝酵母菌	脑膜炎奈瑟菌 流感嗜血杆菌、百日咳鲍特菌、肺炎克雷伯菌、大肠埃希菌、铜绿假单胞菌
下呼吸道常见致病菌	化脓性链球菌、金黄色葡萄球菌、肺炎链球菌、白喉棒杆菌、结核分枝杆菌、厌氧球菌、放线菌、诺卡菌、假丝酵母菌、丝状真菌	脑膜炎奈瑟菌、卡他莫拉菌、流感嗜血杆菌、肺炎克雷伯菌、大肠埃希菌、铜绿假单胞菌、产气肠杆菌、嗜肺军团菌、多杀巴斯德菌

【结果报告】

1. 由于检验结果报告的时效性,痰及下呼吸道分泌物细菌学检验结果分为初步和最终结果报告。

(1) 初步报告应包括标本涂片革兰染色白细胞和鳞状上皮细胞计数、细菌学镜检等结果。

1) 涂片革兰染色白细胞和鳞状上皮细胞计数、细菌学镜检的描述性报告。细菌学镜检的描述性报告:如镜检见到排列成葡萄状的革兰阳性球菌,可报告"找到革兰阳性球菌,形似葡萄球菌";如见到瓜子仁形成矛头状端相背,成双排列,具有明显荚膜的革兰阳性球菌时,可报告"找到革兰阳性球菌,形似肺炎链球菌";如见到不易识别的细菌时则报告"找到革兰阳(阴)性球(杆)菌。"

2) 白细胞和鳞状上皮细胞计数的描述性报告:包括白细胞和鳞状上皮细胞数/低倍镜,细胞内是否含有细菌和胞内细菌染色及形态学特性。

(2) 最终结果报告应包括送检标本肉眼观察的结果、涂片革兰染色白细胞和鳞状上皮细胞计数、细菌学镜检的描述性报告、分离致病菌的鉴定结果和药敏试验结果。

2. 下呼吸道标本细菌学检验三种常见的结果报告形式

(1) 标本涂片革兰染色细胞学和细菌学镜检未发现有临床诊断意义结果,同时分离培养的细菌为正常菌群,检验结果应报告"正常菌群,未检出病原菌"。

(2) 标本涂片革兰染色细胞学和细菌学镜检发现有临床诊断意义结果,同时分离培养出优势菌,对优势菌初步检验与涂片染色显微镜镜检结果相符时,除及时初步报告外,最终检验结果应报告标本肉眼观察的结果、涂片革兰染色细胞学与细菌学镜检的描述性报告、优势菌鉴定的细菌名称和药敏试验结果。

(3) 标本涂片革兰染色细胞学和细菌学镜检发现有临床诊断意义结果,细菌分离培养出优势菌,涂片染色镜检与细菌分离培养结果不相符时,除及时初步报告外,最终结果应报告标本肉眼观察的结果、涂片革兰染色细胞学与细菌学显微镜镜检的描述性报告和"未培养出病原菌"。

【检验结果解读】

1. 上呼吸道有大量的正常菌群存在,正常情况下这些细菌并不致病,但在机体抵抗力下降或某些外在因素作用下,可以侵入下呼吸道致病。因此要正确评价这些菌群的致病作用并不容易,特别是在抗生素作用下或在大量正常菌群掩盖下,致病菌难以检出。因此必须熟练掌握各菌群的特点和数量的关系。报告的各细菌可注明各自所占的比例情况,一般以平板上所有生长菌落所占相对比例来推断,可分为纯培养、大量、中等量、少量和个别。

未检出致病菌时,应报告“正常菌群,未检出致病菌”。

2. 下呼吸道标本培养对于呼吸系统感染性疾病的诊断、治疗具有重要意义。肺炎链球菌、流感嗜血杆菌、卡他莫拉菌是引起社区获得性肺炎主要病原菌。诺卡菌、分枝杆菌是重要的呼吸道致病菌。军团菌可引起社区性肺炎和医院获得性肺炎。洋葱伯克霍尔德菌和铜绿假单胞菌是囊性纤维化疾病患者重要的呼吸道致病菌。肺炎支原体是引起非典型肺炎的主要病原体。衣原体也是呼吸道的重要病原体,也可引起婴幼儿的各种呼吸道疾病。肠杆菌科细菌、非发酵菌、葡萄球菌等则是常见的条件致病菌,需要结合涂片细胞学、细菌学观察及临床症状综合分析来确定其致病性。

【注意事项】

1. 痰液标本最好采取晨痰。
2. 标本采集后应立即送检。
3. 结核分枝杆菌检查,痰量要多。
4. 肺部感染的患者可能患有菌血症,应同时做血液培养。
5. 一般不主张采用肉汤增菌或强选择性培养基来对标本进行增菌或分离培养。

第三节 呼吸机相关感染

呼吸机相关性肺炎(ventilator associated pneumonia, VAP)是指无肺部感染的患者,在气管插管或气管切开行机械通气治疗 48 小时后或人工气管拔管 48 小时内所并发的肺部感染,是医院获得性肺炎中最重要类型之一。

【实验目的】

掌握下呼吸道标本的细菌学检验程序和方法。

【实验器材】

1. 标本　经人工气道采集的人工气道吸引分泌物(endotraceal aspiration ETA)、防污染肺泡灌洗液(protective bronchoalveolar lavage PBAL)、防污染毛刷(protective specimen brush PSB)。

2. 培养基　血液琼脂平板、巧克力琼脂平板、麦康凯平板、其他常用生化反应管等。

3. 试剂　氧化酶试剂、3%过氧化氢溶液、革兰染色液、抗酸染色液、pH 7.6 的 1%胰酶溶液、无菌生理盐水等。

【标本送检要求】

1. 标本采集　均由临床医生按相应操作规程采集,但必须注意采集标本时尽可能避免咽喉部正常菌群的污染。

2. 标本的运送

(1) 标本采集后需尽快(≤2 小时)送至实验室,不及时送检可导致肺炎链球菌、流感嗜血杆菌等苛养菌由于不适应外界环境和自溶现象而死亡。

(2) 延迟送检或不能及时接种的标本应置于 4℃冰箱保存(疑为肺炎链球菌感染、流感嗜血杆菌等苛养菌感染标本不能冷藏),以免杂菌生长,但保存标本应在 24 小时内接种。

(3) 对可疑烈性呼吸道传染病(如 SARS、肺炭疽、肺鼠疫等)的患者检验标本,在采集、运送或保存过程中必须注意生物安全防护。

3. 标本的验收

(1) 申请单填写必须完整。标本标识必须唯一,并与申请单相符,未标明采集时间、部位或检验目的等可拒收。

(2) 标本容器必须是无菌的,如溢漏、无盖者拒收。

(3) 不合格标本的处理:对验收不合格的标本应及时与临床医师联系,说明原因,对于侵入性操作获取的标本,与医师协商后,可按常规处理标本,但报告单上需注明标本不合格的具体原因。

【检验程序】

1. 分离培养　人工气道吸引分泌物(ETA)和防污染肺泡灌洗液(PBAL)为黏稠性液体,则需进行液化(见前一节)后进行接种,如为液体样标本用半定量接种法:标本经3000r/min离心15分钟,弃去上清液,振荡悬浮沉淀,各取10μl接种于血琼脂平板(不烧环分区划线)、麦康凯和巧克力平板上(每区烧环分区划线);标本为防污染毛刷(PSB)时,把毛刷放在1ml无菌生理盐水中充分振荡30秒,各取毛刷稀释液10μl接种于血琼脂平板(不烧环分区划线)、麦康凯和巧克力平板上(每区烧环分区划线),置35℃、5%CO_2孵箱中培养48小时,每日观察生长情况。根据菌落形态,细菌涂片染色观察,进行鉴定和药敏试验。

2. 特殊细菌培养见前一节。

3. 半定量培养与定量培养两者具有较好的相关性。不含或含黏液很少的标本,可直接接种,遇有含大量黏液的标本,按要求将标本处理后取沉淀物,分三区划线分离接种平板,培养后判断各区内细菌菌落数多少,分别以1+(极少量)、2+(少量)、3+(中量)和4+(多量)表示,判定标准和临床意义见表18-3。

表18-3　下呼吸道标本半定量结果判定标准及临床意义

级别	画线区菌落目录			相当于菌落数(CFU/ml)	临床意义
	第一区	第二区	第三区		
极少量	<10			$\leqslant 10^4$	多为污染菌
少量	>10	<5		10^5	污染可能,建议重复培养
中量	>10	>5	<5	10^6	感染可能,建议重复培养
多量	>10	>5	>5	$\geqslant 10^7$	多为感染病原菌

(1) 经纤支镜或人工气道吸引的标本:细菌半定量培养2+,相当于病原菌浓度≥10^5CFU/ml。

(2) 经纤支镜支气管肺泡灌洗液标本:细菌半定量培养1+～2+,相当于病原菌浓度≥10^4CFU/ml。

(3) 经纤支镜防污染毛刷标本:细菌半定量培养1+,相当于病原菌浓度≥10^3CFU/ml。

4. 结果报告　下列任何一种方法获得的培养结果可认为非污染菌:人工气道吸引分泌物在血琼脂平板上检出的菌量达到有临床意义的菌落数≥10^5CFU/ml;防污染肺泡灌洗液(PBAL)≥10^4CFU/ml;防污染标本毛刷(PSB)≥10^3CFU/ml应进行鉴定和药敏试验,报告菌名、菌量和药敏结果。如培养结果为上呼吸道正常菌群,报告"检出上呼吸道正常菌群,标本疑为污染"。如无细菌生长则报告"经48小时培养无细菌生长"。

(杨　旭)

第十九章　粪便标本的细菌学检验

正常情况下肠道中有多种细菌寄生，包括大量的厌氧菌、大肠埃希菌、肠杆菌、变形杆菌、肠球菌等。引起腹泻的病原微生物有：①细菌性，霍乱弧菌、致病性大肠埃希菌（包括EPEC、ETEC、EIEC、EHEC）、志贺菌、沙门菌、金黄色葡萄球菌、副溶血弧菌、结核杆菌等。②真菌性，念珠菌、毛霉菌等。③病毒性，轮状病毒等。本实验主要介绍引起消化道感染的常见致病菌的培养方法。

【实验目的】

掌握粪便标本的细菌学检验程序、标本的采集、检验流程和检验结果解读。

【实验器材】

1. 病人粪便标本。
2. SS琼脂平板、中国蓝平板、半固体、双糖含铁培养基、沙门菌与志贺菌诊断血清等。
3. 载玻片、酒精灯、接种环、温箱。

【标本送检要求】

1. 采样时间　腹泻患者在急性期采样，原则上应在使用抗菌药物之前采集样本。如沙门菌感染引起的肠热症在发病2周后采粪便样本；胃肠炎患者在急性期、早期采集新鲜粪便样本；志贺菌感染引起的急性痢疾应尽早采集新鲜粪便；慢性痢疾或带菌者可随时采样或反复采样。

2. 采样方法

（1）自然排便采集：挑取自然排便后带有脓血、黏液的粪便2～3g；液状粪便取絮状物2～3ml，盛于无菌容器内或置于保存液、增菌液中送检。

（2）直肠拭子：对于排便困难者或不易获得粪便时或对幼儿，可采用直肠拭子采样，即以无菌棉拭用保存液或生理盐水湿润后，插入肛门内4～5cm（幼儿2～3cm）轻轻转动取出，插入灭菌试管内送检。对于不能立即送检的样本应放入Cary-Blair运送培养基或pH 7.0的磷酸盐甘油中运送和保存。

【检验程序】

1. 粪便标本检验流程图　见图19-1。

2. 粪便标本检验程序

（1）直接涂片镜检：粪便标本因各种正常菌群含量多，仅以染色性和形态无法分辨是否为病原菌。因此，通常粪便标本通常不做直接镜检。只有检查霍乱弧菌、结核杆菌或疑似菌群失调时才需做直接涂片检查。

1）霍乱弧菌涂片检查

A. 染色检查：取米泔水样粪便絮状物直接涂片两张，干燥后用乙醇或甲醇固定，分别用革兰染色和1：20苯酚复红染色。油镜观察有无革兰阴性、菌体弯曲呈弧形或逗点状的细菌。

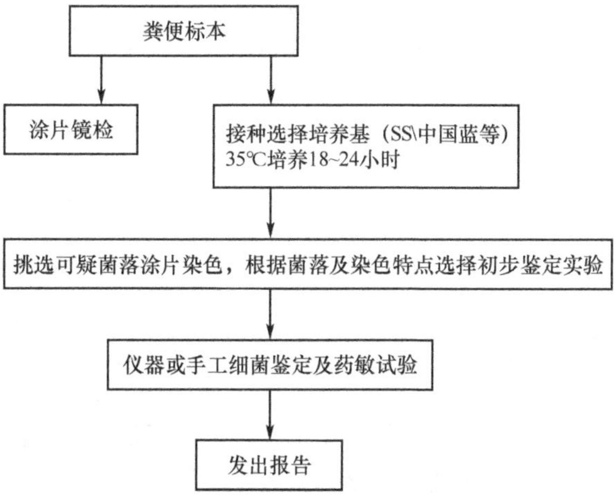

图 19-1　粪便标本检验流程图

B. 悬滴检查：用粪便材料或新鲜培养物制成悬滴标本，以高倍镜检验细菌的动力，霍乱弧菌具有极为活泼的动力，运动速度快，穿梭状。上述镜检若发现许多形态典型、运动活泼的弧菌，可报告："直接涂片找到疑似弧菌"。如未发现，则可报告："直接涂片未找到弧菌"。涂片检查，只能对疑似患者作初步诊断参考，不能作确诊的依据。

2）结核杆菌的涂片检查：取新鲜大便涂片进行抗酸染色镜检，如见到分枝状的抗酸杆菌，则可报告："检出抗酸杆菌"。

3）疑似菌群失调时涂片检查：成人粪便中菌量与菌谱处于相对稳定状态，保持着与宿主之间的生态平衡。粪便中球菌和杆菌的比例大约为 1 ∶ 10。长期使用广谱抗生素、免疫抑制剂及慢性消耗性疾病患者可发生肠道菌群失调，引起革兰阴性杆菌数量严重减少甚至消失，而葡萄球菌或真菌等明显增多，粪便中球菌/杆菌比值变大。

4）葡萄球菌的涂片检查：对疑似葡萄球菌假膜性肠炎的患者，可挑取水样便或排出的肠黏膜样物进行涂片革兰染色镜检，常可见到大量的葡萄球菌。

5）真菌的涂片检查：可挑取水样便或排出的肠黏膜样物进行涂片革兰染色镜检，常可见到大量的真菌孢子。

（2）细菌的培养鉴定

1）志贺菌及沙门菌培养鉴定：选取脓血、黏液样粪便直接接种于肠道菌选择培养基（如 SS 琼脂平板及中国蓝平板）各 1 个进行分离培养。置 35℃培养 18～24 小时，观察有无可疑菌落（图 19-2）。

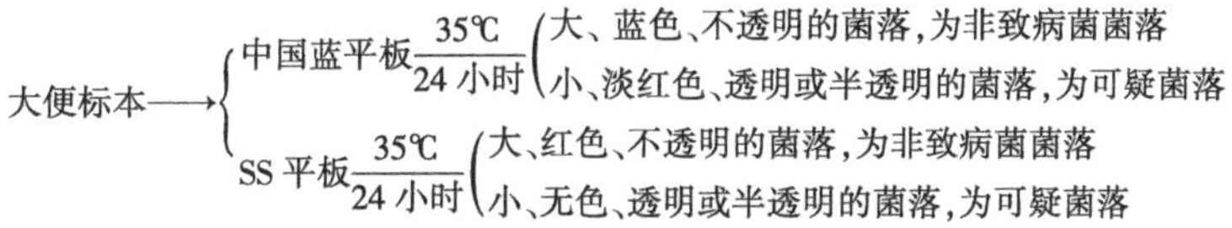

图 19-2　志贺菌及沙门菌培养鉴定

若有可疑菌落，应转种于双糖铁、尿素，置 35℃培养 18～24 小时，观察结果（表 19-1）。

表 19-1 可疑菌落初步鉴定结果

葡萄糖(双糖下层)	乳糖(双糖上层)	动力	H_2S	尿素	初步鉴定
⊕	+	+	-	-	一般认为肠道非致病菌
⊕	+	-	-	-	
⊕	-	+	+	+	变形杆菌
+	-	-	-	-	志贺菌属
+/⊕	-	+	+/++	-	沙门菌属
⊕	-	+	-	-	甲型副伤寒

注:+表示产酸或动力阳性或发生相应生化反应。○表示产气;-表示不产酸或动力阴性或不发生相应生化反应。

进行初步生化反应符合志贺菌属或沙门菌属,则应分别用志贺菌多价诊断血清(痢疾、福氏、鲍氏、宋内)或沙门菌属诊断血清做玻片凝集试验。凝集时,先用多价血清进行凝集后,再用单价诊断血清进行凝集。若结果为阳性者,可做出报告:分离出××志贺菌”或“分离出××沙门菌”。

2)致病性大肠埃希菌培养鉴定:将腹泻患儿的粪便标本划线接种于中国蓝或伊红亚甲蓝平板上,置35℃培养16~24小时后观察菌落。挑取可疑菌落接种双糖、IMVIC,如符合大肠埃希菌生化反应,则应挑取此菌或直接从上述平板取数个可疑菌落,分别与致病性大肠杆菌多价诊断血清进行玻片凝集试验。如不凝集,可报告:“未培养出致病性大肠埃希菌”;如凝集,则可报告:“培养出致病性大肠杆菌”并与单价血清进行玻片凝集试验,进行分型鉴定。

3)霍乱弧菌培养:液体增菌培养:取米泔水样粪便或已接种于保存液的粪便悬液约1ml,接种于10ml碱性蛋白胨水,置35℃增菌6~8小时。取表面生长的菌膜转种TCBS,同时取表面菌液再次转种碱性蛋白胨水,置35℃增菌6~8小时后,取碱性蛋白胨水表面生长的菌膜转种TCBS。

分离培养:取经碱性蛋白胨水增菌后的表面生长物,接种于TCBS琼脂板上进行划线分离,然后置35℃培养18~24小时后,观察结果。挑取黄色的可疑菌落,做氧化酶试验,若阳性,则进行形态、动力观察和多价血清玻片凝集试验。凝集试验应以生理盐水作对照。如有典型的菌落形态和活泼呈穿梭状的动力,并与多价诊断血清玻片凝集阳性者可判定为疑似霍乱弧菌。在已确定霍乱流行期间,根据这种判定,结合临床,即可对霍乱患者做出诊断。对玻片凝集阳性者,应进一步做鉴定试验和型别鉴别试验,特别是对第一例患者分离出的疑似菌株进行鉴定时,必须全面地、准确地、尽快地予以鉴定。

4)副溶血性弧菌培养:取副溶血性弧菌引起的食物中毒或腹泻患者的粪便或可疑食物约10g,盛于无菌广口瓶中,也可取肛门拭子(即无菌棉拭子用无菌生理盐水湿润后插入肛门寸余,轻轻转动取出),插入无菌试管内。将标本接种于50g/L的氯化钠蛋白胨水增菌液中,经35℃增菌6~9小时后,移种于30~50g/L的氯化钠选择性平板及SS琼脂平板进行分离培养,从平板上挑选光滑、半透明而有黏性的菌落,涂片染色,观察形态。并移种于双糖铁培养基,以双糖管中不分解乳糖,分解葡萄糖产酸不产气,有动力,染色镜检呈多形性特征者,再做其他生化反应和嗜盐性试验,如符合即诊断为副溶血性弧菌。

【检验结果报告与解读】

1. 查出肠道致病菌,报告其菌名和药敏结果(如伤寒沙门菌、福氏志贺菌等)。

2. 正常粪便中的菌群分为常住菌和过路菌两大类。近年来发现在正常粪便中99%以上是厌氧菌,需氧菌未到1%。由于大量应用抗生素,往往引起菌群失调和菌群失调症。此外,长期应用广谱抗生素、免疫抑制剂、激素或免疫功能低下的患者,假丝酵母菌等的检出率明显增高。

3. 培养出霍乱弧菌、伤寒沙门菌、致病性大肠埃希菌 O157 等应及时按传染病报告。

【注意事项】

1. 尽管粪便中含有多种杂菌,但仍应尽量用无菌容器采样。

2. 所采样本应新鲜以便培养和提高检出率;腹泻患者应尽量在急性期(3 天内)采样以提高阳性率。

3. 用于厌氧培养的样本应即采即接种厌氧培养基,尽量避免样本与空气接触,应立即送检。

（袁　军　罗湘蓉）

第二十章　脑脊液标本的细菌学检验

脑脊液是无菌的，检出细菌提示细菌性（急性化脓性或结核性等）脑膜炎。常见的病原菌主要有脑膜炎奈瑟菌、流感嗜血杆菌、链球菌和肺炎链球菌、葡萄球菌、产单核细胞李斯特菌、结核分枝杆菌、新型隐球菌等。

【实验目的】

掌握脑脊液标本的细菌学检验程序、标本的采集、检验流程和检验结果解读。

【实验器材】

1. 革兰染液、抗酸染液、氧化酶试剂、3%过氧化氢、血琼脂平板、巧克力平板、相关生化试剂、药敏纸片等。

2. 接种针、接种环、电热灼烧器、显微镜、孵育箱、CO_2 培养箱等。

【标本送检要求】

1. 标本采集　由临床医师以无菌要求做腰椎穿刺，抽取脑脊液 2～3ml，盛于无菌容器中送检。脑膜炎奈瑟菌离体后能产生自溶酶，迅速自溶，肺炎链球菌及流感嗜血杆菌离体后也易死亡。因此，脑脊液无论涂片或培养，必须于采集后立即送检。

2. 标本保存　采集标本后立即送到实验室，不能及时送检可置室温，放置时间不应超过 2 小时，切勿放冰箱，否则影响检出率。

【检验程序】

1. 脑脊液检验流程图　见图 20-1。

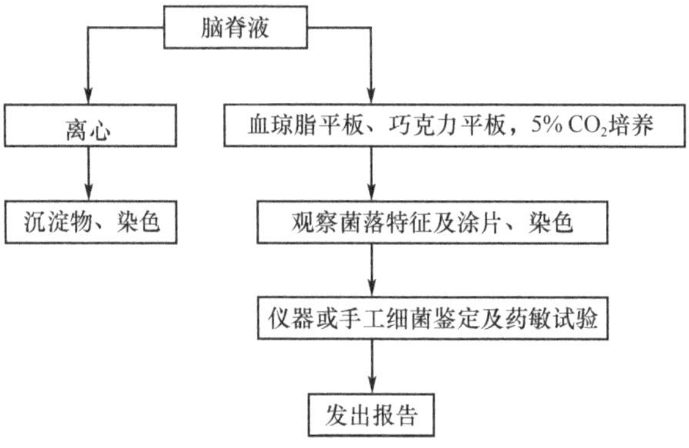

图 20-1　脑脊液标本检验流程图

2. 脑脊液检验程序

（1）涂片检查

1）一般细菌涂片检查：外观混浊或脓样脑脊液可直接涂片，无色、透明的脑脊液，应 3000r/min 离心 10～15 分钟后取沉淀物涂片、革兰染色、镜检。根据染色及形态特征，常可初步提示细菌的种类。

2）结核分枝杆菌涂片检查：脑脊液，应3000r/min离心10～15分钟后取沉淀物涂片、抗酸染色、镜检。如见到分枝状的抗酸杆菌，则可报告："检出抗酸杆菌"。

3）新生隐球菌涂片检查：取脑脊液的离心沉淀物作墨汁负染色，或取脑脊液的离心沉淀物接种于沙氏培养基上，置于35℃培养2～5日，根据菌落特性，涂片染色镜检做出报告。必要时可作生化反应进一步鉴定。

（2）分离培养：用接种环挑取混浊脑脊液或经离心沉淀的沉淀物，分别接种于营养肉汤、血琼脂平板、巧克琼脂平板，置于5%～10% CO_2 环境中35℃培养18～24小时，观察细菌生长情况，根据菌落特点、形态与染色及生化反应鉴定细菌，并做药敏试验。

【检验结果报告与解读】

无论是涂片还是培养，一旦检测到细菌或真菌应立即电话或书面通知临床医师。若检测出脑膜炎奈瑟菌则应做传染病报告。经培养48小时，仍无细菌生长者，报告"培养2日无细菌生长"。

直接涂片找到细菌或培养阳性均作为危急值报告。

（袁　军　罗湘蓉）

第二十一章 生殖道标本的细菌学检验

正常的内生殖道是无菌的，而外生殖器（包括男性尿道口和女性阴道）则有多种细菌寄生，如尿道口常见葡萄球菌、类白喉棒状杆菌和非结核分枝杆菌等，阴道常见有乳杆菌、双歧杆菌、消化球菌等。常见的病原菌主要有葡萄球菌、肠球菌、链球菌、淋病奈瑟菌、大肠埃希菌、变形杆菌等。女性外阴阴道炎、细菌性阴道炎、阴道溃疡、尿道炎、宫颈炎、子宫颈炎、子宫内膜炎等或男性尿道炎、附睾炎、前列腺炎、生殖器溃疡等，需留取样本行病原学检验。对于产科患者阴道和会阴部标本分离培养和鉴定 B 群链球菌有重要意义，因该菌可引起严重新生儿脓毒症和新生儿脑膜炎。

【实验目的】

掌握生殖道标本细菌学检验程序、标本的采集、检验流程和检验结果解读。

【实验器材】

1. 生殖道标本。

2. 革兰染液、氧化酶试剂、3%触媒、血琼脂平板、巧克力平板。麦康凯平板、相关生化试剂等。

3. 接种针、接种环、电热灼烧器、显微镜、孵育箱、CO_2培养箱等。

【标本送检及检验程序】

1. 采集方法

女性：由临床医生用无菌棉拭子采集阴道、宫颈分泌物。怀疑盆腔厌氧菌感染时，由医师用注射器经阴道后穹隆处穿刺抽取标本，立即床旁接种于厌氧运送培养基。

男性：翻转包皮，用肥皂水清洗尿道口，清水冲洗，采集尿道口分泌物。采集前列腺液时，先冲洗尿道和膀胱，用手指从肛门内按摩前列腺，使前列腺液溢出。

2. 检验流程

（1）接收标本后，立即对标本进行编号、登记。

（2）操作流程（图 21-1）。

1）涂片检查

A. 革兰染色镜检：观察阴道分泌物中有无细菌，以及细菌形态和染色性，尤其注意观察有无白细胞内外的革兰阴性双球菌（淋病奈瑟菌），以及有无覆盖大量革兰阴性菌的上皮细胞（线索细胞，提升可能有阴道加德纳菌感染）。

B. 梅毒螺旋体涂片检查：直接暗视野检查，观察有无纤细、发亮、前后旋转的密螺旋体，或冯泰纳染色，观察有无棕黑色的密螺旋体。

2）分离培养

A. 一般细菌培养：接种血琼脂平板和麦康凯平板，置 5%～10% CO_2 条件下，35℃培养 18～24 小时。

B. 淋病奈瑟菌培养：接种于 GC 琼脂平板，置 5%～10% CO_2 条件下，35℃培养 18～24

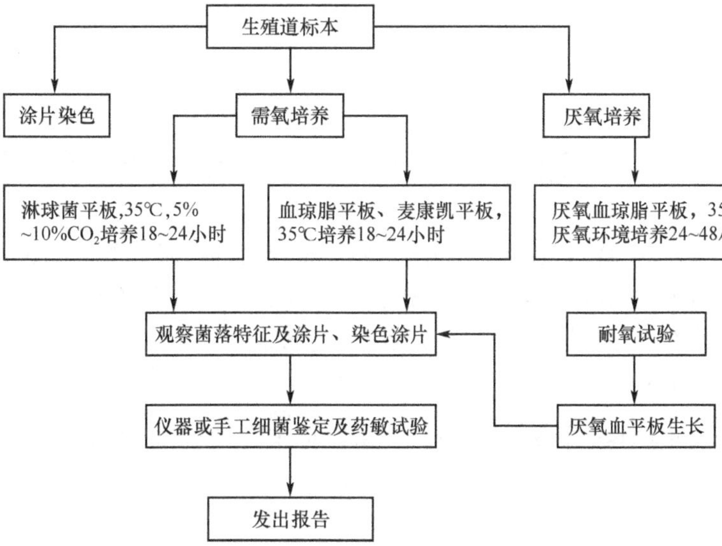

图 21-1　生殖道标本检验流程

小时,观察有无较小,灰白色,露滴状菌落形成,进一步生化鉴定。

C. 阴道加德纳菌培养:接种于含 5%羊血琼脂平板,在 5%~10% CO_2 环境培养 46 小时,观察有无形成针尖大小(0. 3~0. 5mm)、圆形、光滑、不透明、不溶血(在人血或兔血琼脂平板上可出现 β 溶血)的菌落。

【检验结果解读】

1. 结果报告　报告分离培养鉴定出的致病菌和其抗菌药物敏感试验结果。

2. 结果解释　查见病原菌提示有细菌感染,如急、慢性前列腺炎,睾丸炎、精囊炎、附睾炎、阴道炎,急、慢性淋病等。但需结合临床表现及其他检验综合判断。

【注意事项】

1. 取阴道分泌物之前避免性生活、阴道冲洗和用药。

2. 生殖器是开放性器官,标本采集过程中,应严格遵循无菌操作以减少杂菌污染。

(袁　军　胡方芳)

第二十二章　穿刺液及脓标本的细菌学检验

穿刺液标本主要包括胸水、腹水、心包液、关节液、鞘膜液、胆汁等。在正常人体中，是无菌体液，一旦检出细菌均视为病原菌。脓液包括封闭性脓肿、开放性脓肿和脓性分泌物等，开放性脓肿和脓性分泌物检出细菌需鉴别感染与污染。

【标本采集与送检】

1. 标本采集时间　怀疑感染存在，应尽早采集标本，一般在患者使用抗菌药物前或停药后1~2天采集标本。

2. 采集方法

(1) 体液穿刺：采用无菌方法采集体内可疑感染部位的液体(最好中段)约2ml，注入无菌试管，或抽取穿刺液1~2ml注入多功能体液培养瓶，或抽取穿刺液2~5ml注入血培养瓶，混匀，立即送检。如怀疑厌氧菌感染，应做床边接种或接种运送培养基。

(2) 封闭性脓肿：消毒局部皮肤或黏膜表面后，用注射器抽取，将脓液注入无菌试管内送检。疑为厌氧菌感染时，应做床边接种或置厌氧运送培养基内送检。

(3) 开放性脓肿和脓性分泌物：用无菌盐水或75%乙醇溶液擦去表面渗出物，用拭子深入溃疡深处采集2支拭子，1支为涂片检查用，1支作培养用。大面积烧伤的创面分泌物可用灭菌棉拭取多部位创面的脓液或分泌物，置灭菌试管内(注明采集部位)送检。

3. 注意事项

(1) 标本的采集一定要严格履行无菌操作技术，以防污染。

(2) 采集标本后立即送到实验室，不能及时送检可置室温，放置时间不应超过2小时。

(3) 加入抗凝剂的标本(如胸腹水)采集后要与抗凝剂充分混匀并及时送检。

(4) 厌氧菌培养取得样本后，拭子应立即置于厌氧运送管，尽可能少让样本暴露于空气中。穿刺时最好以针筒直接抽取，避免接触环境中氧气。

【检验流程】

1. 试剂、仪器

(1) 革兰染液、氧化酶试剂、3%过氧化氢、血琼脂平板、巧克力平板、麦康凯平板、相关生化试剂等。

(2) 全自动血培养系统、Phoenix 100 鉴定系统；鉴定卡、药敏纸片等，有效期及储存条件参见试剂说明书。

(3) 接种针、接种环、电热灼烧器、显微镜、孵育箱、CO_2 培养箱等。

2. 检验流程

(1) 接收标本后，立即对标本进行编号、登记。

(2) 检验流程图(图22-1)

1) 一般细菌培养：接种血琼脂平板、巧克力琼脂平板和麦康凯琼脂平板(或EMB及中国蓝琼脂平板)，同时接种于肉汤增菌，于5%~10%CO_2条件下，35℃培养18~24小时，根据

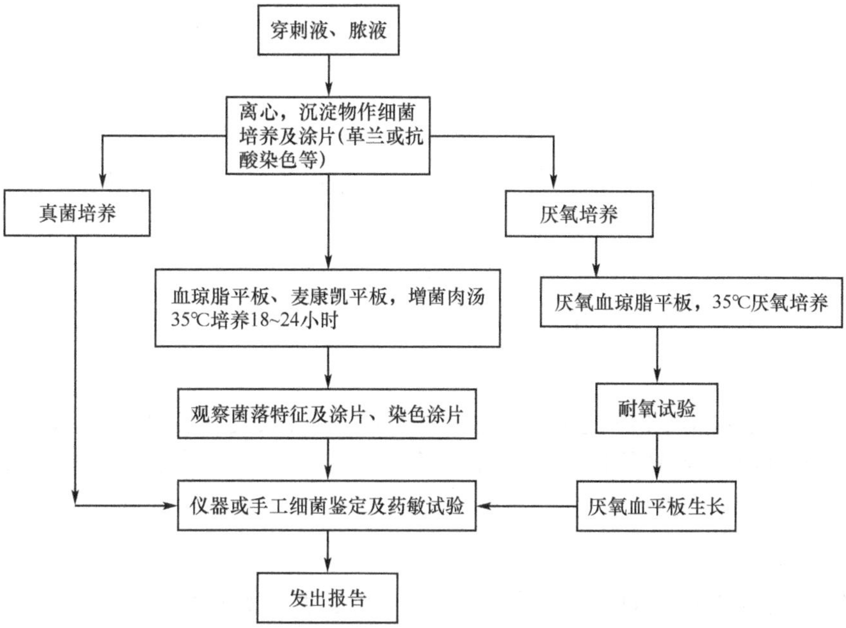

图 22-1　穿刺液及脓标本的细菌学检验流程

菌落及染色形态特点,做出初步判断。

2）厌氧菌培养:床边接种或从厌氧运送培养基转种后,立即置厌氧环境中,35℃培养24~48 小时;挑取可疑菌落做耐氧试验,确定为厌氧菌。

3）真菌培养:可用沙氏培养基,培养 7~20 天。

【结果报告与解读】

1. 培养 48 小时无细菌生长,报告“无细菌生长”。

2. 排除标本污染,报告分离培养鉴定出的致病菌和其抗菌药物敏感试验结果。

3. 结果解释　正常情况下浆膜腔液是无菌的,只要检出细菌,通常视为病原菌。胸腔感染的病原菌以结核分枝杆菌多见,其次是金黄色葡萄球菌、溶血性链球菌、大肠埃希菌和铜绿假单胞菌等;腹腔感染的病原菌以肠道细菌如大肠埃希菌、粪肠球菌,以及结核分枝杆菌多见;心包炎和关节腔液以金黄色葡萄球菌、溶血性链球菌、大肠埃希菌和铜绿假单胞菌等多见。

从脓液标本中能检出的病原微生物种类很多,最常见的由葡萄球菌和链球菌引起的局部化脓性感染,包括有毛囊炎、疖、痈、甲沟炎、扁桃体炎、乳腺炎、中耳炎、外耳道疖肿、外耳道炎、细菌性结膜炎、脓疱疮、外科切口及创伤感染等。化脓性骨髓炎、化脓性关节炎的主要致病菌是金黄色葡萄球菌。慢性骨髓炎和慢性化脓性关节炎病原菌中,除上述细菌外,主要为结核分枝杆菌。脓性标本中可检出铜绿假单胞菌、变形杆菌和类白喉棒状杆菌等,常为继发感染或污染所致。气性坏疽主要致病菌为产气荚膜梭菌,其次为水肿梭菌、败毒梭菌及溶组织梭菌等。坏疽常继发葡萄球菌、链球菌、大肠埃希菌或其他需氧菌感染。器官脓肿和机体深部组织的脓肿多为厌氧菌感染。

对于某些特殊病人(如气性坏疽病人),在菌种鉴定及药敏试验结果出来之前,可报告临床涂片镜检情况,以便及时采取治疗措施。

（袁　军　胡方芳）

第二十三章　临床微生物学检验室内质量控制

【实验目的】

掌握临床微生物学检验室内质量控制的方法。

【实验原理】

临床微生物学检验室内质量控制是通过对标准菌株的检测，监测实验室培养基、染液、细菌鉴定或鉴别用试剂、药物敏感试验等是否满足质量要求，以确保细菌鉴定和药物敏感试验结果的精密度和准确度。

【实验器材】

1. 微生物学检验所用的各种培养基和试剂、染液、生化鉴定管、抗血清、抗菌药物纸片。
2. 标准菌株、质控菌株。

【实验方法】

1. 培养基的质量控制

(1) 合格培养基的外观检查标准：完整，琼脂附于平板底部，血平板应不透明、没有溶血情况，平板颜色好、湿润，无干裂、无污染、无浑浊或沉淀、无冻伤、无过热现象，琼脂厚度至少 3mm。

(2) 无菌试验：每批培养基至少进行一次无菌试验。随机抽取 3%～5%的培养基，在 35℃条件下培养 48 小时，观察是否有细菌生长，无细菌生长为合格。

(3) 已知菌生长试验：每批培养基至少进行一次已知菌生长试验。用标准菌株或经过准确鉴定的临床分离菌，接种在培养基上，35℃培养 24 小时，用无菌生理盐水 1∶100 稀释，每块平板接种 10μl(浓度相当于 10^3～10^4 CFU/平板)，培养 24～48 小时，符合生长、生化试验质控标准者方可使用。质控菌株及鉴定标准见表 23-1、表 23-2。

表 23-1　培养基的生长试验质控

培养基	质控菌株	鉴定标准
巧克力平板	流感嗜血杆菌 ATCC49247	生长情况好
血平板	金黄色葡萄球菌 ATCC25923+	中度到大量生长
	A 群链球菌 ATCC19515	生长，β 溶血
	肺炎链球菌 ATCC49619	生长，α 溶血
中国蓝平板	大肠埃希菌 ATCC25922	生长，蓝色菌落
	奇异变形杆菌 ATCC49005	部分抑制
	粪肠球菌 ATCC29212	不生长
SS 培养基	大肠埃希菌 ATCC25922	部分或全部抑制
	福氏志贺菌 ATCC51572	生长，无色菌落

表 23-2　生化试验用培养基的质控

培养基	质控菌株	鉴定标准
克氏双糖铁培养基	大肠埃希菌 ATCC25922	生长良好,A/A;产气;H_2S-
	奇异变形杆菌 ATCC49005	生长良好,K/A;产气;H_2S +
	福氏志贺菌 ATCC(B)51572	生长良好,K/A;不产气;H_2S -
	铜绿假单胞菌 ATCC27853	生长良好,K/K;不产气;H_2S -
蛋白胨水(靛基质试验)	大肠埃希菌 ATCC25922	阳性,滴加靛基质试剂,显红色
	产气肠杆菌 ATCC13048	阴性,滴加靛基质试剂,黄色
L-鸟氨酸脱羧酶试验培养基	阴沟肠杆菌 ATCC45301	阳性,培养基呈紫色
	肺炎克雷伯菌 ATCC13883	阴性,培养基呈黄色

注:A 为碱性,K 为酸性。

2. 细菌染色的质量控制(表 23-3)

(1) 革兰染色:利用标准菌株或其他已知的革兰阳性菌及革兰阴性菌至少每周进行一次室内质控。

(2) 萋-纳抗酸染色:利用已知的抗酸杆菌阳性涂片每周或在更新石炭酸复红染液时至少进行一次室内质控。

表 23-3　染液质量控制

染液	阳性对照	阴性对照
革兰染液	金黄色葡萄球菌 ATCC25923	大肠埃希菌 ATCC25922
萋-纳抗酸染液	分枝杆菌	大肠埃希菌 ATCC25922

3. 细菌鉴定或鉴别常用试剂和抗血清的质量控制(表 23-4)

(1) 试剂的质量控制:用于测定细菌各种生物学特性的试剂,必须做质控以评估质量,只有质控合格才可以使用。应用频率较高的试剂,每周至少做一次室内质控。应用频率较低的试剂,其室内质控随标本一同进行。

表 23-4　常用试剂质量控制

试剂	阳性对照	阴性对照	监测频率
新鲜血浆(凝固酶)	金黄色葡萄球菌	表皮葡萄球菌	每个工作日
3%过氧化氢	金黄色葡萄球菌	化脓链球菌(A 群)	每次新配制时及使用中每个工作日
氧化酶	铜绿假单胞菌	大肠埃希菌	每次新配制时及使用中每个工作日
触酶	金黄色葡萄球菌	化脓链球菌(A 群)	每次新配制时及使用中每个工作日
靛基质	大肠埃希菌	产气肠杆菌	每次新配制时及使用中每个工作日

(2) 抗血清的质量控制:实验室应常备链球菌、致病性大肠埃希菌、志贺菌属、沙门菌鉴定用抗血清。抗血清的来源必须可靠,抗血清上注明购入的日期,并根据生产厂家的使用说明进行使用与保存。未使用的抗血清应澄清,任何混浊与颜色改变,应视为杂菌污染,不应使用。第一次使用时,用标准菌株进行测定,合格者方可使用,以后每月用标准菌株进行一次测定。

4. 药物敏感试验纸片扩散法(MHA)的质量控制　质控试验条件、质控菌株选择及质控允许范围参照最新的CLIS规定。

(1) 按美国CLIS/NCCLS规定:①质控菌株应按标准方法与临床标本种分离菌同步进行药敏试验;②更换药物或培养基时必须用相应质控菌株测试;③所有质控菌株在实行常规监控(一周一次质控)前应连续监测30天。对每种药、每种菌,30次试验总失控结果不能超过3个。如果30天监控结果完全符合上述要求,可转为一周一次质控的方法。只要抑菌环直径超出可接收范围都必须校正。当失控原因不明时,可用相应质控菌株连续监测5天,每种菌对质控中每种抗菌药物同时测试5个抑菌环,如果结果全部达到可接收范围,可恢复一周一次质控。

(2) 质控菌株:用于MHA的质控菌株有金黄色葡萄球菌ATCC25923;大肠埃希菌ATCC25922、大肠埃希菌ATCC35218(用于β-内酰胺/β-内酰胺抑制剂复合物);铜绿假单胞菌ATCC27853;粪肠球菌ATCC29212;流感嗜血杆菌ATCC49247(用于HTM培养基);淋病奈瑟菌ATCC49226(用于GC琼脂);肺炎链球菌ATCC49619(用于5%羊血MH琼脂)。

(3) 接种菌液浓度准备:培养24小时的质控菌株,用无菌生理盐水配制成0.5麦氏单位[$(1\sim2)\times10^8$CFU/ml]。

(4) 抗菌药物纸片:抗菌药物纸片应密闭包装置于-20℃以下低温或超低温保存,常规使用纸片可从低温取出一周用量在2~8℃保存。使用前应置室温平衡1~2小时。新购的抗菌药物纸片每批用标准菌株和在控培养基,用标准方法进行测定,符合要求方可使用。

(5) 抑菌环的质控范围:每一种抗菌药物纸片对标准质控菌株测定的结果应符合CLSI最新的规定,以表23-5中CLSI的2010年标准为例。这些范围有95%的可信区间,即连续20个试验的结果只能有一个结果超出表中所列的范围,任何有一个以上的结果超出即为失控,需要查找失控原因并加以纠正(表23-5)。

表23-5　几种常用抗菌药物纸片对质控菌株的抑菌环直径允许范围(mm)

抗菌药物(含量/片)	大肠埃希菌 ATCC25922	金黄色葡萄球菌 ATCC25923	铜绿假单胞菌 ATCC27853	流感嗜血杆菌 ATCC49247	淋病奈瑟菌 ATCC49226	肺炎链球菌 ATCC49619
青霉素(10U)	-	26~37	-	-	26~34	24~30
氨苄西林(10μg)	16~22	27~35	-	13~21	-	30~36
环丙沙星(5μg)	30~40	22~30	25~33	34~42	48~58	-
氧氟沙星(5μg)	29~33	24~28	17~21	31~40	43~51	16~21
左氧氟沙星(5μg)	29~37	25~30	19~26	32~40	-	20~25
头孢噻肟(30μg)	29~35	25~31	18~22	31~39	38~48	31~39
头孢他啶(30μg)	25~32	16~20	22~29	27~35	35~43	-

【注意事项】

1. 各项质控都应有详细的记录　信息至少应包括:①培养基、染液、生化管、抗血清、抗菌药物纸片的名称、购买日期、质控日期;②质控菌名称;③质控结果;④质控结果的判断:在控或失控;⑤失控原因、处理、纠正结果等。

2. 抗菌药物纸片的贴法　每两个纸片中心距离不少于24mm,纸片一旦贴在某一位置上,不应变动位置。贴完纸片的平皿需平放,15分钟后倒置琼脂板并置35℃孵箱培养18

小时。

3. 抑菌环直径的读数　用直尺量取抑菌环直径，以没有肉眼可见生长物区域为抑菌圈边缘，极其细小菌落生长可以忽略不计。变形杆菌迁徙生长使抑菌环内生长的薄层菌可忽略不计。

4. 失控的处理　实验室操作人员在质控检测中发现不符合要求的试验时，判断该试验失控，应详细记录该试验的过程，上报专业主管，由专业主管对失控情况进行判断、处理。

5. MHA 常见的失控原因　偶然一次失控，可能是统计学上的随机误差，引起真失控的常见原因：①质控结果记录错误；②量取抑菌环直径时读数错误；③标准菌株被污染或其他改变；④接种的菌悬液太浓或过淡；⑤0.5 麦氏浊度标准管未摇匀或已过期失效；⑥孵育温度或气体环境不正确；⑦MH 培养基质量是否有问题；⑧抗菌药物纸片活性下降或失效。当发现有结果失控时，首先观察药敏平板，常可发现一些问题。前 4 条原因经重复实验后，一般都能解决，如果重复实验后仍为失控，则必须恢复每日质控，直至找到原因，问题解决为止。

【思考题】

1. 抗菌药物敏感试验常见的失控原因有哪些？
2. 质控试验条件、质控菌株选择及质控允许范围参照的是什么规定？
3. 革兰染液的质控频率是多少？抗菌药物敏感试验常规质控频率是多少？

（邹　阳）

第三篇　研究创新型实验

第二十四章　创新型实验实施原则和方法

随着现代科学技术的迅猛发展及知识经济时代的到来，加强医学专业生实践能力和创新能力的培养，提高学生的综合素质，已成为目前我国医学教育教学改革的主要目标。医学院校在进行知识教育的同时还须加强学生实践能力和创新能力的培养，这样才能造就出满足新时代需要的高素质的实用型医学人才。研究创新型实验是培养学生的实践能力与创新能力的重要途径。

创新型实验是高等学校本科教学质量与教学改革工程的重要组成部分，其目的旨在促进高校探索创新性人才培养的新模式，促进高校探索并建立以问题和课题为核心的教学模式，倡导以“学生为主体”的本科人才培养和研究性学习教学改革，调动学生学习的“主动性、积极性和创造性”，激发学生的“创新思维”和“创新意识”，同时在项目实践中逐渐掌握“思考问题”、“解决问题”的方法，提高其创新实践的能力。

通过开展大学生创新型实验，带动广大的学生在本科阶段得到科学研究与发明创造的初步训练，增强高校人才培养过程中实践教学环节的比重，增强学生的动手能力，推广研究性学习和个性化培养，形成创新教育的氛围，建设创新文化，进一步推动高等教育教学改革，提高教学质量。

研究创新性实验是指学生在教师指导下，在自己感兴趣的研究领域或教师选定的学科方向，针对某一或某些选定研究目标所进行的具有研究、探索性质的实验，是学生早期参加科学研究，教学与科研相结合的一种重要形式。研究创新性实验也属设计性实验的范畴，是具有科学研究和探索创新性质的设计性实验，与设计性实验相比突出实验内容的自主性，实验结果的未知性，实验方法和手段的探索性等特点。

检验医学专业是现代实验科学技术与临床医学更高层次的结合，是一门发展迅速、多技术和多学科交叉的综合性很强的医学前沿学科，同时又是一门临床实践性很强的应用学科。作为医学检验专业主干课程之一的基础必修课—临床微生物学检验，属于医学微生物学的范畴，是一门与临床医学密切结合且实际操作技能要求非常强的学科，侧重研究感染性疾病快速、准确的病原体诊断，为临床诊疗提供依据。微生物相关的实验技术是现代科学研究的基础，已广泛渗透到生命科学研究的各个领域，学生只有掌握了微生物实验基本技能和基础知识，才能顺利进行微生物学和其他相关生物技术的实验研究。因此，在临床微生物检验实验课中开展研究创新型实验，探索并建立以“问题和课题为核心”的教学模式，可以提高学生的实验基本操作技能，调动学生的学习兴趣和学习积极性，从而锻炼其观察能力、操作能力、思维能力和运用能力，进一步激发学生的创新思维和创新意识，增强创新实践能力和创新精神。

一、创新型实验实施的原则

研究创新型实验与验证性实验和综合性实验相比,更注重学生的“自主创新”能力。因此,创新型实验的实施应遵循的原则是:

1. 兴趣驱动　参与计划的学生要对科学研究或创造发明有浓厚兴趣。在兴趣驱动下,在导师指导下完成实验过程。

2. 自主实验　参与计划的学生要自主设计实验、自主完成实验、自主管理实验。

3. 重在过程　注重创新性实验项目的实施过程,强调项目实施过程中学生在创新思维和创新实践方面的收获。

“立足兴趣、鼓励创新、交叉联合、注重过程、突出重点”。按照“自主选题、自主设计、自主实验、自主管理”的要求,通过“积极申请、答辩修改、规范管理”的程序,以项目研究为载体,在教师的指导下,注重学生自主实验和过程训练,使检验专业本科生的在创新思维和创新实践方面不断加强提高。

创新型实验的基本过程包括课题的选择、实验设计、实验开展、结果整理和分析、总结论文等。在此实验实施过程中间应注意相关的原则:

(一) 课题选择原则

创新型实验主要着重于学生综合运用知识与技能的培养,培养学生独立分析与解决问题的能力。选题的一般原则是结合理论教学内容,兼顾学科发展现状与趋势,选择适当的题目,题目要求思路新颖、目标明确,具有创新性、探索性和一定的可行性。临床微生物检验方面的研究创新型实验内容既可以从应用研究如病原体诊断试剂、诊断方法、仪器设备,病原体药物治疗、方法手段方面,又可以从基础研究如病原体的致病机制、耐药机制等方面考虑课题研究。选题时尽量多考虑相应科室、指导老师的研究方向以利于研究创新型实验的开展和实施。此外,创新型实验课题选择还应具体考虑以下几个方面:

1. 难易性原则　研究创新型实验虽然以“创新、探索”为要求,但选题应难易适中,保证学生能运用所学基础知识和实验技能,通过查阅文献资料和老师指导下,能在规定时间内完成实验内容。

2. 综合性原则　创新型实验的选题和实验设计要注重学生已有的“三基”,即“基本理论”、“基本知识”、“基本技能”综合应用,达到进一步巩固和掌握的检验专业课程教学目的。同时,指导老师要引导学生从“基础理论知识”联系到“实际应用”,鼓励学生“自主创新”,提高学生自主分析问题和解决问题的综合能力。

3. 可行性原则　创新型实验题目不仅要考虑理论上的可行性,还要考虑学校相关实验室条件的可行性,尽量选用学校已有的实验仪器设备和技术平台。

(二) 实验设计原则

一份完整的实验设计方案,应该包括:实验名称,实验目的,实验原理,实验对象,实验条件,实验材料、用具和装置,实验步骤,实验现象,实验结果的假设和预期,实验结果的分析和讨论。

实验设计首先明确实验目的、实验原理及实验要求的基本条件。其次,精心策划实验方法、严格设计实验步骤、合理设置对照或变量,并引入科学的测量方法。最后再选择适宜的实验材料,进行实验操作,从不同的角度分析实验结果,做到有效预测实验结果、科学描述实验结果,并得出科学的实验结论。因此,在创新型实验设计中主要考虑以下几点原则:

1. 科学性原则 实验是在特定条件下利用现有的技术手段对实验对象的变化和结果进行观察、分析、解释的科学方法。因此,在设计时必须考虑充分实验的科学依据,遵从科学性的基本原则从不同角度全面地分析问题,保证研究创新型实验的全面性和科学性。

2. 可行性原则 是指在实验设计时,从实验原理、实验操作到实验结果的产生,都应是在现有技术和实验条件下能够可行的。

3. 简便性原则 实验设计时,要考虑到实验材料要容易获得,实验操作较简便,实验步骤较少,实验时间较短,观察指标简便。

4. 保证结果准确的原则 “重复”、“对照”、“随机”是保证实验结果准确的三大原则,任何实验都必须有足够的重复次数才能判断结果的可靠性;设计对照实验消除实验中无关变量影响;通过随机检测反映实验对象总体情况。

二、创新型实验的实施方法

临床微生物创新型实验可作为进入专业学习或实习期间的检验专业本科生第二课堂或作为毕业论文课题完成,具体实施一般可分四个阶段:

第一阶段,文献调研阶段。指导老师按课题研究开题报告的形式详细讲解研究创新型实验的思路,讲述查阅文献的基本方法,为学生提供基本科研思路,鼓励学生广泛查阅国内外文献资料,提出自己的看法“大胆假设、小心求证”,写出相关文献综述。

第二阶段,实验立题及设计阶段。引导学生自主设计课题方案,写出可行性开题报告(包括创新型实验的目的与意义、国内外研究现状及发展趋势、研究内容和实施方法、课题研究时间安排、可行性分析)。集中进行开题论证,积极引导学生制作开题报告幻灯片,表述实验的设想,相互交流,共同探讨。指导老师和其他学生从立题、实验设计、技术手段、观察指标等方面的不同层面、不同角度提出质疑,完善创新型实验的思路和方案。

第三阶段,实验实施阶段。学生按既定课题方案进行实验,指导老师协助解决技术难题。以学生为主体,教师为主导,从实验前准备到实验结束均由学生独立完成,期间遇到特殊问题指导老师只能协助解决。在实验实施整个过程中,学生可以相互分工合作,促进提高学生的科研合作精神。

第四阶段,实验总结阶段。根据实验过程中所获得的结果,要求每个学生撰写一篇研究论文并制作幻灯片进行论文答辩,培养学生综合素质、分析讨论问题和语言表述能力。通过课题论文撰写训练,使学生能够基本掌握科研论文基本格式和写作技巧。

三、开展研究创新型实验建议

(一) 营造良好学术氛围

学校良好的学术氛围可以促进学生积极思考,提出问题、分析问题、解决问题,从而提高整体的创新意识和创新思维。学校、院系充分利用学校的学术网站、学科前沿发展报告会、名师讲堂、研究生开题答辩会等多种形式创造良好的学术氛围,鼓励学生参与各项科研学术活动,调动学生对研究创新型实验的积极性和主动性。

（二）做好保障

为了项目的顺利完成，学校与院系要为学生提供充足的研究经费。同时，实验室资源也是至关重要的。学校各教学实验室、科研实验室、重点实验室均应向实施研究创新型实验项目的学生免费开放，提供研究所需的实验仪器、设备，并给予相应的技术指导。

（三）进行有效科学监督

由于大部分学生没有从事科研的经验，对于实验过程、实验安排都没有具体认识，因此，完整的科学监督体系对于创新型实验的顺利进行是必不可少的。除了配备指导老师外，还应成立创新型实验督导专家组对项目运行情况进行抽查以及中期检查指导和结题验收评估。

（四）发挥指导老师的作用

每个研究创新型实验项目都要配备指导老师，一个好的指导老师对于项目的顺利进行有很好的辅助作用。指导老师本身应对检验专业有比较扎实的理论基础、实验技能和科研能力，比较宽广的相关知识面，对课题研究领域熟悉，才能给予学生有效指导和帮助，使课题顺利开展。

（五）调动学生的主动性

创新型实验通过学生主动的思考、提问和动手探索，改变"填鸭式"的教学方法。创新型实验一般需要经过初期答辩、中期汇报、末期结题等几个过程。从项目的构思、可行性论证、实验计划、申请书的填写，到具体实施，都需要学生主动作为，亲身体验。在这个过程中训练学生严谨的科学素质和良好的沟通能力。

（六）明确培养目的

研究创新型实验目的不是通过创新实验创造出创新成果，而是主要是让学生参与科研"重在过程与经验积累"能力学习过程。在实施过程中注重对学生在创新思维、动手实践和自主学习能力方面的培养，通过从整个研究实验过程能够学到科学的思考方式、严谨的研究方法以及团队协作与合作意识。

（郭　鹰）

第二十五章　创新型实验

【实验目的】

1. 掌握研究创新性实验设计的原则和方法。

2. 学会提出问题、解决问题及分析讨论实验结果。

3. 提高学生综合分析和创新能力，初步培养科研兴趣和科研能力。

【实验方法】

1. 实验设计

(1) 教研室指定指导教师协助学生选定所要开展的课题。

(2) 学生阅读国内外文献，撰写综述，设计实验课题，完成实验设计并提交开课报告。

(3) 指导教师审阅开题报告，针对实验设计思路和方案提出修改意见。学生修订并做好幻灯片进行开题报告，接收指导教师和同学们提问和建议，进一步完善确定最终实验方案。

2. 实验准备

(1) 实验材料的准备：如收集相关病人标本、细菌菌株等。

(2) 实验试剂准备：自制或购买。

(3) 实验器皿、仪器设备准备等。

(4) 生物安全防护准备：隔离服、口罩、手套、紫外灯、消毒液等。

3. 实验操作

(1) 在实验实施中，指导教师协助准备实验材料和提供相应实验技术指导，及时帮助解决学生在实验中遇到的问题。

(2) 整个实验实施由学生按照实验设计方案，自行完成各项实验，详细记录实验过程中的现象和结果。

4. 实验报告

(1) 实验方案完成后，总结、分析、讨论实验结果，写出具体实验报告。

(2) 按立题依据、方案、实验操作、结果与讨论做好幻灯片进行论文汇报答辩。

5. 总结评价

教研室或院系管理单位组织专业技术人员和学生参加论文答辩会，评选优秀实验论文并进行相应的物质和精神奖励。对于研究创新型实验中有科学意义的论文，推荐投送相关杂志进行发表。

研究创新型实验实例1：鲍曼不动杆菌耐药性及临床用药分析

课题名称：鲍曼不动杆菌耐药性及临床用药分析 指导教师及单位：张晓兵　西南医院检验科
一、目的与意义 分析鲍曼不动杆菌耐药情况及相关病人临床用药情况，为临床感染治疗提供参考，并了解临床用药与鲍曼不动杆菌耐药性间的关系。

二、国内外研究现状及发展趋势

细菌的耐药性是普遍存在的,对于它的发展趋势,从细菌本身看,呈现单一耐药到多重耐药的趋势,从抗菌药物方面看,呈现低耐药率到高耐药率的趋势,且发展速度越来越快。近年来,由于抗菌药物的广泛使用甚至过度使用,鲍曼不动杆菌的耐药性呈总体上升趋势,耐药株迅速增加,并出现了多重耐药株。为了解鲍曼不动杆菌的耐药特点,耐药性变化,为临床正确选用有效的抗菌药物提供建议,有必要了解临床用药与鲍曼不动杆菌耐药性变化之间的关系。

三、研究内容和实施方法

不合理应用抗菌药物是细菌耐药性改变的一个重要影响因素,近年来,由于抗菌药物的广泛甚至过度使用,鲍曼不动杆菌的耐药性呈总体上升趋势,耐药株迅速增加,并出现了多重耐药株,本次主要是针对鲍曼不动杆菌的耐药性与临床抗菌药物之间的关系,对西南医院检验科微生物室 2008 一年分离培养出的 102 株鲍曼不动杆菌耐药性及其对应病人的临床资料进行回顾性分析。

四、课题研究起止时间和进度安排

研究过程分为 6 个阶段:

第一阶段:2009. 03 ~ 2009. 04;确定课题,撰写开题报告,查阅相关文献。

第二阶段:2009. 04 ~ 2009. 05;收集统计相关患者的临床资料

第三阶段:2009. 05;撰写论文初稿。

第四阶段:2009. 05 ~ 2009. 06;多次修改,打印、装订成册。

五、可行性分析

(一) 从西南医院细菌耐药检测及药敏试验的结果来看,我院鲍曼不动杆菌耐药性较高,而且送检标本中不同科室、不同标本都分离到鲍曼不动杆菌,所以应该而且有必要做这项调查。

(二) 本项目采用回顾行分析的方法来观察鲍曼不动杆菌耐药性变化和临床抗菌药物之间的关系,从技术上是可行的。

(三) 实验者所在科室对鲍曼不动杆菌跟踪已久,收集了 2008 年一年所有的细菌培养鲍曼不动杆菌阳性的患者信息,而且科室对医院感染也极为重视,能保证本项目的顺利实施和圆满完成。

六、指导教师意见

鲍曼氏不动杆菌是近年来重要的医院感染菌,其耐药性逐年增高,可以通过多种途经感染,已引起各国的高度重视。该细菌的耐药性逐年增加,是否与临床不合理使用抗生素有一定的关系,实验室的报告对临床抗生素的使用是否有真正意义的指导作用,基于这些问题而开展本课题具有一定的现实指导意义。对控制医院感染如抗生素的合理使用具有一定的临床意义。

签名:　　　年　　月　　日

研究创新型实验实例 2:金黄色葡萄球菌与 DC-SIGN 的相互作用研究

课题名称:金黄色葡萄球菌与 DC-SIGN 的相互作用研究

指导教师及单位: 刘涛　　第三军医大学检验系临床微生物及免疫学教研室

一、目的与意义

金黄色葡萄球菌(*Staphylococcus aureus*,SA)导致的局部感染经久不愈,全身感染死亡率高达 20%,已成为医院及社区感染率最高的病原菌之一,尤其是多重耐药菌株——耐甲氧西林金黄色葡萄球菌(methicillin-resistant staphylococcus aureus,MRSA)所占比例逐年提高,使金黄色葡萄球菌临床治疗面临严峻挑战。因此,加强对金黄色葡萄球菌感染的防治研究具有重要意义。

本实验拟通过体外特异结合与阻断试验以及 DC 对金黄色葡萄球菌捕获实验,证实金黄色葡萄球菌与 DC-SIGN 的相互作用,为进一步探讨 DC-SIGN 介导金黄色葡萄球菌免疫逃逸的机制奠定基础。

二、国内外研究现状及发展趋势(列出参考文献)

近年来研究表明,DC 表面特异受体 DC-SIGN(DC-specific ICAM-grabbing non-integrin)参与了多种病原微生物的免疫逃逸。DC-SIGN 是 Geijtenbeek 等 2000 年发现的一种 DC 特异的 ICAM-3 结合模式识别受体,是Ⅱ型跨膜蛋白,仅存在于 DC 细胞表面,能特异性识别病原体外膜蛋白及机体自身抗原(ICAM-3、ICAM-2)上的岩藻糖化和甘露糖化糖基、N-乙酰氨基葡萄糖-甘露糖等糖基结构、N-乙酰葡萄糖胺结构。作为模式识别受体,DC-SIGN 可以通过对病原体表面抗原糖基结构识别来实现病原体捕获、内化处理进而增强抗原提呈功能,引导 DC 趋化,激活特异性 T 细胞免疫应答等发挥正向调控功能[1];同时,由于进化原因,天然病原体也会获得某些功能利用 DC-SIGN 逃避宿主的免疫防御发挥对免疫应答的负调控作用[2,3]。

金黄色葡萄球菌荚膜多糖的化学结构由 2-乙酰胺-2-脱氧-*D*-甘露糖醛酸,2-乙酰胺-2-脱氧-*L*-岩藻糖,2-乙酰胺 2-脱氧-*D*-岩藻糖三个单糖组成的重复糖单元[4],这其中包含能够与 DC-SIGN 结合的糖基结构。此外,金黄色葡萄球菌另一个表面相关抗原成分一多聚-*N*-乙酰葡萄糖胺(Poly-N-acetylglucosamine,PNAG)也是 DC-SIGN 的一个配体,可见金黄色葡萄球菌存在能够与 DC-SIGN 结合的分子基础。有动物实验表明:金黄色葡萄球菌感染 BALB/c 小鼠腹腔注射抗 DC-SIGN 单克隆抗体与未注射抗体的对照组相比,金黄色葡萄球菌定植数量明显减少,差异显著($P<0.01$),结果表明利用抗体封闭 DC-SIGN 能够显著降低感染小鼠金黄色葡萄球菌定植量,并且炎症程度下降。以上结果提示 DC-SIGN 参与了 DC 介导的金黄色葡萄球菌的免疫逃逸。

DC-SIGN 属于 DC 表面 C 型凝集素受体超家族成员,它既是 DC 病原体模式识别和黏附受体,又作为 DC 特征性多功能免疫分子,参与 DC 免疫调节作用。DC-SIGN 在调节 DC 黏附迁移及炎症反应,激活初始 T 细胞及启动免疫应答,以及病原体与肿瘤的免疫逃逸等诸多方面发挥重要作用,已日益受到人们的关注[5]。

目前已知,DC-SIGN 参与了多种病原微生物,如 HIV-1、结核分枝杆菌、幽门螺杆菌、真菌、埃博拉病毒、丙肝病毒、登革热病毒、巨细胞病毒、SARS 冠状病毒、某些寄生虫以及肿瘤等免疫逃逸[5],其机制各不相同。对于金黄色葡萄球菌怎样借助于 DC-SIGN 与 DC 相互作用,与 DC 相互作用之后对后续细胞免疫应答又会产生怎样的影响,从而最终逃逸宿主的防御的机制研究较少。

综上所述,本实验拟通过体外特异结合与阻断试验以及 DC 对金黄色葡萄球菌捕获实验,证实金黄色葡萄球菌与 DC-SIGN 的相互作用,为进一步探讨 DC-SIGN 介导金黄色葡萄球菌免疫逃逸的机制奠定基础。

主要参考文献:

1. Gringhuis SI, den Dunnen J. "Carbohydrate-specific signaling through the DC-SIGN signalosome tailors immunity to Mycobacterium tuberculosis, HIV-1 and Helicobacter pylori." Nat Immunol . 2011;10(10): 1081-1088.

2. Wang SF, Huang JC. DC-SIGN mediates avian H5N1 influenza virus infection in cis and in trans. Biochem Biophys Res Commun. 2008;373(4): 561-566.

3. Mittal R, Bulgheresi S. "Enterobacter sakazakii targets DC-SIGN to induce immunosuppressive responses in dendritic cells by modulating MAPKs." J Immunol . 2011;183(10): 6588-6599.

4. Schaffer AC, Lee JC. Vaccination and passive immunisation against Staphylococcus aureus. In J Antimicrob Agent. 2008; 32(Suppl 1):S71-8.

5. 陈永熙,周同 . DC-SIGN 与免疫调节 生命科学,2006. 4 :111-115

三、研究内容和实施方法

研究内容：

1. 体外检测金黄色葡萄球菌 与 DC-SIGN 的相互作用。
2. 激光共聚焦显微镜检测 DC-SIGN 介导的 DC 对金黄色葡萄球菌的捕获实验。

实施方法：

1. 骨髓来源 DC(bone marrow-derived dendritic cell,BMDC)分离培养。
2. 细菌标记与培养。
3. 流式细胞术检测 DC 表型。
4. 荧光显微镜检测细菌与 DC 的结合。
5. 抗体阻断试验,荧光显微镜检测。

四、课题研究起止时间和进度安排

课题研究起止时间:2011 年 2~6 月

1. 2011. 02. 21~2011. 04. 10　BMDC 分离培养。
2. 2011. 04. 11~2011. 04. 25　细菌标记与培养。
3. 2011. 04. 26~2011. 05. 26　结合与阻断实验及检查。
4. 2011. 05. 27~答辩时间　论文的写作。

五、可行性分析

本室长期从事金黄色葡萄球菌的相关研究,保存有大量的金黄色葡萄球菌临床分离株及标准菌株,并在金黄色葡萄球菌感染小鼠模型、抗金黄色葡萄球菌新药研究、金黄色葡萄球菌耐药机制及保护性抗原等方面进行了深入研究,建立了金黄色葡萄球菌研究相关的细胞学、免疫学、分子生物学、蛋白分离纯化等技术平台,本项目研究所需要的 Real-time PCR 技术,免疫细胞分离、培养技术,流式细胞检测细胞内细胞因子技术,免疫组化、ELISA、Western Blot 等技术都已经建立成熟,以上的工作积累为本课题的开展奠定了坚实的基础。

六、指导教师意见

本研究拟通过体外特异结合与阻断试验以及 DC 对金黄色葡萄球菌捕获实验来证实金黄色葡萄球菌与 DC-SIGN 的相互作用,探讨 DC-SIGN 介导金黄色葡萄球菌免疫逃逸的机制奠定基础,对金黄色葡萄球菌感染的防治研究具有重要意义。同意该生实施研究方案。

签名：

2011 年 3 月 15 日

【思考题】

1. 研究创新型实验的原则有哪些？
2. 谈谈你对研究创新型实验的看法？有何意见和建议？

（郭　鹰）

参 考 文 献

陈东科,孙长贵 . 2011. 实用临床微生物学检验与图谱 . 北京:人民卫生出版社

程光亮,高冉 . 2011. 大学生创新性实验的思考与建议[J]. 河北工程大学学报(社会科学版),28(1):124~125

郭涛, 曾兴雯 . 2011. 开展创新性实验计划细化项目实施过程[J]. 高校实验室工作研究,(3):21~23

洪秀华 . 2003. 临床微生物学和微生物检验实验指导 . 北京:人民卫生出版社

姜清奎,王贯中 . 2007. 科研选题的原则与方法 . 云南科技管理,(3):43~44

李凡,刘晶星 . 2009. 医学微生物学 . 第 7 版 . 北京:人民卫生出版社

李开智,肖胜军 . 2007. 病理学创新性实验教学初探[J]. 山西医科大学学报:基础医学教育版,9(4),416~418

李明成,黄红兰 . 2007. 具有科研探索特色的医学细菌学综合及设计性实验的开设和实践[J]. 微生物学通报,34(5):1021~1023

林巧爱,董海艳 . 2006. 医学免疫学与微生物学实验指导 . 杭州:浙江大学出版社

刘运德 . 2006. 临床检验病原生物学实验指导 . 北京:高等教育出版社

倪语星,尚红 . 2010. 临床微生物学与检验 . 第 4 版,北京:人民卫生出版社

吴爱武 . 2007. 临床微生物学与检验实验指导 . 第 3 版 . 北京:人民卫生出版社

叶应妩,王毓三,申子瑜 . 2006. 全国临床检验操作规程 . 第 3 版 . 南京:东南大学出版社

张顺三,王晖,楚瑞琦 . 2009. 临床细菌学检验 . 北京:军事医学科学出版社

张文平,刘波兰 . 2008. 结合科研课题开设医学微生物学系列综合设计性实验[J]. 时珍国医国药,(19),1861~1863

张秀珍,朱德妹 . 2008. 临床微生物检验问与答 . 北京:人民卫生出版社

中华人民共和国卫生部医政司 . 2006. 全国临床检验操作规程 . 第 3 版,南京:东南大学出版社

周庭银,倪语星 . 2009. 临床微生物检验标准化操作 . 上海:上海科学技术出版社

周庭银 . 2007. 临床微生物学诊断与图解 . 第 2 版 . 上海:上海科学技术出版社

CLSI 文件 . 中华检验医学杂志 . 2010 年 11 月特刊

附　　录

附录 1　临床微生物常用培养基

（一）肉浸液肉汤

1. 成分	牛肉末	500g
	氯化钠	5g
	蛋白胨	10g
	磷酸氢二钾	2g
	蒸馏水	1000ml

2. 制法　将绞碎之去筋膜无油脂牛肉末 500g 加蒸馏水 1000ml，混合后放冰箱过夜，除去液面之浮油，隔水煮沸半小时，使肉渣完全凝结成块，用纱布过滤，并挤压收集全部滤液，加水补足原量。加入蛋白胨、氯化钠和磷酸盐，溶解后校正 pH 7.4～7.6，煮沸并过滤，分装烧瓶，121℃ 高压灭菌 15 分钟。

（二）肉浸液琼脂

1. 成分	肉浸液肉汤（pH 7.4）	1000ml
	琼脂	17～20g

2. 制法　加热溶化琼脂，分装烧瓶或试管，121℃ 高压灭菌 15 分钟。根据需要倾注平板或制成斜面。

（三）血琼脂平板

1. 成分	牛肉浸出液	1000ml
	蛋白胨	10g
	氯化钠	5g
	琼脂	15g
	无菌脱纤维羊血或兔血	60ml
	pH 7.2～7.4	

2. 制法　将前 4 项成分混合，加热溶化，校正 pH，置三角烧瓶内，121℃ 高压灭菌 15 分钟。冷却至约 50℃，以灭菌手续加入脱纤维羊血，摇匀，倾注平板。

（四）巧克力平板

1. 成分	牛肉浸出液	1000ml
	蛋白胨	10g
	氯化钠	5g
	琼脂	15g
	无菌脱纤维羊血或兔血	60ml
	pH 7.2 ～7.4	

2. 制法　将前 4 项成分混合，加热溶化，校正 pH，置三角烧瓶内，121℃ 高压灭菌 15 分钟。80～90℃ 左右，以灭菌手续加入脱纤维羊血，摇匀后置 90℃ 水浴 15 分钟，使其成巧克力色。取出，倾注

平板。

(五) 牛肉(或牛心)消化汤

1. 成分	绞碎牛肉(或牛心)	1000g
	15%氢氧化钠溶液	27ml
	胰蛋白酶	40ml
	三氯甲烷	1ml
	氯化钠	10g
	蒸馏水	2000ml

2. 制法

(1) 称取碎牛肉(或牛心),加蒸馏水,隔水加热到 80℃,维持 15 分钟。

(2) 加氢氧化钠溶液,对 pH 试纸呈弱碱性,冷至 40℃。

(3) 加胰蛋白酶,氯仿,在(36±1)℃放置 4~5 小时,每小时摇动 1~2 次。

(4) 4 小时后,吸取上层液 5ml 于试管中,加 5%硫酸铜溶液 0.1ml,4%氢氧化钠溶液 5ml,混合之。若呈红色,则不需再消化,可由温箱取出。

(5) 加入 15%醋酸溶液 45ml,pH 试纸呈酸性。

(6) 煮沸 15 分钟,破坏胰蛋白酶,冷后,放冰箱内过夜。

(7) 次日吸取上层清液,加氯化钠 10g,并加水补足原量,煮沸。

(8) 校正 pH 7.4~7.6(加 15%氢氧化钠溶液约 10ml),加热,用滤纸过滤,分装烧瓶,121℃高压灭菌 20 分钟。

注:(1) 培养基可作为琼脂培养基的基础,不需加蛋白胨。

(2) 胰蛋白酶之配制,称取去脂绞碎的猪胰 500g,加入乙醇 500ml,蒸馏水 1500ml,混合后装入玻塞瓶内。每日摇匀 3 次。3 日后,用纱布过滤挤出其汁,加盐酸至 0.05%,放冰箱内保存备用。

(六) 血消化汤

1. 成分	绞碎猪胃	100g
	绞碎猪血块	100g
	蒸馏水	1000ml
	浓盐酸	10ml

2. 制法

(1) 洗涤猪胃,除去油脂,保留胃黏膜,用绞肉机绞碎。

(2) 用绞肉机将猪血块绞碎。

(3) 将蒸馏水加热至 55℃,加入碎猪胃,碎猪血块和盐酸,置 55℃水浴中 24 小时,时常加以摇动。

(4) 从水浴内取出,加入 1mol/L 碳酸钠溶液 5ml,煮沸 10 分钟,置于冰箱内一夜。

(5) 吸取上层清液,加磷酸氢二钾 1g,加热至 75℃,加入 1mol/L 碳酸钠溶液 45ml,煮沸,校正 pH 7.2~7.4。

(6) 用滤纸过滤,分装烧瓶,121℃高压灭菌 20 分钟。

(七) 豆粉琼脂

1. 成分	牛心消化汤(pH 7.4~7.6)	1000ml
	琼脂	20g
	黄豆粉浸液	
		50ml

2. 制法 将琼脂加在牛心消化汤内,加热溶解,过滤。加入豌豆粉浸液,分装每瓶 100ml,121℃高压灭菌 15 分钟。

豌豆粉浸液制法：取豌豆粉 5g，氯化钠 10g，加入蒸馏水 100ml。置 100℃水浴内加热 1 小时，放于冰箱中过夜。吸取上清液即为豌豆粉浸液。

（八）营养琼脂

1. 成分　蛋白胨　10g

　　牛肉膏　3g

　　氯化钠　5g

　　琼脂　15～20g

　　蒸馏水　1000ml

2. 制法　将除琼脂以外的各成分溶解于蒸馏水内，加入 15%氢氧化钠溶液约 2ml，校正 pH 至 7.2～7.4。加入琼脂，加热煮沸，使琼脂溶化。分装烧瓶，121℃高压灭菌 15 分钟。

注：此培养基可供一般细菌培养之用，可倾注平板或制成斜面。如用于菌落计数，琼脂量为 1.5%；如作成平板或斜面，则琼脂量应为 2%。

（九）营养肉汤

1. 成分　蛋白胨　10g

　　牛肉膏　3g

　　氯化钠　5g

　　蒸馏水　1000ml

　　pH 7.4

2. 制法　按上述成分混合，溶解后校正 pH，分装烧瓶，每瓶 225ml，121℃高压灭菌 15 分钟。

（十）乳糖胆盐发酵管

1. 成分　蛋白胨　20g

　　猪胆盐（或牛，羊胆盐）　5g

　　乳糖　10g

　　0.04%溴甲酚紫水溶液　25ml

　　蒸馏水　1000ml

　　pH　7.4

2. 制法　将蛋白胨、胆盐及乳糖溶于水中，校正 pH，加入指示剂，分装每管 10ml，并放入一个小倒管，115℃高压灭菌 15 分钟。

注：双料乳糖胆盐发酵管除蒸馏水外，其他成分加倍。

（十一）乳糖发酵管

1. 成分　蛋白胨　20g

　　乳糖　10g

　　0.04%溴甲酚紫水溶液　25ml

　　蒸馏水　1000ml

　　pH 7.4

2. 制法　将蛋白胨及乳糖溶于水中，校正 pH，加入指示剂，按检验要求分装 30ml、10ml 或 3ml，并放入一个小倒管，115℃高压灭菌 15 分钟。

注：(1) 双料乳糖发酵管除蒸馏水外，其他成分加倍。

(2) 30ml 和 10ml 乳糖发酵管专供酱油及酱类检验用，3ml 乳糖发酵管供大肠菌群证实试验用。

（十二）EC 肉汤

1. 成分　胰蛋白胨　20g

　　3 号胆盐（或混合胆盐）　1.5g

乳糖	5g
磷酸氢二钾	4g
磷酸二氢钾	1.5g
氯化钠	5g
蒸馏水	1000ml

2. 制法　将上述成分混合,溶解后,分装有发酵倒管的试管中,121℃高压灭菌15分钟,最终pH为6.9±0.2。

(十三)缓冲蛋白胨水(BP)

1. 成分

蛋白胨	10g
氯化钠	5g
磷酸氢二钠($Na_2HPO_4 \cdot 12H_2O$)	9g
磷酸二氢钾	1.5g
蒸馏水	1000ml
pH　7.2	

2. 制法　按上述成分配好后,121℃高压灭菌15分钟。临用时无菌分装每瓶225ml。

注:本培养基供沙门菌前增菌用。

(十四)氯化镁孔雀绿增菌液(MM)

1. 成分

甲液	胰蛋白胨	5g
	氯化钠	8g
	磷酸二氢钾	1.6g
	蒸馏水	1000ml
乙液	氯化镁(化学纯)	40g
	蒸馏水	100ml
丙液	0.4%孔雀绿水溶液	

2. 制法　分别按上述成分配好后,121℃高压灭菌15分钟备用。临用时取甲液90ml,乙液9ml,丙液0.9ml,以无菌操作混合即可。

注:本培养基亦称Rappaport 10(R10)增菌液。

(十五)四硫黄酸钠煌绿增菌液(TTB)

1. 基础培养基

多胨或胨	5g
胆盐	1g
碳酸钙	10g
硫代硫酸钠	30g
蒸馏水	1000ml
碘溶液	
碘	6g
碘化钾	5g
蒸馏水	20ml

将碘化钾充分溶解于是少量的蒸馏水中,加入碘片,振摇玻瓶至碘片全部溶解,再加入蒸馏水至规定量。储于棕色玻瓶内,紧塞瓶盖备用。

2. 制法　将基础培养基的各成分加入蒸馏水中,加热溶解,分装每瓶100ml。分装时应随时振摇,使其中的碳酸钙混匀。121℃高压灭菌15分钟备用。临用时每100ml基础培养基中加入碘溶液2ml,

0.1%煌绿溶液 1ml。

（十六）四硫黄酸钠煌绿增菌液（换用方法）

1. 成分

基础液	蛋白胨	10g
	牛肉膏	5g
	氯化钠	3g
	碳酸钙	45g
	蒸馏水	1000ml

将各成分加入于蒸馏水中，加热至约 70℃溶解，校正 pH 至 7.0±0.1，121℃高压灭菌 20 分钟。

硫代硫酸钠溶液	硫代硫酸钠（$Na_2S_2O_3 \cdot 5H_2O$）	50g
	蒸馏水　加至 100ml	

碘溶液（制法同前）

煌绿水溶液	煌绿	0.5g
	蒸馏水	100ml

存放暗处，不少于 1 日，使其自然灭菌。

牛胆盐溶液	干燥的牛胆盐	10g
	蒸馏水	100ml

煮沸溶解，121℃高压灭菌 20 分钟。

2. 制备	基础液	900ml
	硫代硫酸钠溶液	100ml
	碘液	20ml
	煌绿溶液	2ml
	牛胆盐溶液	50ml

临用前，按上列顺序，以无菌操作依次加入于基础液中，每加入一种成分，均应摇匀后再加入另一种成分。分装于灭菌瓶中，每瓶 100ml。

（十七）亚硒酸盐胱氨酸增菌液（SC）

1. 成分	蛋白胨	5g
	乳糖	4g
	亚硒酸氢钠	4g
	磷酸氢二钠	5.5g
	磷酸二氢钾	4.5g
	L-胱氨酸	0.01g
	蒸馏水	1000ml

1% *L*-胱氨酸-氢氧化钠溶液的配法：称取 *L*-胱氨酸 0.1g（或 DL-胱氨酸 0.2g），加 1mol/l 氢氧化钠 1.5ml，使溶解，再加入蒸馏水 8.5ml 即成。

2. 制法　将除亚硒酸氢钠和 *L*-胱氨酸以外的各成分溶解于 900ml 蒸馏水中，加热煮沸，候冷备用。另将亚硒酸氢钠溶解于 100ml 蒸馏水中，加热煮沸，候冷，以无菌操作与上液混合。再加入 1% *L*-胱氨酸-氢氧化钠溶液 1ml。分装于灭菌瓶中，每瓶 100ml，pH 应为 7.0±0.1。

（十八）GN 增菌液

1. 成分	胰蛋白胨	20g
	葡萄糖	1g
	甘露醇	2g

枸橼酸钠　5g
去氧胆酸钠　0.5g
磷酸氢二钾　4g
磷酸二氢钾　1.5g
氯化钠　5g
蒸馏水　1000ml
pH 7.0

2. 制法　按上述成分配好，加热使溶解，校正 pH。分装每瓶 225ml，115℃高压灭菌 15 分钟。

（十九）肠道菌增菌肉汤

1. 成分　蛋白胨　10g
葡萄糖　5g
牛胆盐　20g
磷酸氢二钠　8g
磷酸二氢钾　2g
煌绿　0.015g
蒸馏水　1000ml
pH 7.2

2. 制法　按上述成分配好，加热使溶解，校正 pH。分装每瓶 30ml，115℃高压灭菌 15 分钟。

（二十）亚硫酸铋琼脂（BS）

1. 成分　蛋白胨　10g
牛肉膏　5g
葡萄糖　5g
硫酸亚铁　0.3g
磷酸氢二钠　4g
煌绿　0.025g
枸橼酸铋铵　2g
亚硫酸钠　6g
琼脂　18~20g
蒸馏水　1000ml
pH 7.5

2. 制法

（1）前面 5 种成分溶解于 300ml 蒸馏水中。

（2）将枸橼酸铋铵和亚硫酸钠另用 50ml 蒸馏水溶解。

（3）将琼脂于 600ml 蒸馏水中煮沸溶解，冷至 80℃。

（4）将以上三液合并，补充蒸馏水至 1000ml，校正 pH，加 0.5%煌绿水溶液 5ml，摇匀。冷至 50~55℃，倾注平皿。

注：此培养基不需高压灭菌。制备过程不宜过分加热。以免降低其选择性。应在临用前一天制备，储存于室温暗处。超过 48 小时不宜使用。

（二十一）DHL 琼脂

1. 成分　蛋白胨　20g
牛肉膏　3g
乳糖　10g

蔗糖	10g
去氧胆酸钠	1g
硫代硫酸钠	2.3g
枸橼酸钠	1g
枸橼酸铁铵	1g
中性红	0.03g
琼脂	18~20g
蒸馏水	1000ml
pH 7.3	

2. 制法　将除中性红和琼脂以外的成分溶解于400ml蒸馏水中，校正pH。再将琼脂于600ml蒸馏水中煮沸溶解，两液合并，并加入0.5%中性红水溶液6ml，待冷至50~55℃，倾注平板。

（二十二）HE琼脂

1. 成分

胨	12g
牛肉膏	3g
乳糖	12g
蔗糖	12g
水杨素	2g
胆盐	20g
氯化钠	5g
琼脂	18~20g
蒸馏水	1000ml
0.4%溴麝香草酚蓝溶液	16ml
Andrade 指示剂	20ml
甲液 20ml	
乙液 20ml	
pH 7.5	

2. 制法　将前面七种成分溶解于400ml蒸馏水作为基础液；将琼脂加入于600ml蒸馏水内，加热溶解。加入甲液和乙液于基础液内，校正pH。再加入指示剂，并与琼脂液合并，待冷至50~55℃，倾注平板。

注：(1) 此培养基不可高压灭菌。

(2) 甲液的配制

硫代硫酸钠	34g
枸橼酸铁铵	4g
蒸馏水	100ml

(3) 乙液的配制

去氧胆酸钠	10g
蒸馏水	100ml

(4) Andrade 指示剂

酸性复红	0.5g
1mol/L 氢氧化钠溶液	16ml
蒸馏水	100ml

将复红溶解于蒸馏水中，加入氢氧化钠溶液。数小时后如复红褪色不全，再加氢氧化钠溶液1~2ml。

（二十三）SS 琼脂

1. 基础培养基	牛肉膏	5g
	胨	5g
	三号胆盐	3.5g
	琼脂	17g
	蒸馏水	1000ml

将牛肉膏、胨和胆盐溶解于400ml 蒸馏水中；将琼脂加入600ml 蒸馏水中，煮沸使其溶解；再将两液混合，121℃高压灭菌15分钟，保存备用。

完全培养基	基础培养基	100ml
	乳糖	10g
	枸橼酸钠	8.5g
	硫代硫酸钠	8.5g
	10%枸橼酸铁溶液	10ml
	1%中性红溶液	2.5ml
	0.1%煌绿溶液	0.33ml

2. 制法　加热融化基础培养基，按比例加入上述染料以外之各成分，充分混合均匀，校正至 pH 7.0，加入中性红和煌绿溶液，倾注平板。

注：(1) 配好的培养基宜当日使用，或保存于冰箱内于48小时内使用。

(2) 煌绿溶液配好后应在10天以内使用。

(3) 可以购买 SS 琼脂的干燥培养基按说明书使用。

（二十四）WS 琼脂

1. 成分	蛋白胨	12g
	牛肉膏	3g
	氯化钠	5g
	乳糖	12g
	蔗糖	12g
	十二烷基硫酸钠	2g
	琼脂	15g
	Andrade 指示剂	20ml
	0.4%溴麝香草酚蓝溶液	16ml
	甲液	20ml
	蒸馏水	1000ml
	pH 7.0	

2. 制法　除指示剂和甲液外，将其他成分加热溶解，不需消毒，校正 pH 后加入指示剂和甲液，倾注平板应呈草绿色。

注：(1)沙门菌分离用。

(2) Andrade 指示剂和甲液的配制均见 HE 琼脂。

（二十五）麦康凯琼脂

1. 成分	蛋白胨	17g
	胨	3g
	猪胆盐(或牛，羊胆盐)	5g
	氯化钠	5g

琼脂	17g
蒸馏水	1000ml
乳糖	10g
0.01%结晶紫水溶液	10ml
0.5%中性红水溶液	5ml

2. 制法

(1) 将蛋白胨、胨、胆盐和氯化钠溶解于400ml蒸馏水中，校正pH 7.2。将琼脂加入600ml加热溶解。将两液合并，分装于烧瓶内，121℃高压灭菌15分钟备用。

(2) 临用时加热溶化琼脂，趁热加入乳糖，冷至50~55℃时，加入结晶紫和中性红水溶液，摇匀后倾注平板。

注：结晶紫及中性红水溶液配好后需经高压灭菌。

(二十六) 伊红美蓝琼脂(EMB)

1. 成分

蛋白胨	10g
乳糖	10g
磷酸氢二钾	2g
琼脂	17g
2%伊红溶液	20ml
0.65%美蓝溶液	10ml
蒸馏水	1000ml
pH 7.1	

2. 制法　将蛋白胨、磷酸盐和琼脂溶解于蒸馏水中，校正pH，分装于烧瓶内，121℃高压灭菌15分钟备用。临用时加入乳糖并加热融化琼脂，冷至50~55℃，加入伊红和美蓝溶液，摇匀，倾注平板。

(二十七) 三糖铁琼脂(TSI)

1. 成分

蛋白胨	20g
牛肉膏	5g
乳糖	10g
蔗糖	10g
葡萄糖	1g
氯化钠	5g
硫酸亚铁铵〔$Fe(NH_4)_2(SO_4)_2 \cdot 6H_2O$〕	0.2g
硫代硫酸钠	0.2g
琼脂	12g
酚红	0.025g
蒸馏水	1000ml
pH　7.4	

2. 制法　将除琼脂和酚红以外的各成分溶解于蒸馏水中，校正pH。加入琼脂，加热煮沸，以融化琼脂。加入0.2%酚红水溶液12.5ml，摇匀。分装试管，装量宜多些，以便得到较高的底层，121℃高压灭菌15分钟。放置高层斜面备用。

(二十八) 三糖铁琼脂(换用方法)

1. 成分

蛋白胨	15g
胨	5g
牛肉膏	3g

酵母膏	3g
乳糖	10g
蔗糖	10g
葡萄糖	1g
氯化钠	5g
硫酸亚铁	0.2g
硫代硫酸钠	0.3g
琼脂	12g
酚红	0.025g
蒸馏水	1000ml
pH 7.4	

2. 制法　将除琼脂和酚红以外的各成分溶解于蒸馏水中,校正 pH。加入琼脂,加热煮沸,以溶化琼脂。加入 0.2%酚红水溶液 12.5ml,摇匀。分装试管,装量宜多些,以便得到较高的底层。121℃高压灭菌 15 分钟,放置高层斜面备用。

(二十九) 克氏双糖铁琼脂(KI)

1. 成分

上层培养基	血消化汤(pH 7.6)	500ml
	琼脂	6.5g
	硫代硫酸钠	0.1g
	硫酸亚铁铵	0.1g
	乳糖	5g
	0.2%酚红溶液	5ml
下层培养基	血消化汤(pH 7.6)	500ml
	琼脂	2g
	葡萄糖	1g
	0.2%酚红溶液	5ml

2. 制法

(1) 血消化汤按上层和下层的琼脂用量,分别加入琼脂,加热溶解。

(2)分别加入其他各种成分。将上层培养基分装于烧瓶内;将下层培养基分装于灭菌 12mm×100mm 试管内,每管约 2ml。115℃高压灭菌 10 分钟。

(3) 将上层培养基放在 56℃水浴箱内保温;将下层培养基直立放在室温内,使其凝固。

(4) 当下层培养基凝固后,以无菌手续将上层培养基分装于下层培养基的上面,每管约 1.5ml,放成斜面。

(三十) 克氏双糖铁琼脂(换用方法)

1. 成分	蛋白胨	20g
	牛肉膏	3g
	酵母膏	3g
	乳糖	10g
	葡萄糖	1g
	氯化钠	5g
	枸橼酸铁铵	0.5g
	硫代硫酸钠	0.5g

琼脂	12g
酚红	0.025g
蒸馏水	1000ml
pH 7.4	

2. 制法　将除琼脂和酚红以外的各成分溶解于蒸馏水中，校正 pH。加入琼脂，加热煮沸，以融化琼脂。加入 0.2%酚红水溶液 12.5ml，摇匀。分装试管，装量宜多些，以便得到比较高的底层。121℃高压灭菌 15 分钟。放置高层斜面备用。

（三十一）葡萄糖半固体发酵管

1. 成分

蛋白胨	1g
牛肉膏	0.3g
氯化钠	0.5g
1.6%溴甲酚紫乙醇溶液	0.1ml
葡萄糖	1g
琼脂	0.3g
蒸馏水	100ml
pH 7.4	

2. 制法　将蛋白胨、牛肉膏和氯化钠加入于水中，校正 pH 后加入琼脂加热溶解，再加入指示剂和葡萄糖，分装小试管，灭菌 121℃ 15 分钟。

（三十二）5%乳糖发酵管

1. 成分

蛋白胨	0.2g
氯化钠	0.5g
乳糖	5g
2%溴麝香草酚蓝水溶液	1.2ml
蒸馏水	100ml
pH　7.4	

2. 制法　除乳糖以外的各成分溶解于 50ml 蒸馏水内，校正 pH。将乳糖溶解于另外 50ml 蒸馏水内，分别灭菌 121℃ 15 分钟，将两液混合，以无菌操作分装于灭菌小试管内。

注：在此培养基内，大部分乳糖迟缓发酵的细菌可于 1 日内发酵。

（三十三）Honda 产毒肉汤

1. 成分

水解酪蛋白	20g
酵母浸膏粉	10g
氯化钠	2.5g
磷酸氢二钠	15g
葡萄糖	5g
微量元素	0.5ml
蒸馏水	1000ml
pH　7.5	

2. 制法　溶解后校正 pH，高压灭菌 121℃ 15 分钟，待冷至 45～50℃时，加入林可霉素溶液，每毫升培养基内含 90μg。

注：微量元素配方：硫酸镁 5g，氯化铁 0.5g，氯化钴 2g，蒸馏水 100ml。

（三十四）Elek 氏培养基（毒素测定用）

1. 成分

胨	20g

麦芽糖	3g
乳糖	0.7g
氯化钠	5g
琼脂	15g
40%氢氧化钠溶液	1.5ml
蒸馏水	1000ml
pH 7.8	

2. 制法　用500ml蒸馏水溶解琼脂以外的成分，煮沸，并用滤纸过滤。用1mol/l氢氧化钠校正pH。用另外500ml蒸馏水加热溶解琼脂。将两液混合，分装试管10ml或20ml。121℃高压灭菌15分钟。临用时加热融化琼脂倾注平板。

（三十五）氯化镁孔雀绿羧苄西林培养基

1. 成分

甲液	胰蛋白胨	10g
	蒸馏水	1000ml
乙液	磷酸氢二钠	9.5g
	蒸馏水	1000ml
丙液	氯化镁（$MgCl_2 \cdot 6H_2O$）	40g
	蒸馏水	400ml

以上分别在121℃灭菌15分钟。

丁液	孔雀绿	0.2g
	蒸馏水	100ml
戊液	羧苄西林	1mg/ml

2. 制法　取甲液620ml，乙液160ml，丙液212ml混合，再加入丁液6.4ml和戊液2.4ml，即为1000ml培养基。分装灭菌烧瓶，每瓶100ml，或灭菌试管10ml。

（三十六）胰蛋白胨水

1. 成分

胰蛋白胨	10g
蒸馏水	1000ml
pH　7.0	

2. 制法　将上述成分溶解，校正pH。分装试管，121℃高压灭菌15分钟。

（三十七）Rustigian尿素培养液

1. 成分

尿素	20.0g
酵母浸膏	0.1g
磷酸二氢钾（KH_2PO_4）	0.091g
磷酸氢二钠（Na_2HPO_4）	0.095g
酚红	0.01g
蒸馏水	1000ml

2. 制法　将上述成分于蒸馏水中溶解，校正pH为6.8±0.2。不要加热，过滤除菌，无菌分装于灭菌小试管中，每管约3ml。

3. 用途　尿素酶试验用。

（三十八）氯化钠结晶紫增菌液

1. 成分

蛋白胨	20g
氯化钠	40g

0.01%结晶紫溶液	5ml
蒸馏水	1000ml
pH9.0	

2. 制法　除结晶紫外,其他按上述成分配好,加热溶解。约加30%氢氧化钾溶液4.5ml,校正pH。加热煮沸,过滤。再加入结晶紫溶液,混合后分装试管。121℃高压灭菌15分钟。

(三十九) 氯化钠蔗糖琼脂

1. 成分

蛋白胨	10g
牛肉膏	10g
氯化钠	50g
蔗糖	10g
琼脂	18g
0.2%溴麝香草酚蓝溶液	20ml
蒸馏水	1000ml
pH　7.8	

2. 制法　将牛肉膏、蛋白胨及氯化钠溶解于蒸馏水中,校正pH。加入琼脂,加热溶解,过滤。加入指示剂,分装烧瓶100ml。121℃高压灭菌15分钟备用。临用前在100ml培养基内加入蔗糖1g,加热融化并冷至50℃,倾注平板。

(四十) 嗜盐菌选择性琼脂

1. 成分

蛋白胨	20g
氯化钠	40g
琼脂	17g
0.01%结晶紫溶液	5ml
蒸馏水	1000ml
pH　8.7	

2. 制法　除结晶紫和琼脂外,其他按上述成分配好,校正pH。加入琼脂,加热溶解。再加入结晶紫溶液,分装烧瓶,每瓶100ml。

(四十一) 3.5%氯化钠三糖铁琼脂

1. 成分

三糖铁琼脂	1000ml
氯化钠	30g

2. 制法　按前面三糖铁琼脂,再加入氯化钠30g,分装试管,121℃高压灭菌15分钟。放置高层斜面备用。

(四十二) 氯化钠血琼脂

1. 成分

酵母膏	3g
蛋白胨	10g
氯化钠	70g
磷酸氢二钠	5g
甘露醇	10g
结晶紫	0.001g
琼脂	15g
蒸馏水	1000ml

2. 制法　按上述成分配好,调pH 8.0,加热30分钟(不必高压),待冷至45℃左右时,加入新鲜人或兔血(5%~10%)混合均匀,倾注平皿。

（四十三）改良磷酸盐缓冲液（小肠结肠炎耶尔森氏菌专用）

1. 成分	磷酸氢二钠（Na_2HPO_4）	8.23g
	磷酸二氢钠（$NaH_2PO_4 \cdot H_2O$）	1.2g
	氯化钠（NaCl）	5.0g
	三号胆盐	1.5g
	山梨醇	20g

2. 制法　将磷酸盐及氯化钠溶于蒸馏水中，再加入三号胆盐及山梨醇，溶解后校正 pH 为 7.6，分装试管，于 121℃高压灭菌 15 分钟，备用。

（四十四）CIN-1 培养基

1. 成分

基础培养基	胰胨	20.0g
	酵母浸膏	2.0g
	甘露醇	20.0g
	氯化钠	1.0g
	去氧胆酸钠	2.0g
	硫酸镁（$MgSO_4 \cdot 7H_2O$）	0.01g
	琼脂	12.0g
	蒸馏水	950ml
	pH 7.5±0.1	

2. 制法　将基础培养基高压灭菌。

以 95%的乙醇作溶剂，溶解二苯醚，配成 0.4%的溶液，待基础液冷至 80℃时，加入 1ml 混匀。

冷至 50℃时，加入：

中性红（3mg/ml）	10.0ml
结晶紫（0.1mg/ml）	10.0ml
头孢菌素（1.5mg/ml）	10.0ml
新生霉素（0.25mg/ml）	10.0ml

最后不断搅拌着加入 10.0ml 的 10%氯化锶，倒平皿。

（四十五）嗜盐性试验培养基

1. 成分	蛋白胨	2g
	氯化钠	按不同量加
	蒸馏水	100ml
	pH　7.7	

2. 制法　配制 2%蛋白胨水，校正 pH，共配制 5 瓶，每瓶 100ml。每瓶分别加入不同量的氯化钠：0g、3g、7g、9g、11g。待溶解后分装试管。121℃高压灭菌 15 分钟。

（四十六）TTC 沙氏（Sabouraud）**培养基**

用于临床标本中酵母及酵母样真菌分离。

1. 成分	葡萄糖	40g
	蛋白胨	10g
	琼脂	15g
	蒸馏水	1000ml
	氯霉素	50mg
	1%TTC（氧化三苯四氮唑水溶液）	5ml

2. 制法　上述前 5 项成分混合溶解，最终 pH 5.6、115℃高压灭菌 15 分钟后加入氯霉素和 TTC 液，充分混匀。分装试管，置放斜面或倾制平板。

（四十七）解脲脲原体培养基的制备

1. 成分	牛心浸液	80ml
	小牛血清	10ml
	25%鲜酵母浸液	10ml
	40%尿素	1.5ml
	青霉素(1 万 U/ml)	5ml
	多粘菌素(5mg/ml)	0.5ml
	两性霉素(5mg/ml)	0.1ml

2. 制法　将牛心浸液与 25%鲜酵母浸液高压灭菌 103.43kPa、15～30 分钟，待温度降至 56℃左右再加入其他成分。

附录 2　临床微生物常用生化试验培养基、试剂和染色法

一、临床微生物常用生化试验培养基和试剂

（一）糖发酵管

1. 成分	牛肉膏	5g
	蛋白胨	10g
	氯化钠	3g
	磷酸氢二钠($Na_2HPO_4 \cdot 12H_2O$)	2g
	0.2%溴麝香草酚蓝溶液	12ml
	蒸馏水	1000ml
	pH 7.4	

2. 制法

（1）葡萄糖发酵管按上述成分配好后，按 0.5%加入葡萄糖，分装于有一个倒置小管的小试管内，121℃高压灭菌 15 分钟。

（2）其他各种糖发酵管可按上述成分配好后，分装每瓶 100ml，121℃高压灭菌 15 分钟。另将各种糖类分别配成 10%溶液，同时高压灭菌。将 5ml 糖溶液加入于 100ml 培养基内，以无菌操作分装小试管。

注：蔗糖不纯，加热后会自行水解者，应采用过滤法除菌。

3. 试验方法　从琼脂斜面上挑取小量培养物接种，于(36±1)℃培养，一般观察 2～3 日。迟缓反应需观察 14～30 日。

（二）ONPG 培养基

1. 成分	邻硝基酚 β-*D*-半乳糖苷(ONPG) (O-Nitrophenyl-β-*D*-galactopyranoside)	60mg
	0.01mol/L 磷酸钠缓冲液(pH 7.5)	10ml
	1%蛋白胨水(pH 7.5)	30ml

2. 制法　将 ONPG 溶于缓冲液内，加入蛋白胨水，以过滤法除菌，分装于 10mm×75mm 试管，每管 0.5ml，用橡皮塞塞紧。

3. 试验方法　自琼脂斜面上挑取培养物 1 满环接种，于(36±1)℃培养 1～3 小时和 24 小时观察

结果。如果β-半乳糖苷酶产生,则于1~3小时变黄色,如无此酶则24小时不变色。

（三）西蒙氏柠檬酸盐培养基

1. 成分

氯化钠	5g
硫酸镁($MgSO_4 \cdot 7H_2O$)	0.2g
磷酸二氢铵	1g
磷酸氢二钾	1g
枸橼酸钠	5g
琼脂	20g
蒸馏水	1000ml
0.2%溴麝香草酚蓝溶液	40ml
pH 6.8	

2. 制法　先将盐类溶解于水内,校正pH,再加琼脂,加热溶化。然后加入指示剂,混合均匀后分装试管,121℃高压灭菌15分钟,放成斜面。

3. 试验方法　挑取少量琼脂培养物接种,于(36±1)℃培养4日,每天观察结果。

阳性者斜面上有菌落生长,培养基从绿色转为蓝色。

（四）缓冲葡萄糖蛋白胨水(MR和VP试验用)

1. 成分

磷酸氢二钾	5g
多胨	7g
葡萄糖	5g
蒸馏水	1000ml
pH 7.0	

2. 制法　溶解后校正pH,分装试管,每管1ml,121℃高压灭菌15分钟。

3. 甲基红(MR)试验　自琼脂斜面挑取少量培养物接种本培养基中,于(36±1)℃培养2~5天,哈夫尼亚菌则应在22~25℃培养。滴加甲基红试剂一滴,立即观察结果。鲜红色为阳性,黄色为阴性。甲基红试剂配法:10mg甲基红溶于30ml 95%乙醇溶液中,然后加入20ml蒸馏水。

4. V-P试验　用琼脂培养物接种本培养基中,于(36±1)℃培养2~4日。哈夫尼亚菌则应在22~25℃培养。加入6%α-萘酚-乙醇溶液0.5ml和40%氢氧化钾溶液0.2ml,充分振摇试管,观察结果。阳性反应立刻或于数分钟内出现红色,如为阴性,应放在(36±1)℃下培养4日再进行观察。

（五）克氏柠檬酸盐培养基

1. 成分

枸橼酸钠	3g
葡萄糖	0.2g
酵母浸膏	0.5g
单盐酸半胱氨酸	0.1g
磷酸二氢钾	1g
氯化钠	5g
0.2%酚红溶液	6ml
琼脂	15g
蒸馏水	1000ml

2. 制法　加热溶解,分装试管,121℃高压灭菌15分钟。放成斜面。

3. 试验方法　用琼脂培养物接种整个斜面,在(36±1)℃培养7日,每天观察结果。阳性者培养基变为红色。

（六）丙二酸钠培养基

1. 成分

酵母浸膏	1g

硫酸铵	2g
磷酸氢二钾	0.6g
磷酸二氢钾	0.4g
氯化钠	2g
丙二酸钠	3g
0.2%溴麝香草酚蓝溶液	12ml
蒸馏水	1000ml
pH　6.8	

2. 制法　先将酵母浸膏和盐类溶解于水，校正 pH 后加入指示剂，分装试管，121℃高压灭菌 15 分钟。

3. 试验方法　用新鲜的琼脂培养物接种，于(36±1)℃培养 48 小时，观察结果。阳性者由绿色变为蓝色。

（七）葡萄糖铵培养基

1. 成分

氯化钠	5g
硫酸镁($MgSO_4 \cdot 7H_2O$)	0.2g
磷酸二氢铵	1g
磷酸氢二钾	1g
葡萄糖	2g
琼脂	20g
蒸馏水	1000ml
0.2%溴麝香草酚蓝溶液	40ml
pH 6.8	

2. 制法　先将盐类和糖溶解于水内，校正 pH，再加琼脂，加热溶化，然后加入指示剂，混合均匀后分装试管，121℃高压灭菌 15 分钟，放成斜面。

3. 试验方法　用接种针轻轻触及培养物的表面，在盐水管内做成极稀的悬液，肉眼观察不见混浊，以每一接种环内含菌数在 20～100 为宜。将接种环灭菌后挑取菌液接种，同时再以同法接种普通斜面一支作为对照。于(36±1)℃培养 24 小时。阳性者葡萄糖铵斜面上有正常大小的菌落生长；阴性者不生长，但在对照培养基上生长良好。如在葡萄糖铵斜面生长极微小的菌落可视为阴性结果。

注：容器使用前应用清洁液浸泡。再用清水，蒸馏水冲洗干净，并用新棉花做成棉塞，干热灭菌后使用。如果操作时不注意，有杂质污染时，易造成假阳性结果。

（八）Hugh-Leifson 培养基(O/F 试验用)

1. 成分

蛋白胨	2g
氯化钠	5g
磷酸氢二钾	0.3g
琼脂	4g
葡萄糖	10g
0.2%溴麝香草酚蓝溶液	12ml
蒸馏水	1000ml
pH 7.2	

2. 制法　将蛋白胨和盐类加水溶解后，校正 pH 至 7.2。加入葡萄糖，琼脂煮沸，融化琼脂，然后加入指示剂。混匀后，分装试管，121℃高压灭菌 15 分钟，直立凝固备用。

3. 试验方法　从斜面上挑取小量培养物作穿刺接种，同时接种两支培养基，其中一支于接种后滴加溶化的1%琼脂液于表面，高度约1cm，于(36±1)℃培养。

(九) 马尿酸钠培养基

1. 成分　马尿酸钠　1g

肉浸液　100ml

2. 制法　将马尿酸钠溶解于肉浸液内，分装于小试管内，并于管壁画一横线。以标志管内液面高度，高压灭菌121℃ 20分钟。

3. 试剂　三氯化铁($FeCl_3 \cdot 6H_2O$)12g，溶于2%盐酸溶液100ml中即成。

4. 试验方法　用纯培养物接种，于42℃培养48小时，观察培养液是否到达试管壁上记号处，如不足时，用蒸馏水补足至原量。经离心沉淀，吸取上清液0.8ml，加入三氯化铁试剂0.2ml，立即混合均匀，经10~15分钟，观察结果。

5. 结果　出现恒久之沉淀物为阳性。

(十) 营养明胶

1. 成分　蛋白胨　5g

牛肉膏　3g

明胶　120g

蒸馏水　1000ml

pH 6.8~7.0

2. 制法　加热溶解，校正至pH 7.4~7.6，分装小管，121℃高压灭菌10分钟，取出后迅速冷却，使其凝固。复查最终pH应为6.8~7.0。

3. 试验方法　用琼脂培养物穿刺接种，放在22~25℃培养，每天观察结果，记录液化时间。或放在(36±1)℃培养，每天取出，放冰箱内30分钟后再观察结果。

(十一) 苯丙氨酸培养基

1. 成分　酵母浸膏　3g

DI-苯丙氨酸(或*L*-苯丙氨酸1g)　2g

磷酸氢二钠　1g

氯化钠　5g

琼脂　12g

蒸馏水　1000ml

2. 制法　加热溶解后分装试管，121℃高压灭菌15分钟，使成斜面。

3. 试验方法　自琼脂斜面上挑取大量培养物，移种于苯丙氨酸琼脂，在(36±1)℃培养4小时或18~24小时。滴加10%三氯化铁溶液2~3滴，自斜面培养物上流下，苯丙氨酸脱氨酶阳性者呈深绿色。

(十二) 氨基酸脱羧酶试验培养基

1. 成分　蛋白胨　5g

酵母浸膏　3g

葡萄糖　1g

蒸馏水　1000ml

1.6%溴甲酚紫-乙醇溶液　1ml

L-氨基酸或DL-氨基酸　0.5或1g/100ml

pH 6.8

2. 制法　除氨基酸以外的成分加热溶解后，分装每瓶100ml，分别加入各种氨基酸：赖氨酸、精氨酸和鸟氨酸。*L*-氨基酸按0.5%加入，DL-氨基酸按1%加入。再行校正pH至6.8。对照培养基不加氨基酸。分装于灭菌的试管内,每管 0.5ml,上面滴加一层液状石蜡,115℃高压灭菌 10 分钟。

3. 试验方法　从琼脂斜面上挑取培养物接种,于(36±1)℃培养 18~24 小时,观察结果。氨基酸脱羧酶阳性者由于产碱,培养基应呈紫色。阴性者无碱性产物,但因葡萄糖产酸而使培养基变为黄色。对照管应为黄色。

(十三) 蛋白胨水(靛基质试验用)

1. 成分

蛋白胨(或胰蛋白胨)	20g
氯化钠	5g
蒸馏水	1000ml
pH　7.4	

2. 制法　按上述成分配制,分装小试管,121℃高压灭菌 15 分钟。

靛基质试剂:

(1) 柯凡克试剂:将 5g 对二甲氨基苯甲醛溶解于 75ml 戊醇中。然后缓慢加入浓盐酸 25ml。

(2) 欧-波试剂:将 1g 对二甲氨基苯甲醛溶解于 95ml 95%乙醇溶液内。然后缓慢加入浓盐酸 20ml。

3. 试验方法　挑取小量培养物接种,在(36±1)℃培养 1~2 日,必要时可培养 4~5 日。加入柯凡克试剂约 0.5ml,轻摇试管,阳性者于试剂层呈深红色;或加入欧-波试剂约 0.5ml,沿管壁流下,覆盖于培养液表面,阳性者于液面接触处呈玫瑰红色。

注:蛋白胨中应含有丰富的色氨酸。每批蛋白胨买来后,应先用已知菌种鉴定后方可使用。

(十四) 硫酸亚铁琼脂(硫化氢试验用)

1. 成分

牛肉膏	3g
酵母浸膏	3g
蛋白胨	10g
硫酸亚铁	0.2g
硫代硫酸钠	0.3g
氯化钠	5g
琼脂	12g
蒸馏水	1000ml
pH 7.4	

2. 制法　加热溶解,校正 pH,分装试管,115℃高压灭菌 15 分钟,取出直立候其凝固。

3. 试验方法　挑取琼脂培养物,沿管壁穿刺,于(36±1)℃培养 1~2 日,观察结果。产硫化氢者使培养基变为黑色。

注:用于测定肠杆菌科细菌是否产生硫化氢。

(十五) 尿素琼脂

1. 成分

蛋白胨	1g
氯化钠	5g
葡萄糖	1g
磷酸二氢钾	2g
0.4%酚红溶液	3ml
琼脂	20g
蒸馏水	1000ml
20%尿素溶液	100ml
pH 7.2±0.1	

2. 制法　将除尿素和琼脂以外的成分配好,并校正 pH,加入琼脂,加热溶化并分装烧瓶。121℃高压灭菌 15 分钟。冷至 50~55℃,加入经除菌过滤的尿素溶液。尿素的最终浓度为 2%,最终 pH 应为 7.2±0.1。分装于灭菌试管内,放成斜面备用。

3. 试验方法　挑取琼脂培养物接种,在(36±1)℃培养 24 小时,观察结果。尿素酶阳性者由于产碱而使培养基变为红色。

(十六) 氰化钾(KCN)培养基

1. 成分

蛋白胨	10g
氯化钠	5g
磷酸二氢钾	0.225g
磷酸氢二钠	5.64g
蒸馏水	1000ml
0.5%氰化钾溶液	20ml
pH 7.6	

2. 制法　将除氰化钾以外的成分配好后分装烧瓶,121℃高压灭菌 15 分钟。放在冰箱内使其充分冷却。每 100ml 培养基加入 0.5%氰化钾溶液 2.0ml(最后浓度为 1∶10000),分装于 12mm×100mm 灭菌试管,每管约 4ml,立刻用灭菌橡皮塞塞紧,放在 4℃冰箱内,至少可保存 2 个月。同时,将不加氰化钾的培养基作为对照培养基,分装试管备用。

(十七) 氧化酶试验

1. 试剂　1%盐酸二甲基对苯二胺溶液;少量新鲜配制,干冰箱内避光保存。

1%α-萘酚-乙醇溶液。

2. 试验方法　取白色洁净滤纸蘸取菌落。加盐酸二甲基对苯二胺溶液一滴,阳性者呈现粉红色,并逐渐加深;再加 α-萘酚溶液一滴,阳性者于半分钟内呈现鲜蓝色。阴性于两分钟内不变色。以毛细吸管吸取试剂,直接滴加于菌落上,其显色反应与以上相同。

(十八) 硝酸盐培养基

1. 成分

硝酸钾	0.2g
蛋白	5g
蒸馏水	1000ml
pH 7.4	

2. 制法　溶解,校正 pH,分装试管,每管约 5ml,121℃高压灭菌 15 分钟。

硝酸盐还原试剂:

甲液:将对氨基苯磺酸 0.8g 溶解于 2.5mol/L 醋酸溶液 100ml 中。

乙液:将甲萘胺 0.5g 溶解于 2.5mol/L 醋酸溶液 100ml 中。

3. 试验方法　接种后在(36±1)℃培养 1~4 日,加入甲液和乙液各一滴,观察结果。硝酸盐还原为亚硝酸盐时于立刻或数分钟内显红色。

注:本试验阴性的原因有三个,细菌不能还原硝酸盐;亚硝酸盐继续分解,生成氨和氮;培养基不适于细菌的生长。如欲检查培养基中硝酸盐是否未被分解,可再加入锌粉少许,可使硝酸盐还原为亚硝酸盐而呈现红色。

(十九) 细胞色素氧化酶试验

1. 试剂　1%盐酸二甲基对苯二胺溶液。

1%α-萘酚-乙醇溶液。

2. 试验方法　取 37℃(或低于 37℃)培养 20 小时的斜面培养物一支,将两种试剂各 2~3 滴,从斜面上端滴下,并将斜面略加倾斜,使试剂混合液流经斜面上的培养物。如系平板培养物,则可用试剂混合液滴在菌落上。

3. 结果　于2分钟内呈现蓝色者为阳性。阳性培养物大多数于半分钟内出现强阳性反应，2分钟以后出现微弱或可疑反应均作为阴性结果。

（二十）过氧化氢酶试验

1. 试剂　3%过氧化氢溶液，临用时配制。

2. 试验方法　挑取固体培养基上的菌落，置于洁净玻片上，滴加3%过氧化氢溶液1滴，观察结果。

3. 结果　于半分钟内发生气泡者为阳性，不发生气泡者为阴性。

（二十一）过氧化物酶试验

1. 试剂　2%儿茶酚溶液。

3%过氧化氢溶液。

2. 试验方法　培养基上菌落一接种环，置于洁净试管内，滴加2%儿茶酚溶液1ml及3%过氧化氢溶液1ml。静置于室温（20℃）中30~60分钟，观察结果。

3. 结果　阳性反应，细菌变为黑褐色；阴性反应，细菌不变色。

注：过氧化物酶的作用可受氰化钾的抑制。

（二十二）磷酸盐缓冲液

1. 储存液	磷酸二氢钾	34g
	1mol/L 氢氧化钠溶液	175ml
	蒸馏水	825ml
	pH 7.2	

2. 制法　先将磷酸盐溶解于500ml蒸馏水中，用1mol/L氢氧化钠溶液校正pH后，再用蒸馏水稀释至1000ml。

3. 稀释液　取储存液1.25ml，用蒸馏水稀释至1000ml。分装每瓶100ml或每管10ml，121℃高压灭菌15分钟。

（二十三）明胶磷酸盐缓冲液

1. 成分	明胶	2g
	磷酸氢二钠	4g
	蒸馏水	1000ml
	pH 6.2	

2. 制法　加热溶解，校正pH，121℃高压灭菌15分钟。

（二十四）乳酸-苯酚溶液

1. 成分	苯酚	10g
	乳酸（比重1.21）	10g
	甘油	20g
	蒸馏水	10ml

2. 制法　将苯酚在水中加热溶解，然后加入乳酸及甘油。

3. 用途　检验真菌形态时用。

二、临床微生物常用染色法

（一）革兰染色法

1. 染色液

（1）结晶紫染色液　结晶紫　　1g

95%乙醇溶液　　20ml

1%草酸铵水溶液　　80ml

将结晶紫溶解于乙醇中,然后与草酸铵溶液混合。

(2) 革兰碘液	碘	1g
	碘化钾	2g
	蒸馏水	300ml

将碘与碘化钾先进行混合,加入蒸馏水少许,充分振摇,待完全溶解后,再加蒸馏水至300ml。

(3) 沙黄复染液	沙黄	0.25g
	95%乙醇	10ml
	蒸馏水	90ml

将沙黄溶解于乙醇中,然后用蒸馏水稀释。

2. 染色法

(1) 将涂片在火焰上固定,滴加结晶紫染色液,染1分钟,水洗。

(2) 滴加革兰氏碘液,作用1分钟,水洗。

(3) 滴加95%乙醇溶液脱色,约30秒,水洗。

(4) 滴加复染液,复染1分钟。水洗,待干,镜检。

3. 结果　革兰阳性菌呈紫色。革兰阴性菌呈红色。

注:亦可用1∶10稀释石炭酸复红染色液作复染液,复染时间仅需10秒。

注:(1) 新配制的染液应先用已知的革兰阳性菌和阴性菌(通常用金黄色葡萄球菌与大肠埃希菌的16小时培养物)进行对照试验,以检查染色液的质量。

(2) 结晶紫与草酸铵溶液混合不能保存太久,如有沉淀则应重新配制。

(二) 抗酸染色(萋-纳二氏法)

1. 石炭酸复红法(又称萋-纳法)

(1) 染色液

1) 石炭酸品红染色液	碱性品红	0.3g
	95%乙醇溶液	10ml
	5%酚水溶液	90ml

将品红溶解于乙醇中,然后与酚溶液混合。

2) 3%盐酸-乙醇	浓盐酸	3ml
	95%乙醇溶液	97ml
3) 吕氏碱性美蓝染色液	美蓝	0.3g
	95%乙醇溶液	30ml
	0.01%氢氧化钾溶液	100ml

将美蓝溶解于乙醇中,然后与氢氧化钾溶液混合。

(2) 染色法

1) 将涂片在火焰上加热固定,滴加石炭酸品红染色液,徐徐加热至有蒸气出现,但切不可使沸腾。染液如因蒸发减少时,应随时添加。染5分钟,倾去染液,水洗。

2) 滴加盐酸-乙醇脱色,直至无红色脱落为止(所需时间视涂片厚薄而定,一般为1~3分钟),水洗。

3)滴加吕氏碱性美蓝染色液,复染30秒~1分钟,水洗,待干,镜检。

(3) 结果:耐酸性细菌呈红色,其他细菌、细胞等物质呈蓝色。

2. 金永(Kinyoun) 染色法

(1) 染色液

1) 石炭酸品红染色液	4g 碱性复红、95% 乙醇溶液	20ml
	8g 石炭酸水溶液	100ml
2) 脱色液	浓盐酸	3ml
	95% 乙醇溶液	97ml
3) 复染液	亚甲蓝	3.0g
	蒸馏水	1000ml

(2) 染色方法

1) 涂片固定后加第 1 液 5 ~10 分钟,不必加热。

2) 弃去第 1 被后,水洗,加第 2 液脱色至无红色为止。

3) 滴加第 3 液复染 30 秒,水洗,待干,油镜镜检。

(3) 结果:抗酸菌染成红色,非抗酸菌及细胞等均染成淡蓝色。

(三) 鞭毛染色法

1. 染色液的配制

(1) 甲液:称丹宁酸 5g、氯化高铁($FeCl_3$)1.5g,溶于 100ml 蒸馏水中,待溶解后加入 1%的氢氧化钠溶液 1ml 和 15%的甲醛溶液 2ml。

(2) 乙液:称 2g 硝酸银溶于 100ml 蒸馏水中。

在 90ml 乙液中滴加浓氢氧化铵溶液,到出现沉淀后,再滴加使其变为澄清,然后用其余 10ml 乙液小心滴加至澄清液中,至出现轻微雾状为止(此为关键性操作,应特别小心)。滴加氢氧化铵和用剩余乙液回滴时,要边滴边充分摇荡,染液当天配,当天使用,2~3 日基本无效。

2. 染色法　在风干的载玻片上滴加甲液,4~6 分钟后,用蒸馏水轻轻冲净。再加乙液,缓缓加热至冒汽,维持约半分钟(加热时注意勿使出现干燥面)。在菌体多的部位可呈深褐色到黑色,停止加热,用水冲净,干后镜检,菌体及鞭毛为深褐色到黑色。

(四) 奥尔特荚膜染色法

1. 染色液	沙黄	3g
	蒸馏水	100ml
	用乳钵研磨溶解。	

2. 染色法　将涂片在火焰上固定,滴加染色液,并加热至产生蒸气后,继续染 3 分钟。水洗,待干,镜检。

3. 结果　炭疽芽孢杆菌菌体呈赤褐色,荚膜呈黄色。

(五) 墨汁荚膜染色

用于观察菌体有无荚膜结构,借此鉴定某些菌,如新型隐球菌。

传统的方法是用印度墨汁,常规工作可以用墨汁或碳素墨水代替,但应注意颗粒不能太粗,否则影响观察结果。有人用 5% 黑色素(nigrosin)水溶液做染料,效果较好。

1. 试剂　印度墨汁或 5%黑色素水溶液。

2. 染色方法　将标本与 1 滴染色液在载玻片上混合,上加盖玻片,轻轻压一下,使标本混合液变薄。在低倍镜下寻找有荚膜的菌细胞。找到后,转换高倍镜确认。

(六) 异染颗粒染色

用于白喉杆菌染色,异染颗粒可明显地被显示出来。

标本直接涂片或细菌涂片均可用改良阿伯特(Albert) 法染色来观察异染颗粒。

1. 试剂

A 液	甲苯胺蓝	0.15g
	孔雀绿	0.2g
	冰醋酸	1ml
	95%乙醇溶液	2ml
	蒸馏水	100ml

将各染料先溶解于乙醇，然后加入水与冰醋酸的混合液中，充分混匀。静置 24 小时后过滤备用。

B 液	碘	2g
	碘化钾	3g
	蒸馏水	300ml

先将碘化钾加少许蒸馏水（约 2ml），充分振摇，待完全溶解，再加入碘，使完全溶解后，加蒸馏水 300ml。

2. 染色方法

（1）涂片经火焰固定，加 A 液，染 3~5 分钟。水洗。

（2）滴加 B 液，染 1 分钟。水洗。

（3）干后镜检，菌体呈绿色，异染颗粒呈蓝黑色。

（七）芽孢染色法

1. 试剂

（1）石炭酸复红（配方见抗酸染色）。

（2）吕氏碱性美蓝染色液（配方见抗酸染色）。

（3）95% 乙醇溶液。

2. 染色方法　将有芽孢的细菌制成涂片，自然干燥后固定。滴加石炭酸复红液于涂片上，并弱火加热，使染液冒蒸汽约 5 分钟，冷后水洗，并用 95%乙醇溶液脱色 2 分钟。水洗，碱性美蓝液复染 0.5 分钟，水洗，干后镜检。

3. 结果　芽孢呈红色，菌体成蓝色。

注：镜检应注意观察。

（1）芽孢的形态圆或卵圆形。

（2）芽孢位置中央，末端或次末端。

（3）芽孢大小菌体细胞是否膨大。

少数芽孢梭菌很难形成芽孢，可接种于疱肉培养基内 30℃，10 天后检查。

彩　图

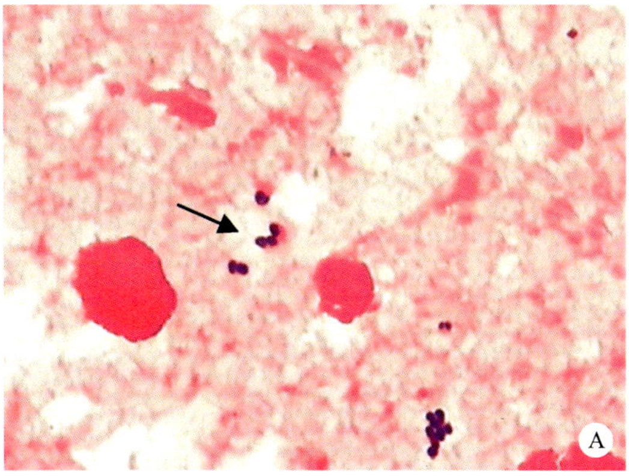

葡萄球菌

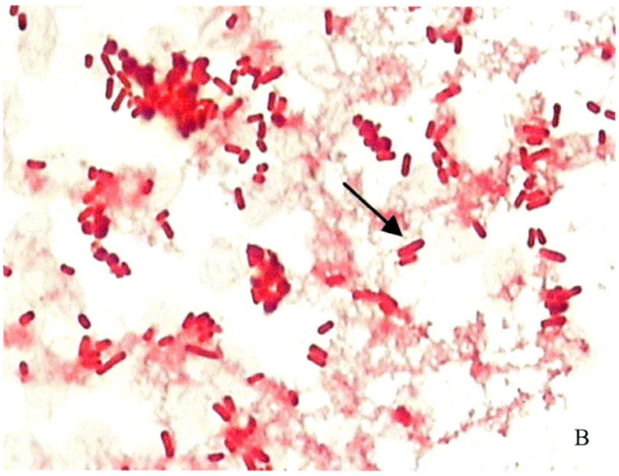

革兰阴性杆菌

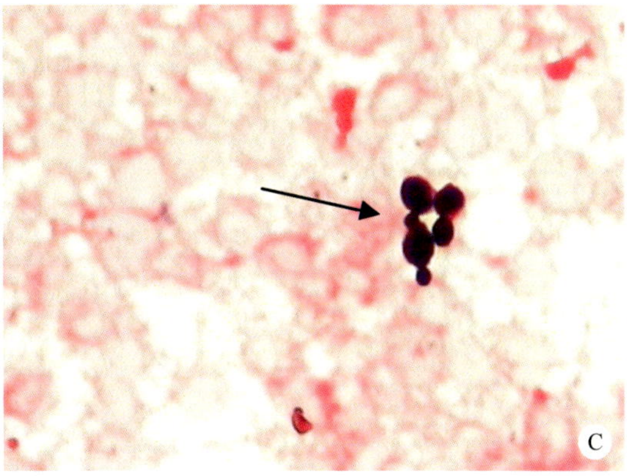

念珠菌

彩图 16-1　血培养阳性培养物（细菌）
涂片染色镜检结果，×1000

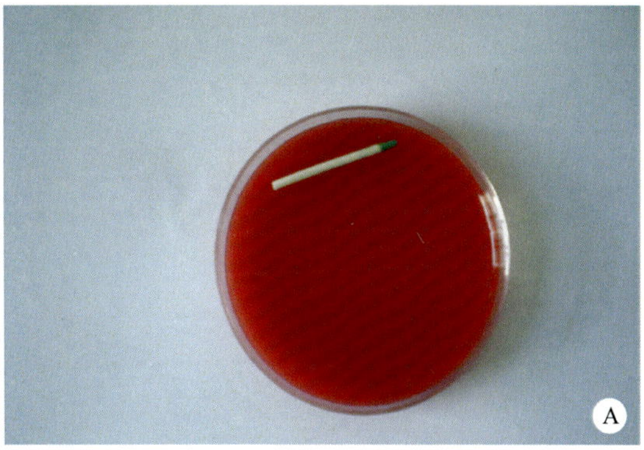

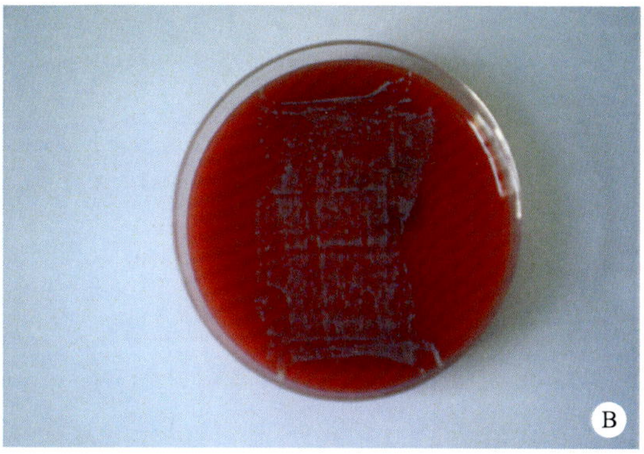

彩图16-2　中心静脉导管半定量培养
左为滚动接种法，右为半定量接种结果

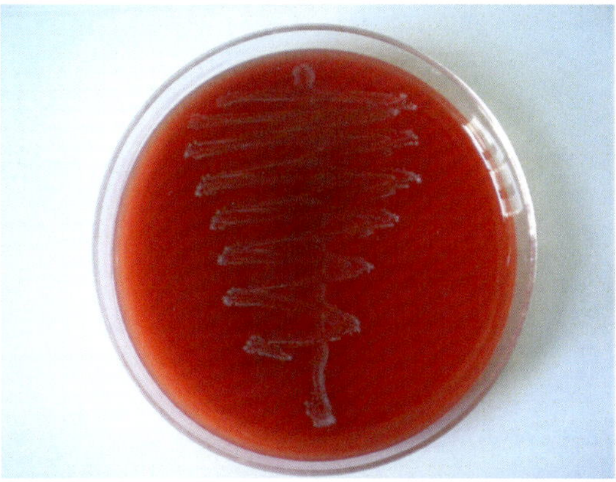

彩图17-1　尿培养定量接种法培养结果

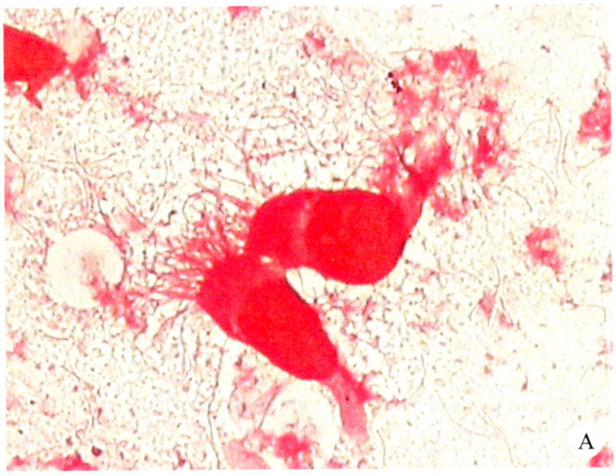

纤毛柱状上皮细胞，×1000

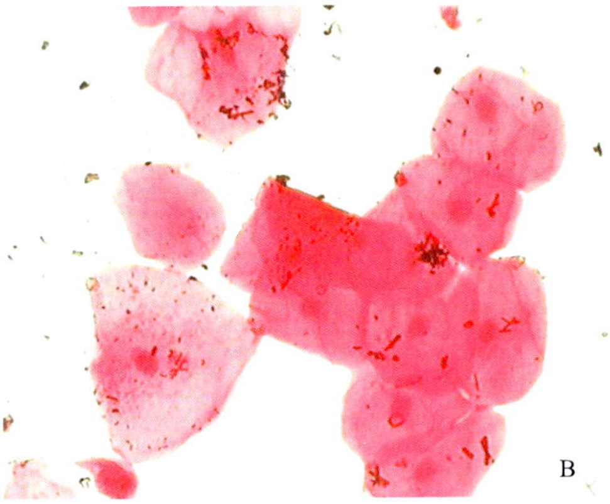

鳞状上皮细胞，×200

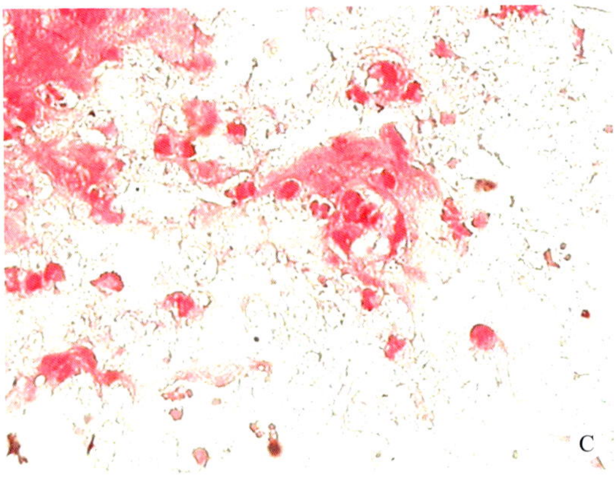

白细胞，×200

彩图18-1 下呼吸道常见细胞标本镜下形态（革兰染色）

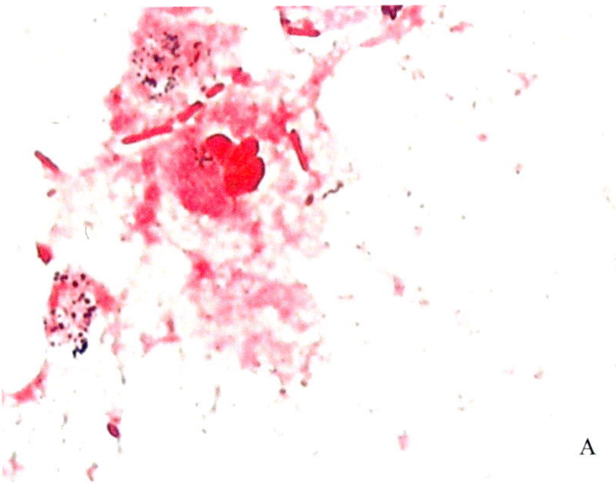

细菌与白细胞伴行现象

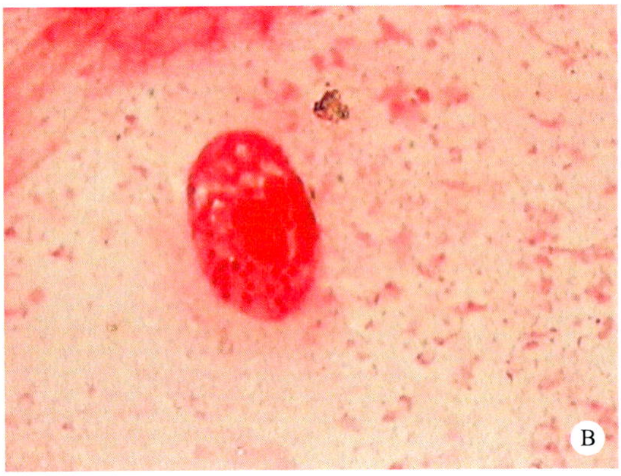

吞噬细胞

彩图 18-2 下呼吸道标本镜下形态见（革兰染色）×1000

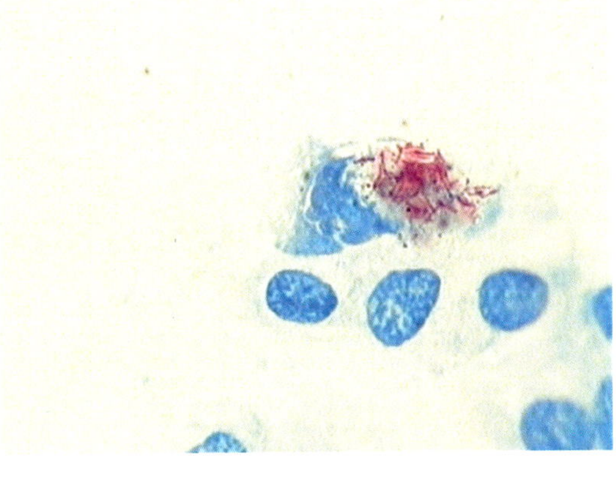

彩图 18-3 抗酸杆菌，×1000